Diana Ecker

# Sexualität und Partnerschaft im Lebenszyklus

Diana Ecker

# Sexualität und Partnerschaft im Lebenszyklus

Kösel

Druck und Bindung: Kösel, Krugzell
Umschlag: Elisabeth Petersen, München
Umschlagmotiv: Michel Gantner, Fontenay-sous-Bois / Frankreich
ISBN 3-466-30680-9

*Gedruckt auf umweltfreundlich hergestelltem Werkdruckpapier (säurefrei und chlorfrei gebleicht)*

# Inhalt

# Einleitung

Das Schreiben eines Buches ist wie ein großes Abenteuer: Man startet in ein unbekanntes Land, in dem die Wege noch unbefahren, die Landkarten noch voller weißer Flecken sind. Die Lust auf Abenteuer mag zwar Phantasien beflügeln, den rechten Zeitpunkt zum Beginn der Reise zu finden verlangt jedoch mehr. »Wenn nicht jetzt, wann sonst sollte ich dieses Buch schreiben, wo ich doch mitten im Leben stehe, mit einem gut gefüllten Rucksack an Lebens- und therapeutischen Erfahrungen«, sagte ich mir.

Meine Absicht war es, mich dem Thema aus therapeutischer und wissenschaftlicher Sicht zu nähern. Schnell wurde mir aber klar, dass auch meine persönlichen Lebenserfahrungen und meine weibliche Perspektive meinen Zugang zum Thema prägen würden. In das Kapitel über die »Sexuelle Entwicklung in Kindheit und Jugend« fließt überdies mein mütterlicher Blickwinkel mit ein. Im Kapitel »Im Zeichen des Feuers – die mittleren Jahre« wird mein eigenes Lebensalter Gegenstand meiner Betrachtungen. Zunächst blockierte mich dies beim Schreiben, dann veranlasste es mich, genauer »hinzuschauen«. Die abwechselnd persönliche und distanziert-sachliche Betrachtungsweise fand ich nicht hinderlich, sondern sogar bereichernd. Dennoch schreibe ich als weibliche Therapeutin über Paare, also auch über Männer.

Ich habe mich dabei um eine Ausbalancierung weiblicher und männlicher Standpunkte bemüht. Wo mir dies nicht so gut gelungen sein sollte, bitte ich die männlichen Leser um Nachsicht. Die vielleicht wichtigste Errungenschaft, die mir das Schreiben dieses Buches letztlich ermöglichte, ist meine eigene Erfahrung, dass Liebe und Sexualität nicht notwendigerweise nach dem ersten stürmisch-romantischen Jahr unentrinnbarer, öder Langeweile oder langsam, aber sicher erstickendem Frust zum Opfer fallen müssen.

Sexualität kann sich über die ganze Lebensspanne erstrecken und ist im positiven Fall ein lebenslanger Entwicklungsprozess. Mit jedem Partner, mit jeder Partnerin muss sie neu entdeckt und in eine Form gebracht werden, die ein gemeinsames, genussvolles Erleben ermöglicht und den Bedürfnissen und Grenzen beider gerecht wird. Mit jeder Lebensphase muss sie sich aber auch den sich verändernden Bedürfnissen anpassen. Allerdings unterscheiden sich nicht nur häufig die Bedürfnisse der Partner voneinander, auch bei ein und derselben Person liegen Sexualität und Liebe, dieses ungleiche Geschwisterpaar, nicht selten im Widerstreit: Sexualität will intensive, aufregende, fremdartige, neue Reize. Liebe bevorzugt Sicherheit, Beständigkeit und Konstanz. Beide zu integrieren, ist zwar kein einfaches, aber auch kein hoffnungsloses Unterfangen!

Inhaltlich knüpft das Buch zunächst an zwei übergeordnete Fragestellungen an: Das Kapitel »Sexualität im Wandel« befasst sich damit, wie kulturelle, politische und psychosoziale Strömungen unser sexuelles Verhalten, Denken und Fühlen seit den 60er-Jahren des 20. Jahrhunderts beeinflusst haben. Im Ergebnis entwickelte sich ein neues, partnerschaftliches Verständnis im sexuellen Umgang eines Paares miteinander. Wie Sexualität gelebt wird, entscheidet ein Paar heute selbst, denn die so genannte Verhandlungsmoral löste die traditionelle Sexualmoral ab. Aber auch die herkömmliche Beziehungskonzeption, die lebenslange Ehe, ist im

Wandel begriffen. Sie wird zunehmend ersetzt durch länger andauernde, jedoch zeitlich begrenzte Partnerschaften mit oder ohne Trauschein, und das in allen Altersgruppen. Die Stabilität der Beziehung hängt mehr denn je von der emotionalen Zufriedenheit beider Partner ab, davon, wie gut Wünsche nach Nähe und Geborgenheit, aber auch nach Sexualität befriedigt werden.

Unter welchen Vorzeichen kann sich überhaupt »Sexuelle Zufriedenheit in dauerhaften Beziehungen« einstellen? Leider geben wissenschaftliche Studien in dieser Frage nur unzureichende Antworten. Es herrscht Einigkeit darüber, dass die Beziehungsdauer mehr als das Lebensalter der Partner das sexuelle Verlangen dämpft. Und offensichtlich gibt es einen geschlechtsspezifischen Trend in der Gewichtung der Bedürfnisse: Männer wollen *Sex* und Zärtlichkeit, Frauen wollen *Zärtlichkeit* und Sex. Gleichzeitig spielen noch weitere sexuelle und nicht sexuelle Faktoren für die sexuelle Zufriedenheit eine Rolle, wie beispielsweise die Ressourcen, die einem Paar zur Bewältigung schwieriger Situationen zur Verfügung stehen: Zufriedene Paare unterscheiden sich von unzufriedenen nicht in der Art ihrer sexuellen Probleme, sondern in ihren Fähigkeiten zur Problembewältigung.

Der weitere Inhalt des Buches orientiert sich an den Lebensphasen und den für sie charakteristischen Herausforderungen, mit denen ein Paar konfrontiert ist. Typische Schwierigkeiten werden hierbei jeweils anhand von Fallbeispielen illustriert:

Die »Sexuelle Entwicklung in Kindheit und Jugend« bereitet die Beziehungsfähigkeit speziell auch in den sexuellen Begegnungen vor. Dabei spielen viele Faktoren eine Rolle, wie der Einfluss geschlechtsspezifischer elterlicher Verhaltensweisen, die Vorbildfunktion von Geschwistern und Freunden, die Qualität der Sexualaufklärung etc. Besonders auf Jugendlichen lastet ein hoher Druck, körperlich schön, schlank, fit und leistungsfähig zu sein. Ihr Körper wird überladen mit einer Vielzahl identitätsstiftender Aufgaben. Die negativen Auswirkungen dieses ausgeprägten und völlig überzogenen Körperkults zeigen sich unter anderem in einer Vielzahl psychischer Störungen.

»Junge Lieben«, ein Kapitel, in dem ich auf sexuelle Beziehungen junger Erwachsener eingehe, beschreibt interessante Veränderungen: Der Trend zu kürzeren, seriellen Partnerschaften (das heißt, ein fester Partner bzw. eine feste Partnerin nach dem/der anderen), in denen beide auf ihre Eigenständigkeit achten und langfristige Verbindlichkeiten meiden, ist vorherrschend. Sexualität gewinnt hierbei eine wichtige »Funktion«, sie sichert im Verein mit emotionaler Nähe den Zusammenhalt. Gleichzeitig ist sie von überhöhtem ideologischem (biologistischem, psychoanalytischem oder feministischem) Ballast befreit. Sex soll einfach Spaß machen. Aber die Bindungen sind unsicherer geworden, viele Beziehungen scheitern, ohne dass der wiederholte Trennungsschmerz einen Gewöhnungseffekt erzeugt.

»Glückliche Eltern – frustrierte Paare«: Die Phase nach dem ersten, zweiten, dritten ... Kind polarisiert viele Paare. Obwohl sie als Eltern durchaus glücklich sind, fühlen sich die Partner in ihren Bedürfnissen als Einzelpersonen und als Paar völlig »unterversorgt« und dazu gezwungen, diese Situation längerfristig zu ertragen. Nicht nur die Sexualität bleibt vorübergehend »auf der Strecke«, in der Regel ist auch eine traditionelle Rollenverteilung kaum völlig vermeidbar, und es kommt im Wesentlichen darauf an, wie ein Paar die auftretenden Schwierigkeiten bewältigt.

»Im Zeichen des Feuers – die mittleren Jahre« ist mein persönlichstes Kapitel. Beim Schreiben kam ich nicht umhin, meine eigene Betroffenheit darüber, mich in den Wechseljahren zu befinden, zu reflektieren. Was aber genau machte mich betroffen? Mehrere Faktoren spielten eine Rolle, die ich erst mühsam entwirren musste: Das Etikett Wechseljahre ist negativ eingefärbt, fast ein Stigma, und wertet eine Frau ab. Es ist umgeben von Vorurteilen und Halbwissen. Etwa, dass Frauen in den Wechseljahren bestimmte körperliche und seelische Beschwerden haben oder dass sie »Hormonmangelwesen« sind. Die Frage danach, ob Männer in die Wechseljahre kommen, wird noch kontroverser diskutiert. Darüber hinaus berührt der Begriff Wechseljahre Lebensthemen wie Abschied von der Jugend, Alter und Vergänglichkeit, lädt also nicht gerade dazu ein, sich gerne mit dieser Phase auseinander zu setzen. Gibt es dennoch auch positive Entwicklungsperspektiven? Überraschend waren für mich die Ergebnisse einer Studie über die Lust in der Lebensmitte: Viele Paare sind sexuell zufrieden und weder Wechseljahres- noch Altersbeschwerden wirken sich hierauf wesentlich aus.

»›Die zweite Sprache der Sexualität‹ – Liebe im Alter« macht auf einen ganz besonderen Aspekt aufmerksam. Jenseits sexueller Leistungsstandards und der Steuerung durch sexuelle Triebe wird die Liebe zur Kunst: Trotz der körperlichen Veränderungen hinsichtlich der sexuellen Erregung und Reaktion – die Männer übrigens mehr beeinträchtigen als Frauen – kann Sexualität im Alter weiterhin sehr bereichernd sein. Dies geschieht mittels einer Verfeinerung des Sensoriums zur Wahrnehmung erotischer Gedanken, Gefühle und Emotionen und des erotischen Ausdrucksrepertoires. Die Orientierung am Modell der Paarsexualität stößt allerdings im Alter an die Grenzen der demographischen Realität: Die meisten der über 60-jährigen Frauen sind allein stehend, während dies nur auf ein Drittel der Männer zutrifft. Diese Frauen sind mit spezifischen Schwierigkeiten konfrontiert, dennoch gibt es auch für sie eine Reihe sexueller Optionen.

»Die Glut in der Asche schüren – ein Leitfaden zur Selbsthilfe«: Dieses Kapitel geht von der Annahme aus, dass jedes Paar ausbaufähige Ressourcen besitzt. Entsprechende Übungen sollen Paare entlang bestimmter thematischer Schwerpunkte auf dem Weg zu einem genussvolleren Erleben begleiten.

Schließlich endet das Buch mit dem Kapitel »Sexualtherapie für Paare«. Es soll solchen Paaren Orientierung geben, die ihre Probleme alleine nicht mehr bewältigen können und sich professionelle

Hilfe suchen wollen. Allerdings arbeiten SexualtherapeutInnen auf dem Hintergrund unterschiedlicher schulischer Ausrichtungen. Diese Ansätze, verhaltenstherapeutisch, systemisch und psychoanalytisch orientiert, werden überblicksartig vorgestellt.

Mein besonderer Dank gilt allen meinen Klientinnen und Klienten, ohne die dieses Buch nie geschrieben worden wäre, sowie meinem Ehemann, Dr. Willi Ecker, und meiner Freundin Marion Raschka für viele konstruktive Rückmeldungen.

*Diana Ecker*
*Bad Dürkheim, im Sommer 2004*

# Sexualität im Wandel

## Dein Mann, Deine Frau, das unbekannte Wesen

Rückblickend scheint es so, als ob die Menschen der 60er-Jahre auf einen Tabubrecher wie Oswalt Kolle gewartet hätten. Zunächst schrieb und veröffentlichte er in der *Neuen Revue* offenherzige Artikel über menschliche Sexualität. Später folgten Bücher, die in 17 Sprachen übersetzt wurden, und schließlich Aufklärungsfilme. Allein die acht Filme, die auf seinen Büchern aufbauten, wurden ein unglaublicher Erfolg: 50 Millionen Menschen sollen sie in den deutschsprachigen Ländern gesehen haben, 100 Millionen, so schätzt man, waren es weltweit. Oswalt Kolles Wirkung lässt sich nicht allein auf den hohen Bedarf an Informationen über ein bisher verschwiegenes Thema zurückführen, obwohl der Mangel an Informationen enorm war. Sein ganz besonderes Verdienst war es, sexuelle Inhalte in Umgangssprache zu kleiden, Worte und Formulierungen vorzugeben, die bisher nur Phantasiertes kommunizierbar machten. Der Ton, den er dabei anschlug, einfühlsam und wertschätzend, war neu. Und es gelang ihm, eine frauen- als auch männerfreundliche Atmosphäre zu schaffen, wenn diese auch aus heutiger Sicht nicht frei von traditionellen Rollenklischees war.

Aber nicht nur der Ton brachte frischen Wind in die Diskussion um angestaubte Sexualnormen. Oswalt Kolle wurde auch nicht müde zu wiederholen, dass die Menschen die Liebe genießen sollten, sofern sie das wollten. So deutlich hatte bisher niemand die »Erlaubnis« gegeben, sich der Liebe, dem Sex, zu widmen und sich dabei wohl zu fühlen. Als Journalist der *Neuen Revue* forderte er seine Leser auf, ihm über das Glück und die Leiden ihrer Liebe zu schreiben. Erstmals entstanden so wirklichkeitsnahe, mitten aus dem Leben gegriffene Veröffentlichungen, die beschrieben, was viele Menschen tatsächlich bewegte.

Was den einen Seufzer der Erleichterung entlockte, gar befreiend wirkte, war den anderen – insbesondere strenggläubigen Katholiken – ein Dorn im Auge. Oswalt Kolle wurde, wie nicht anders zu erwarten, der Obszönität und Jugendverderbnis beschuldigt, denn seine Schriften sollten angeblich zum vorehelichen Geschlechtsverkehr aufrufen. Dieser war damals, worüber wir heute nur noch lächeln können, ein »heißes« Thema. Junge Frauen beklagten sich in Briefen an Kolle über die Zwickmühle, in der sie sich befanden: Gaben sie dem Drängen des Freundes nach Geschlechtsverkehr nicht nach, mussten sie sich vorhalten lassen, prüde zu sein, oder fürchteten gar, verlassen zu werden. Willigten sie in den Geschlechtsverkehr ein, so waren sie hinterher nie gegen den Vorwurf gefeit, sich »weggeworfen« zu haben. Kolle entlarvte diese kirchliche Doppelmoral als von der Wirklichkeit längst überholt, denn die wenigsten Frauen gingen in den 60er-Jahren noch unberührt in die Ehe.

Tatsächlich waren die katholische Kirche und andere konservative Einrichtungen das Sprachrohr für jene Teile der Bevölkerung, die mit großer Verunsicherung und Angst auf die sexuelle Liberalisierung reagierten: Die Konfrontation mit sexuellen Worten, Inhalten und Bildern, denen man nicht einfach aus dem Wege gehen konnte (und vielleicht auch nicht wollte), etwa die großformatigen Kinoplakate von Kolles Filmen oder die Darstellung barbusiger Frauen auf den Titelseiten der Illustrierten, verstieß gegen das Gebot, nichts Schamloses tun zu sollen. Kolles Botschaften (»Geduldige Männer machen Frauen glücklich«, »Unterwäsche im Dienst des Sex-Spiels«, »Nicht das Hausmütterchen ist das Ziel«, »Sexualität ist schön«) schufen neue Normen, neue Rollenerwartungen und ließen viel Spielraum für neue, schöne, aber auch ängstigende Phantasien.

Oswalt Kolles »Aufklärung« für Erwachsene konnte nur auf dem Boden einer bereits wenige Jahre zuvor gelungenen wissenschaftlichen Entwicklung gedeihen: Anovlar, die erste Pille, die 1960 in Europa auf den Markt kam, war das erste wirklich sichere Verhütungsmittel in der Geschichte der Menschheit. Sie und die nebenwirkungsärmeren Nachfolgepräparate machten den Traum vom sexuellen Vergnügen ohne Angst vor einer ungewollten Schwangerschaft wahr. Jetzt konnten endlich Leichtigkeit und Spielerisches in das todernste Treiben im Dunkeln unter der Bettdecke einkehren.

## Wer zweimal mit der-/demselben pennt ...

Das Tor zur sexuellen Liberalisierung wurde in den folgenden Jahren erst recht durch die kulturellen und psychosozialen Erschütterungen der Studenten-, Frauen- und Homosexuellenbewegung der 70er-Jahre in Westdeutschland aufgestoßen, die als sexuelle Revolution in die Annalen einging. »Ficken, wann man will, wie man will und mit wem man will« oder »Wer zweimal mit der-/demselben pennt, gehört schon zum Establishment« waren die Parolen linker Studenten. Treue, sexuelle Askese, Eifersucht und Monogamie galten als Inbegriff der zu bekämpfenden Werte der Bourgeoisie. Demnach verstümmelte »das repressive Dreieck von Liebe, Sexualität und Ehe«, dem Gedankengut des Bürgertums im 19. Jahrhundert entstammend, aus dem heraus sich die Familie als »Keimzelle« des kapitalistischen Staates entwickelte, durch eine entsprechende Sozialisierung die Sexualität.

Linke Theoretiker statteten die Sexualität mit einer hohen symbolischen Bedeutung aus, etwa, dass ihre Entfesselung die Gesellschaft befreie oder sie die Glücksmöglichkeit schlechthin sei. Eine breite Kommerzialisierung, die auch die Pornographie hoffähig machte, führte zu einer medialen Wörter- und Bilderflut und entfachte einen »Verheißungs-Diskurs«, der auch mich, damals eine Schülerin auf dem Lande, erfasste. Spürbar war ein Klima sexuellen Umbruchs, aufregend, verwirrend, interessant und ängstigend zugleich, mit einer ungeheuren Befriedigung verbunden, alte, überkommene Normen (Gehorsam, Respekt vor Autoritäten, Reglementierung der Kleiderordnung, Einschränkungen in der Verhütung, sexuelle Gebote etc.) endlich über Bord werfen zu können. Gleichzeitig geriet die »Zweierbeziehung« und mit ihr die Sexualität in ein zutiefst verunsicherndes Fahrwasser. Zweifel darüber, was als »progressiv« gelten konnte und was nicht, griffen um sich. In unserer damaligen Clique diskutierten wir beispielsweise Fragen wie: Ist der Wunsch nach einer Zweierbeziehung neurotisch? Ist Eifersucht neurotisch? Ist Treue doof?

Entsprechende Literatur aus der damaligen Zeit war nicht unbedingt hilfreich. Die Sprache war fremdartig, komplex und gestelzt, die theoretischen Grundlagen, Psychoanalyse und Wilhelm Reichs Schriften waren uns Schülern unbekannt: »Die sich frei entfaltende genitale Sexualität streift selbsttätig die Fesseln der prägenitalen Partialtriebe ab; dabei verlieren die Destruktionstriebe automatisch die Möglichkeit, sich aggressiv oder sexualfeindlich zu engagieren, sie lassen sich zwanglos für sozial nützliche Tätigkeiten absorbieren. Dabei bildet der potente, liebesfähige, sexualbejahende Charakter ebenso zwanglos die Fähigkeit zur monogamen Bindung auf Zeit aus, weil sowohl der Zwang zur neurotischen Polygamie (Don-Juanismus) als auch der Zwang zur ebenso neurotisch bestimmten Monogamie (Besitzeifersucht, vorödipale Fixierungen etc.) ihre Basis verlieren.« (Reiche 1972, S. 163)

## Der Tod des Märchenprinzen

Es dauerte einige Zeit, bis den damaligen Studentinnen bewusst wurde, dass zwar die Klassenverhältnisse analysiert und in Frage gestellt waren, die patriarchalischen Strukturen jedoch, einhergehend mit einer Unterdrückung der Frauen, aufrechterhalten geblieben waren. Aus dieser Erkenntnis heraus entwickelte sich zu Beginn der 70er-Jahre die Frauenbewegung, deren Ideen im Laufe der Jahre viele Lebensbereiche beeinflussen sollten. Die Ergebnisse der Sexualwissenschaft, einer bis dahin von Männern beherrschten Domäne, wurden unter dem Einfluss von Feministinnen neu bewertet. Spezifisch weibliche Fragestellungen rückten in den Vordergrund, etwa die Frage nach weiblichen Sexualphantasien, bevorzugten sexuellen Praktiken, physiologischen Reaktionsweisen und der anatomischen Beschaffenheit weiblicher Sexualorgane, nach geeigneten Verhütungsmitteln etc. Insbesondere die Frage nach der Orgasmusfähigkeit löste eine nie da gewesene Debatte um die sexuelle Potenz der Frau aus. Zwei Aspekte standen besonders im Mittelpunkt des Interesses: Wie bekommt frau einen Orgasmus? Und: Gibt es einen vaginalen Orgasmus?

Gerade die Diskussion um den vaginalen Orgasmus war sehr brisant, spiegelte sich doch in ihr die Machtfrage der Geschlechter: Nach der damals vorherrschenden Meinung, wie sie auch Alice

Schwarzer vertrat, ordnete sich eine Frau den Bedürfnissen ihres Partners unter, wenn sie mit ihm schlief, denn sie konnte ja eigentlich, laut Kinsey-Report, keine Lust empfinden. Ich erinnere mich, wie mich damals in meiner Studentenzeit diese neue »Norm« sehr ins Zweifeln über die Richtigkeit meiner Bedürfnisse und Empfindungen brachte: Musste ich nicht als »richtige« Feministin, die sehr um ihre Emanzipation bemüht war, den »Geschlechtsakt« verweigern? Und überhaupt: Wäre die letztendliche Konsequenz aus dem Kampf um weibliche Selbstbestimmung nicht die Konvertierung ins lesbische Lager, wie auch Verena Stefan sie in *Häutungen*, einem einschlägigen, trendweisenden Buch der damaligen Jahre, aufgezeigt hatte?

Die 70er- und beginnenden 80er-Jahre waren alles andere als ein kuscheliger Schonraum für heterosexuelle Beziehungen. »Der Tod des Märchenprinzen« wurde mit dem gleichnamigen Buch von Svende Merian (1983) eingeläutet. Mit dem Erstarken der Lesbenbewegung wurde selbst das bis dato biologische Geschlecht einer radikalen Überprüfung unterzogen, ob es wirklich genuin oder doch letztlich ansozialisiert sei. Während viele Frauen, selbst solche, die nicht aktiv an der Frauenbewegung partizipierten, von einem gehörigen Schub an Selbstbewusstsein profitierten, bröckelte die demontierte Männlichkeit und erreichte ihren traurigen Tiefpunkt in der Glorifizierung des »Softies«.

Die damalige Idee, Sexualität nicht nur theoretisch zu durchdringen, sondern sie »konkret« zu erforschen, stammte aus der Selbsthilfebewegung. Frauengruppen schlossen sich mit dem Ziel zusammen, sich eingehend mit Körper, Gesundheit und Sexualität zu beschäftigen. Ich erinnere mich gut an die damalige Frauengruppe, die sich in den Räumen mal der einen, mal der anderen Wohngemeinschaft traf, um mit Entspannungs-, Atem-, Beckenübungen oder Körperreisen aus *Getting Clear* (Rush 1984) zu experimentieren. Es war zwar befremdlich, mit anderen Frauen solch intime Erfahrungen zu teilen, vermittelte aber im Gegenzug das Gefühl, wie ähnlich wir uns doch letztlich bei aller Individualität waren.

Auch wenn die Frauenbewegung zunächst Frauen und Männer separierte, indem Frauen sich auf sich selbst besannen, so lag darin doch ein starker Aufforderungscharakter an die Männer, sich mit der eigenen Rolle inklusive der restriktiven Normen, die sie umgaben, auseinander zu setzen. In der Sexualtherapieliteratur schlug sich dieser Trend nieder im Erscheinen der *Männlichen Sexualität* von Bernie Zilbergeld (1983), der erstmals auf die Leistungsnormen aufmerksam machte, die die männliche Sexualität beeinträchtigen.

Dem damaligen Zeitgeist entsprechend und deshalb nicht weiter verwunderlich, war zwar Literatur sowohl über weibliche als auch über männliche Sexualität vorhanden, Paarsexualität stand jedoch nicht hoch im Kurs, obwohl es bereits seit Ende der 60er-Jahre die Forschungen und entsprechenden Publikationen von Masters und Johnson gab. Daran änderte auch das Erscheinen von *Sexuell gestörte Beziehungen* von Arentewicz und Schmidt (1980) noch nichts.

Zunächst war im öffentlichen Bewusstsein das präsenter, was Sigusch als »neosexuelle Revolution« bezeichnete. Seiner Auffassung nach war diese Revolution »eher leise und langsam«, im Ergebnis aber »möglicherweise einschneidender«: Im Kern hielt er die Sexualität für »negativ mystifiziert als Quelle und Tatort von Unfreiheit, Ungleichheit der Geschlechter, Gewalt, Missbrauch und tödlicher Infektion«. Während für die »Paläosexualität« Trieb, Orgasmus und die Liebe des heterosexuellen Paares kennzeichnend waren, bestanden die »Neosexualitäten« vor allem aus Geschlechterdifferenz, Selbstliebe, Thrills und Prothetisierungen«. (Sigusch 2001a)

Diese Auffassung Siguschs, die von der Tendenz her pessimistisch ist, kann ich weder als Sexualtherapeutin noch als Frau teilen. Möglicherweise war die »sexuelle Revolution«, wie sie in der Frauenbewegung weitergetragen wurde, weniger einschneidend für Männer. Für Frauen (und die Töchter der nachfolgenden Generation), davon bin ich überzeugt, brachte sie gravierende Bewusstseins- und Verhaltensänderungen, die sich auch in der Sexualität niederschlugen. Die negative Mystifizierung, von der Sigusch spricht, ist ja in Wirklichkeit traurige Realität: Sexueller Missbrauch, überwiegend, aber nicht nur an Mädchen begangen, ist eine jahrtausendealte, gängige Praxis, bereits an den ersten Schrifttafeln der Sumerer ablesbar. Vergewaltigungen, überwiegend von Männern an Frauen begangen, waren und sind Wirklichkeit und eine Bedrohung, mit der Frauen leben müssen. HIV-Infektionen überschatten die Sexualität. Wie sich herauskristallisiert hat, betreffen sie verstärkt die Armen in der Zweiten und Dritten Welt (siehe Südafrika, siehe Osteuropa), weil wirtschaftliche und politische Verhältnisse mit über Wissen und Unwissenheit entscheiden.

## Spätmoderne Sexualitäten

Im Ergebnis sensibilisierte die in den 80er-Jahren entbrannte Gewaltdebatte Männer und Frauen für Themen wie Herrschaft und Aggression, Unterdrückung und Verletzung im Sexuellen sowie für weibliche und männliche Unterschiede und Besonderheiten. Ein neues, auf Selbstbestimmung ausgerichtetes Bewusstsein forderte eine verstärkte Aufmerksamkeit für das eigene sexuelle Verhalten und das des Partners bzw. der Partnerin. Ein neuer Kodex zur Bewältigung der Verunsicherung wie auch für ein wirklich partnerschaftliches Verhalten in der Sexualität bildete sich mit neuen Umgangsformen und Ritualen heraus: Schmidt (1995) spricht von einer neuen *Verhandlungsmoral*, die die bis dato bestehende Sexualmoral ablöste. Während zuvor Ge- und Verbote die

Art und Weise sexuellen Verhaltens, Fühlens und Denkens reglementierten, sprach ein Paar nun über seine sexuellen Bedürfnisse, »verhandelte« darüber, was beiden akzeptabel erschien, und bestimmte selbst, was ihnen Spaß machte. Wenn jetzt der sexuelle Umgang friedlicher, kommunikativer und berechenbarer wurde, wenn jetzt sexuelle Bedürfnisse und Grenzen verbalisierbar wurden, so ging damit auch ein »Rationalisierungsschub« einher. Das Geheimnisvolle der Sexualität, die Möglichkeit, mit dem Feuer zu spielen, sich in Leidenschaft, Begierde, Verlangen und Triebhaftigkeit zu verzehren, wurde auf ein im Grunde analysierbares, kommunizierbares und kooperativ lösbares Geschehen reduziert.

Sicherlich enthält genau diese Berechenbarkeit neue Chancen der sexuellen Selbsterforschung, die nicht nur Wagemutigen zur Verfügung steht, sondern jetzt eben auch den Zaghafteren: Wenn der Wunsch nach Reizwäsche und Fesseln ausgesprochen werden kann und darf, verliert er vielleicht das Sündige, Unerhörte, und die Angst vor dem eigenen »Krankhaften« hält sich in Grenzen. Auch dies ist natürlich ein Ergebnis der Art und Weise, wie Sexualität »kommuniziert« wird: Die Massenmedien geben sich nicht mehr mit der Veröffentlichung von Nacktfotos zufrieden wie seinerzeit Oswalt Kolle in der *Neuen Revue*. Sexualität, und zwar in all ihren Facetten, ist öffentlich zugänglich. Das, was Magazine, TV und Kino nicht präsentieren, zeigt das Internet. Enttabuisierung und das Experimentieren mit neuen sexuellen Verhaltensformen werden so vorangetrieben als interessante Facetten einer noch immer zu steigernden Sexualität. Die so genannten Perversionen, wie sie früher genannt wurden, sind ein gutes Beispiel für diesen Prozess medialer Aufbereitung: Interessanterweise scheinen immer mehr meiner Patienten »auf den Geschmack« zu kommen: Sadomaso-Spiele etwa werden immer häufiger in das »normale« Repertoire sexueller Variationen aufgenommen, ohne dass dies die partnerschaftliche Beziehung stört, denn darüber wurde, siehe Verhandlungsmoral, kommuniziert und ein Konsens erzielt.

Als Folgeerscheinung der Liberalisierungsprozesse der 70er- und 80er-Jahre wurde Sexualität nicht nur verhandel- und kommunizierbar, die Beziehungsform selbst hatte sich verändert. Nach Schmidt entwickelte sich als zweiter Trend eine neue Beziehungsform, die so genannte *reine Beziehung* (1998a), die nur um ihrer selbst willen besteht und die nicht aus materiellen oder institutionellen Gründen eingegangen oder aufrechterhalten wird. Sie besteht nur, solange sich beide Partner wohl fühlen, und ist als Episode konzipiert. Dies ist vielleicht in den meisten Fällen keine explizite Wahl, aber sie wird so gelebt, bestätigt durch die zunehmende Zahl von Scheidungen und nichtehelichen Beziehungen, die kürzeren Beziehungsdauern und die Vielfalt familiärer Lebensformen. Die größere Unabhängigkeit paart sich mit vermehrter Unsicherheit über den Fortbestand der Beziehung. Je nachdem, wie sozial eingebunden ein Mensch ist, wie emotional bedürftig oder gesättigt er ist, wie sehr er finanziell oder aufgrund von noch zu versorgenden Kindern auf die Mithilfe eines Partners angewiesen ist, wie gesund oder krank er ist, so überwiegen Vor- oder Nachteile dieser Beziehungskonzeption. Gewinner sind bindungsunwillige, finanziell abgesicherte, gesunde, jüngere und attraktive Menschen. Verlierer dürften all jene sein, die, aus welchen Gründen auch immer, eine verbindliche Beziehung bevorzugen. (Im Kapitel »Junge Lieben« skizziere ich anhand eines Paares die Problematik, die bei dieser Beziehungskonzeption entstehen kann, und zeige Wege der Klärung.)

»Reine Beziehungen« und ihre Folgen bescheren meiner psychotherapeutischen Praxis viele frustrierte Klienten, die emotional ausgehungert sind und sich oft nach einer Odyssee durch eine Reihe solcher Beziehungen nichts sehnlicher wünschen als Verbindlichkeit. Häufig wird dieses gesellschaftliche Phänomen persönlich genommen: Frauen neigen mehr als Männer dazu, sich die Verantwortung dafür, nicht geliebt worden zu sein, zuzuschieben – dann haben sie ein weiteres Problem. Ebenso kommen häufiger Paare, in der Ambivalenz gefangen, sich die Vorteile der »reinen Beziehung« zu sichern, aber auch nicht auf die Vorteile einer traditionellen Konzeption verzichten zu wollen. Wenn dann Männer, die eigentlich ihr Single-Dasein weiterleben möchten, mit Frauen mit starkem Kinderwunsch zusammenkommen, deren biologische Uhr abläuft, dann wird es schwierig. Oder auch dann, wenn Paare mit Kleinkind ihren Erlebnishunger nicht zurückschrauben wollen.

Die äußere Sexualisierung in Aufmachung, Kleidung, Mimik und Gestik, die Frauen und Männer unter dem Stern der reinen Beziehung betreiben, steht oft im Kontrast zur inneren *Desexualisierung*, dem dritten von Schmidt (1995) genannten Trend. Der schweifende Blick durch eine Fußgängerzone etwa konfrontiert uns mit einer Fülle sinnlicher Reize, entweder durch die entsprechend aufgemachten Menschen oder die entsprechend präsentierten Waren. Das äußere Erscheinungsbild jedoch dient der Selbststilisierung, also wie jemand gern gesehen werden möchte, und soll den Eindruck erwecken, dass Persönlichkeit und Selbstpräsentation identisch seien, eine beabsichtigte, oft trügerische Wirkung. Nonverbale Botschaften sind beispielsweise: »Sieh mich an!«, »Nimm mich – aber nur wenn ich will!«, »Komm – aber nur wenn ich will!«, also sexualisierte Blickfänger in Hülle und Fülle, stille Aufforderungsgesten und heimliche Lockrufe. In diesem Meer externer sexueller Reize, deren Interpretation vielen geschriebenen und ungeschriebenen Regeln sowohl für die Reizsender als auch für die Reizempfänger unterliegt, bedarf es interner emotionaler und kognitiver »Filteranlagen«, etwa in der Art, die sexuellen Reize zwar zu registrieren, jedoch weder äußerlich zu reagieren noch sexuelle Lust zu entwickeln. Auch dies ist ein Ergebnis der sexuellen Liberalisierung: Die Kontrolle wird nach innen verlagert, wo früher wahrscheinlich auch die Ge- und Verbote der Sexualmoral hilfreich waren.

Denken Sie nur an das Beispiel Eifersucht: Sich attraktiv zu stylen dient dem Selbstwert und erregt die Aufmerksamkeit anderer.

Nur sind Sie nicht der/die Einzige, die Konkurrenz schläft nicht und versucht auch die Aufmerksamkeit Ihres Partners auf sich zu ziehen. Dieses gesellschaftlich inszenierte Spiel ist Anlass vieler geheimer und offener Eifersüchteleien. Gegen die zunehmende Sexualisierung der Außenwelt, so scheint es, haben wir längst – oft von uns selbst unbemerkt – ein Lernprogramm der Immunisierung durchlaufen.

Die Trends der spätmodernen Sexualitäten sind von verschiedenen Autoren analysiert worden, zum Beispiel die friedliche Koexistenz von Selbstbefriedigung und Partnersexualität oder »designed sex«, etwa verwirklicht in Seitensprungagenturen, Sex im Internet etc. Auch wenn die sexuelle Welt als ein »unübersichtlicher Supermarkt mit endlosen Wahlmöglichkeiten« erscheint und das sexuelle Leben häufig als »fragmentiert und gespalten, als episodisch und potpourriert« dargestellt wird (Schmidt 1998a, S. 9), so ähneln sich doch die Motive von Liebesfilmen oder solchen, die sich um Liebe drehen, im Endergebnis noch immer frappierend: Während bis heute im Mainstream der Lovestorys das Motiv der Suche nach der großen Liebe wieder und wieder inszeniert wird und wir im Gegensatz zu Filmen der 50er- und 60er-Jahre nun auch die sexuellen Leidenschaften mitverfolgen können, hat sich der Fokus verschoben: In vielen postmodernen Märchen, auch wenn sie in den unterschiedlichsten, unwahrscheinlichsten und schrillsten Konstellationen daherkommen, wird das Motiv der Suche nach der großen sexuellen Leidenschaft inszeniert und – das ist das Interessante – letztlich doch immer wieder mit Liebe gepaart, wie das folgende Beispiel zeigt:

Auch wenn der Protagonist in *Intimacy*, einem 2001 in die Kinos gekommenen Film von Patrice Chéreau, »nur« Sex in einer »reinen Beziehung« unter dem Vorzeichen nonverbaler »Verhandlungsmoral« sucht, so begegnet er trotzdem der Liebe: Jay, ein Enddreißiger, beruflich etabliert und gut situiert, verlässt seine Familie, zwei Kinder und Frau. Minutiös schildert er seine Vorbereitungen, beschreibt auch seine aufkeimenden Gefühle, die er aber schnell wieder wegdrückt. Grund seines Verhaltens ist die nachlassende und schließlich abhanden gekommene Leidenschaft. Seine Frau hat es zunehmend mehr vermieden, mit ihm zu schlafen, bis er sich heimlich Geliebte zulegte. Jetzt ist aber der Zeitpunkt erreicht, wo er einen klaren Schlusspunkt setzen wird. Ohne Vorankündigung wird er Frau und Kinder morgen verlassen.

*Intimacy*, der auf dem Buch *Rastlose Nähe* von Hanif Kureishi (1999) beruhende Film Chéreaus, lässt diese Passagen nur als spärliche Rückblenden einfließen. Die Filmhandlung führt die Zuschauer direkt ins London des beginnenden dritten Jahrtausends, nachdem Jay schon ausgezogen ist und jetzt zeitweilig mit Freund Victor in einem heruntergekommenen, nahezu unmöblierten Apartment haust. Beide leben in jeder Beziehung reduziert: Zigaretten, Bier und Fastfood sichern das Überleben, geschnorrter Koks und ab und zu ein »Fick« bilden vielleicht die Höhepunkte. Manchmal sind Victor und Jay Kumpels, manchmal auch nicht.

Eines Tages taucht Claire auf. Sie steht an der Haustür, Jay lässt sie herein. Ohne dass sie miteinander ein Wort gewechselt haben, zerrt sie ihm die Kleider vom Leib. Auf einem schmuddeligen Fußboden kommt es zu leidenschaftlichem Sex, zu einem »Fick«.

Claire erscheint nun jeden Mittwoch zur selben Uhrzeit, sie ficken wortlos miteinander, sie geht wortlos. Bis er ihr eines Tages folgt. Aus Neugierde, Langeweile, man weiß es nicht, er weiß es vielleicht selbst nicht. Er findet einiges über sie heraus. Etwa, dass sie verheiratet ist mit einem Mann, der sie liebt (Jay spricht nämlich mit ihm), ohne dass sie seine Liebe erwidert, dass sie einen Sohn haben und sie als drittklassige Schauspielerin arbeitet – keine besonders aufregende Biographie also.

Als sie bemerkt, dass er sie verfolgt, in ihr Familienleben eindringt und das Geheimnis nahezu enthüllt, ist sie sauer. Sie kommt nicht mehr zu den wortlosen, leidenschaftlichen sexuellen Treffen, woraufhin er verzweifelt ist und sie zu suchen beginnt.

Der Film wurde 2001 mit dem Goldenen Bären ausgezeichnet, sicherlich ein Verdienst der überragenden Regie Patrice Chéreaus. Dennoch erklären das handwerkliche Können, die freizügige Darstellung nackter Körper und die ungeschminkten Sexszenen allein nicht die hohe Beachtung durch die Rezensenten und den Publikumserfolg. Das Thema trifft einen Nerv der Zeit.

Hanif Kureishi, der Drehbuchautor von *Intimacy*, beschreibt den Zustand gegenwärtiger Beziehungen in einigen Aspekten sehr präzise: Jay verlässt seine Frau, weil die anfängliche sexuelle Zufriedenheit nachlässt. Gründe wie Belastungen durch Kinder und Beruf spielen eine Rolle, das Abflauen des anfänglichen Verliebtseins, Verringerung des Körperkontakts, Kommunikationsprobleme, dadurch vermehrte nicht ausgetragene Konflikte, schließlich zunehmende Entfremdung – keine ungewöhnlichen Erfahrungen also. Alternativen zu seinem vorhergehenden Lebenskonzept gibt es nicht recht, denn er hat alles schon ausprobiert: Ehe mit und ohne Geliebte, serielle Monogamie, Single-Dasein. Was also jetzt?

Da bringt Claire eine interessante Variante in sein anscheinend kümmerliches Leben: Sex pur, ohne Erwartungen, ohne Gespräch, ohne sexuelles Vorgeplänkel, ohne Verpflichtungen. Und das ist die interessante Steigerung, ohne die Absicht einer Beziehung, eigentlich nur eine flüchtige Begegnung. Watzlawicks Bonmot »Man kann nicht nicht kommunizieren« gilt aber in abgewandelter Form auch für Paarbeziehungen: Man kann sich nicht nicht begegnen.

Claire experimentiert mit einem Beziehungskonzept, in dem sie verheiratet mit Sohn in einer gesicherten Existenz lebt, während sie das sexuelle Begehren auslagert und in Jay einen »reinen Sexualpartner« findet, der ihr letztlich hilft, ihre Ehe und Familie aufrechtzuerhalten. Jay findet diese neue Begegnungsvariante anfänglich interessant. Aber nur so lange, bis er ihr zufällig auf der Straße begegnet und realisiert, dass diese Frau neben ihrer sexuellen Seite auch noch andere hat. Da beginnt die uralte Geschichte von neuem: Sein Interesse ist geweckt, er wird neugierig, vielleicht sehnt er sich, verliebt sich schließlich und will diese Liebe leben. Natürlich klappt es nicht, wobei es dafür die bekannten Gründe gibt. Sie müsste sich gegen ihren Ehemann entscheiden, Sicherheit aufgeben etc.

Der Film scheint in einer weiteren Variante die Unmöglichkeit der Verbindung von Liebe und sexueller Leidenschaft zu demonstrieren. Irgendetwas kommt immer dazwischen und guter Sex, diesmal nicht überfrachtet mit partnerschaftlichen Erwartungen, reicht auch nicht. Also was jetzt? Eine neue Frau, die Liebe und Sex verspricht, bzw. ein neuer Mann und die Hoffnung, dass es jetzt klappt und sie glücklich und zufrieden sind bis an ihr Ende ...

Auch wenn die sexuellen Facetten sich mit den technischen Möglichkeiten weiter auffächern und sich das Sortiment im Supermarkt sexueller Waren ausweitet, so bleibt – ganz leichtsinnig und gewagt – meine Hypothese zum Schluss, dass die Liebe die Sexualität nicht alleine lassen wird und die Sexualität von der Liebe nicht alleine gelassen werden will.

# Sexuelle Zufriedenheit in dauerhaften Beziehungen

Trotz steigender Scheidungsziffern haben Ehen noch nie so lange gedauert wie heute. Noch nie waren aber auch die Erwartungen an emotionale und körperliche Nähe und leidenschaftlichen Sex so hoch. Abstinente Phasen sind bei den komplexen Aufgaben, die eine Partnerschaft zu lösen hat, insbesondere wenn auch noch Kinder da sind, nichts Ungewöhnliches. Historisch ungewöhnlich ist höchstens die Verunsicherung, die Paare ergreift, wenn sie nicht kontinuierlich, gleich bleibend und leidenschaftlich Sex miteinander haben. Denn insgeheim, so die Hoffnung vieler, sichert leidenschaftlicher Sex den Zusammenhalt eines Paares. Sexualität ist zum »Bindemittel« geworden, dort wo früher Normen oder wirtschaftliche Gründe den Zusammenhalt sicherten. Nimmt die Leidenschaft ab, so ist auch die Stabilität der Partnerschaft bedroht, so die Befürchtung und häufig genug auch die traurige Realität. Die Aufgabe eines Paares in einer dauerhaften Beziehung ist deshalb die, ein realistisches Konzept von Sexualität zu entwickeln, idealerweise so, dass beide Partner einen akzeptablen Grad von sexueller Zufriedenheit erreichen können.

Mit *sexueller Zufriedenheit* ist hier ein überdauerndes Gefühl in Abgrenzung von der aktuellen Befriedigung gemeint. Sie erwächst aus der Balance der partnerschaftlichen Sexualität und hängt von der Fähigkeit beider Partner ab, das Sexualleben mit nicht sexuellen Aspekten der Beziehung zu verbinden. Überdies wird sie intern mit dem Maßstab der persönlichen Erwartungen abgeglichen. Befragt man Personen danach, ob sie sexuell zufrieden sind, so kann man damit rechnen, dass noch weitere Aspekte in die Beurteilung mit einfließen, etwa der Umgang mit Körperkontakt im Alltag, der Umgang mit auftretenden sexuellen Schwierigkeiten, die Verteilung von Aktivität und Passivität in der partnerschaftlichen Sexualität, die Häufigkeit und das Erleben sexueller Aktivitäten, Orgasmushäufigkeiten und Orgasmuserleben, die Kommunikation sexueller Inhalte und die Zufriedenheit mit dem eigenen Körper und dem des Partners.

## Ergebnisse wissenschaftlicher Untersuchungen

In einer Studie (Kröger u.a. 2001) wurde die Frage untersucht, ob Männer und Frauen unterschiedliche Probleme und Konfliktursachen in Partnerschaften wahrnehmen. Es zeigte sich in den drei Spitzenpositionen eine erstaunliche Übereinstimmung: Kommunikation bzw. gemeinsame Gespräche, Sexualität und Zuwendung des Partners wurden übereinstimmend als die am meisten mit Konflikten belasteten Bereiche eingestuft. Anders gesagt: Eine Beziehung gelingt eher, wenn ein Paar gut miteinander sprechen kann, wenn es sexuell harmoniert und sich einander immer wieder liebevoll zuwendet.

Bei der Frage, ob *sexuelle Zufriedenheit*, mehr aber noch *Leidenschaft* in einer dauerhaften Beziehung realisierbar sind, scheiden sich die Geister. Verfolgt man die Argumentationsketten in der Fachliteratur und schaut sich das Datenmaterial an, das den Schlussfolgerungen zugrunde liegt, so wird schnell deutlich, dass sich die Ergebnisse in der Zusammenschau oft unterscheiden und überdies diese Thematik einen »Nerv« berührt, der über das Professionelle hinausgeht. Dies wird durch die folgenden Zitate namhafter Therapeuten und Autoren illustriert:

»Diese belastende Situation (überzogene sexuelle Ansprüche in Langzeitbeziehungen) entsteht aus der Diskrepanz zwischen dem, was in Partnerschaften angeblich *sein sollte* oder *sein könnte* und dem, was tatsächlich ist. Es klafft eine immense Lücke zwischen den Hoffnungen der Beziehungspartner und dem Versprechen der [Experten] einerseits und den realen Möglichkeiten der Partner andererseits.« (Mary 2001, S. 9)

»Wie auch immer. Es ist eine illusionäre, die Ehe und jede andere langjährige Gemeinschaft überfrachtende Erwartung, daraus optimal und zugleich dauerhaft die Erfüllung aller Partnerschaftswünsche beziehen zu können, wie Vertrauen, Zuwendung, Verstehen, gleiche Interessen, Wärme und Fürsorge auch bei Krankheit und Alter – und *außerdem* unvermindert berauschend aufregendes Sexualleben, Konkordanz der Bedürfnisse und Befriedigung.« (Schnabl 1995, S. 29)

»Warum also das Gejammer über das Verschwinden von Lust und Leidenschaft, das angeblich so viel Leiden schafft, wenn Liebe auch (und vor allem) von dieser Beständigkeit genährt wird.« (Welter-Enderlin 2000, S. 39)

»Die Verbindung einer ›Peer‹-Beziehung mit Leidenschaft scheint also dann am besten zu gelingen, wenn zwei eigenständige, voneinander abgegrenzte und dennoch in Gemeinsamkeit verbundene Menschen immer neu aufeinander zugehen. Sexualität ist dabei nicht die einzige Möglichkeit ihrer Begegnung, und zuzeiten vielleicht auch nicht die wichtigste.« (Welter-Enderlin 2000, S. 56 f.)

Natürlich spiegeln diese Zitate der Autoren nur bestimmte typische Aspekte ihrer Haltung wider. Sie verdeutlichen jedoch, wie unterschiedlich diese sein können, von einer deutlichen Skepsis über eine eher nüchterne, abgeklärte Haltung bis hin zu einer im Grundtenor eher optimistischen Sicht.

Auf welches empirische Material können sich nun solche Anschauungen stützen?

Schmidt (1998b) kommt zum Ergebnis, dass die Sexualität eines Paares viel stärker durch die *Dauer der Beziehung* selbst als durch das Lebensalter gedämpft wird. Allerdings handelt es sich bei der von ihm untersuchten Gruppe um StudentInnen im Alter von 19 bis 32 Jahren und einen Beziehungszeitraum von sechs bis acht Jahren. Seiner Studie zufolge sinkt die Häufigkeit des Geschlechtsverkehrs bereits in den ersten fünf Jahren auf die Hälfte des Anfangsniveaus. Außerdem: Je mehr Beziehungen jemand eingeht, desto schneller sinkt die Häufigkeit des Geschlechtsverkehrs. Man verliert also schneller die Lust an einem Sexualpartner.

Über die Jahre hinweg wird es meistens dem Mann »zu selten«, während gleichzeitig Phasen von sexuellem Desinteresse, meistens bei den Frauen, zunehmen. Ein Beziehungsproblem entsteht nur dann, wenn die Diskrepanz zu groß wird, der Umgang damit ungünstig ist und die Bedeutung von Sex als Kriterium einer guten Beziehung überschätzt wird. Während also »Oft Sex haben wollen« für Männer über die Jahre hinweg ein stabiler Wunsch bleibt, berichten Studentinnen in gleicher Weise von einem zeitlich stabilen Wunsch nach Zärtlichkeit. Bei den befragten Studenten nimmt gegenteilig dieser Wunsch ab. Der bekannte Kreislauf beginnt: Frauen haben keine Lust, weil Zärtlichkeit und Gespräche fehlen, Männer sind frustriert, weil sie erst »was bringen müssen«, um mit Sexualität belohnt zu werden.

Diese wie ähnlich geartete Untersuchungen werfen eine grundsätzliche Frage auf: Misst das Zählen von Koitusfrequenzen, also wie oft ein Paar miteinander schläft, auch die sexuelle Zufriedenheit oder gar die Leidenschaft? Vielleicht tut sie es ansatzweise, wenn man dem männlichen Blickwinkel folgt, demzufolge »Oft Sex haben wollen« ein zeitlich stabiler Wunsch ist, während er bei Frauen wie gesagt im Laufe einer Beziehung – und hier kann sich das Datenmaterial nur auf eine maximale Beziehungsdauer von acht Jahren stützen – ständig abnimmt. (Dieses Ergebnis wird im Übrigen relativiert, zieht man von Sydows Recherchen (1998) heran.) Durch die Fragestellung nach der Häufigkeit des Koitus bzw. nach dem Wunsch danach, ohne gleichzeitig die weibliche Version von Sexualität zu erfragen, deren Schwerpunkt auf der Zärtlichkeit liegt, wird eine Polarisierung gefördert, die sich auch in dem häufigen Paarproblem widerspiegelt (er will »das Eine«, sie das andere). Fruchtbarer wäre es, nach den Gemeinsamkeiten Ausschau zu halten: Männer wollen *Sex* und Zärtlichkeit, Frauen wollen *Zärtlichkeit* und Sex.

Schmidts Untersuchungsergebnisse sind aber insofern von hoher klinischer Relevanz, als sie die Abnahme der Koitusfrequenz nach einem anfänglichen Höhenflug als ein normales Phänomen klassifizieren, das explizit *nicht* die Folge einer Beziehungsstörung oder gar eine Form von Krankheit ist. Dieses Phänomen betrifft (fast) alle Paare gleichermaßen, auch wenn dies kränkend sein mag vor dem Hintergrund, dass »wir das perfekte Paar sind« oder »wie füreinander geschaffen«.

In heutigen Beziehungen gilt also eine positiv erlebte Sexualität quasi als Voraussetzung für den Fortbestand langfristiger Paarbindungen, der dementsprechend beim Auftreten sexueller Probleme recht bald als gefährdet erscheint. Vor diesem Hintergrund kann es frustrierend, vielleicht sogar ängstigend sein, wenn wir erkennen müssen, dass die wundervolle erotische Dichte, die wir »im siebten Himmel« am Anfang einer neuen Liebe erleben dürfen, sich auch unter Aufbietung eines raffinierten

Arsenals erotischer Spielereien nicht auf Dauer bewahren lässt. Das mag traurig erscheinen – nicht nur, weil die richtigen Lieben eben seltene, kostbare »Gottesgeschenke« sind (wie eine Klientin in der Therapie einmal bemerkte). Ein Verlust an erotischer Dichte ist aber nicht gleichbedeutend mit einem Verlust an Liebe, vorausgesetzt, sexuelle Attraktion und Verliebtheit dürfen in eine im Alltag verankerte Partnerschaft übergehen.

Während die zitierte Untersuchung zu dem Ergebnis gelangt, dass Dauer der Beziehung und abnehmende Koitusfrequenz eng zusammenhängen, kommt eine zweite (nicht repräsentative) Studie (Schröder u.a. 1994) über den Zusammenhang von sexueller Zufriedenheit und Qualität der Partnerschaft zu einem anderen Ergebnis: Weder »Alter, Ehedauer noch Kinderzahl« korrelieren demnach mit dem Grad an sexueller (Un-)Zufriedenheit. Offenbar sind auch Paare in als befriedigend erlebten Beziehungen häufig sexuell unzufrieden, wobei der Unterschied zu gefährdeten Beziehungen hauptsächlich quantitativer und nicht qualitativer Art ist: Beide Gruppen von Paaren haben die gleichen sexuellen Probleme (Ärger oder Schwierigkeiten wegen sexueller Aktivitäten, unterschiedliche Wünsche in der Häufigkeit, Wünsche nach mehr Abwechslung, Schwierigkeiten in der sexuellen Kommunikation), zufriedene Paare haben jedoch diese Probleme weniger häufig. Vermutlich verfügen zufriedene Paare eher über Ressourcen, mit diesen Schwierigkeiten in einer günstigen Art und Weise umzugehen. In beiden Gruppen war deutlich, dass die Männer insgesamt mit der Sexualität unzufriedener waren als die Frauen. Sie beklagten vor allem die ungenügende Häufigkeit sexueller Kontakte, die mangelnde Initiative und Begeisterung der Partnerin und die Zurückhaltung bezüglich variierender sexueller Praktiken. Frauen in unbefriedigenden Beziehungen kritisierten im Gegenteil die zu häufige Forderung nach sexuellem Kontakt, unangenehme Praktiken sowie mangelnden Genuss und Befriedigung.

Den ausführlichsten *Überblick zur sexuellen Zufriedenheit in dauerhaften Beziehungen* gibt von Sydow (1998), die alle zu diesem Zeitpunkt verfügbaren Forschungsarbeiten sichtet. Ihr Resümee vorweg: Die wissenschaftlichen Ergebnisse sind unzureichend, inhaltliche Schwerpunkte konzentrieren sich eher auf Beginn und Auflösung von Beziehungen, während langfristige Entwicklungen von Partnerschaften kaum Forschungsgegenstand sind.

*Ehezufriedenheit* in langfristigen Beziehungen, eine der sexuellen Zufriedenheit übergeordnete Thematik, ist recht gut untersucht. Die Annahme, sexuelle Zufriedenheit fördere die Zufriedenheit in der Ehe und die Ehezufriedenheit werde durch die sexuelle Zufriedenheit verstärkt, klingt nahe liegend, ist jedoch wissenschaftlich nicht eindeutig belegt: Einige Studien sagen, dies sei so, andere behaupten das Gegenteil.

Unter welchen Bedingungen definieren sich Paare laut wissenschaftlicher Untersuchungen nun als zufrieden?

- Wenn das Paar freundlich miteinander spricht, einander anerkennt, sich Gefühle und Bedürfnisse offen mitteilt und Ärger und Konflikte austragen kann, ohne dass es zu unfruchtbaren Zuspitzungen kommt;
- wenn beide an die Ehe als tragfähige Institution glauben;
- wenn die Partner sich gegenseitig lieben;
- wenn das Paar einen humorvollen Umgang pflegen kann;
- Ehefrauen sind dann besonders zufrieden, wenn der Ehemann als fair und gerecht in der Kindererziehung und der häuslichen Arbeitsaufteilung wahrgenommen wird. (von Sydow 1998, S. 381 f.)

Die sexuelle Entwicklung von Paaren wurde unter verschiedenen Gesichtspunkten untersucht, allen voran der Koitus. Leider weiß man über andere sexuelle Aktivitäten weniger gut Bescheid:

- Während Zärtlichkeit für Paare wichtig bleibt (anfangs 63 %, im Alter 44 %), nimmt die Bedeutung von Sexualität relativ stärker ab (bei jungen Paaren finden drei Viertel Sex wichtig, bei alten Paaren nur noch ein kleiner Teil).
- Sowohl Männer als auch Frauen verlieren mit der Dauer der Beziehung und zunehmendem Alter an sexuellem Interesse. Den Recherchen von Sydows zufolge haben die Männer zu Anfang der Beziehung ein ausgeprägteres sexuelles Interesse. Dabei nimmt das männliche sexuelle Interesse im Verlauf einer Beziehung vergleichsweise stärker ab als bei Frauen. Der Befund zum Beziehungsanfang widerspricht Schmidts Untersuchungsergebnis, wonach Männer und Frauen zu Beginn einer Beziehung etwa gleich häufig Sex und Zärtlichkeit wollen. (Schmidt 1998b, S. 357)
- Die durchschnittliche Koitusfrequenz liegt zu Beginn einer Beziehung bei etwa dreimal pro Woche und nimmt innerhalb des ersten Jahres auf etwa zweimal ab. (Es gibt natürlich Paare, die häufiger oder seltener miteinander schlafen, woraus sich dieser Mittelwert von ca. dreimal ergibt.) Die meisten Studien berichten dann von einer weiteren, langsameren Abnahme. Im Durchschnitt beenden Ehepaare mit 68 Jahren den Geschlechtsverkehr.
- Belegt ist, dass sich fast alle jüngeren Paare küssen, der Mann die Brust der Frau streichelt und sich das Paar auch gegenseitig an den Genitalien berührt. Etwa ein Drittel der Befragten gab an, sich gegenseitig mit der Zunge an den Genitalien zu stimulieren (»Fellatio« bzw. »Cunnilingus« genannt). Analverkehr ist nicht sehr beliebt, nur etwa ein Viertel sammelt damit Erfahrungen.
- Während die sexuelle Initiative am Beginn von Beziehungen mehrheitlich vom Mann ausgeht, ändert sich dies mit dem (Lebens-)Alter: Die sexuelle Initiative der Männer

nimmt langsam ab, bis sie bei der Hälfte der älteren Männer erlischt, die sexuelle Initiative der Frauen, die sich überwiegend abwartend verhalten, nimmt mit der Zeit etwas zu.

- Mit der Dauer der Beziehung scheint der sexuelle Genuss abzunehmen: Jüngere Paare genießen den Sex mehr als solche, die bereits zehn Jahre zusammen sind, wobei die Dauer der Partnerschaft entscheidend ist, nicht das Alter der Befragten. Studien belegen allerdings auch (und stehen somit im Widerspruch zur soeben genannten Aussage), dass sexueller Genuss für jüngere Frauen und Frauen im mittleren Alter gleich bleibend ist. Einem Drittel der heute älteren Frauen jedoch machte Sex nie Spaß.
- Während jüngere Männer mit ihrer Partnerin zusammen leicht und häufig zum Orgasmus kommen, kommen nur 7 bis 43 % der Frauen in den ersten Ehejahren mit dem Partner zum Orgasmus. Mit zunehmender Beziehungsdauer gelingt es jedoch zwei Drittel aller Frauen, zum Orgasmus zu gelangen.
- In dauerhaften Beziehungen nimmt die sexuelle Selbstbestimmung zu. Etwa die Hälfte der Frauen behauptet dies von sich, während es zu Beginn nur ein Drittel war.
- Jedoch geben 3 % Frauen an, von ihrem Mann vergewaltigt worden zu sein, 10 % nannten auch andere Formen sexueller Gewalt und 45 % berichten, sich von ihrem Partner sexuell unter Druck gesetzt zu fühlen.
- Weder junge noch ältere Paare kommunizieren offen über ihre Sexualität – und dies ist unabhängig von Beziehungsdauer, Alter und Bildung. Dies bedeutet auch, Frauen teilen nicht mit, was sie wollen bzw. nicht wollen.
- Empirische Daten über die sexuellen Probleme in der Bevölkerung gibt es kaum, und wenn doch, dann sind sie eingeschränkt auf sexuelle Funktionsstörungen. Die wahrscheinlich viel häufigeren sexuellen Beziehungsprobleme –

Sex unter Druck oder aus einer Verpflichtung heraus, sexuelle Langeweile, Machtkämpfe, sexuelle Ab- oder Entwertungen etc. – sind aber bisher nicht untersucht.

- Konflikte über die Häufigkeit sexueller Aktivitäten sind nicht ungewöhnlich und dauern bis ins hohe Alter an. Entgegen der landläufigen Auffassung, dass immer nur die Männer »mehr« wollen, gibt es selbstverständlich auch Paare, bei denen die Frauen sexuell interessierter sind. In einer untersuchten Gruppe glücklich Verheirateter waren die sexuellen Bedürfnisse bei der Hälfte der Paare gleich stark ausgeprägt, bei einem Viertel waren es die Männer, beim zweiten Viertel die Frauen, die sexuell interessierter waren. Wichtig ist jedoch, an dieser Stelle zu bemerken, dass auch Paare, die sich als glücklich einschätzen, unter sexuellen Unzufriedenheiten leiden.
- 60 % der über 50-jährigen Frauen haben kein Problem damit, bei sexuellen Aktivitäten ausreichend feucht zu werden, 40 % allerdings schon. 60 % der Männer und 58 % der Frauen zwischen 60 bis 91 Jahren waren bereits selbst bzw. über ihren Partner mit Erektionsproblemen konfrontiert.

Positive Aspekte von Sexualität, wie sexueller Genuss und sexuelle Zufriedenheit, sind bisher kaum untersucht. (Eine Ausnahme ist die Untersuchung, die ich im Kapitel »Die Lust in der Lebensmitte« zusammenfasse):

- Jüngere wie ältere Frauen betonen die Bedeutung von Zärtlichkeit und eine nicht auf den Koitus abzielende Form der Erregung, wie sie häufig unter dem problematischen Begriff »Vorspiel« zusammengefasst werden. Besonders jüngeren Frauen ist ein respektvoller Umgang mit ihrer Selbstbestimmung wichtig.

- Die sexuellen Aktivitäten sind bei solchen Paaren höher, bei denen die Frau eine gerechte Arbeitsteilung erlebt und der Mann sich nicht durch Beziehungskonflikte belastet fühlt. Sie ist auch bei Paaren höher, deren sexuelle Wünsche übereinstimmen.

## Therapeutische Perspektiven gegen sexuelle Langeweile

Welche Schlussfolgerungen sind nun aus den berichteten Untersuchungen für die Praxis der Sexualtherapie zu ziehen?

Im Folgenden stelle ich Ihnen zunächst im Überblick die von der Sexualforscherin und -therapeutin von Sydow (2000, S. 177) gesammelten Empfehlungen prominenter PsychotherapeutInnen im Umgang mit sexueller Langeweile vor. In der Übersicht vorkommende psychotherapeutische Fachbegriffe werde ich weiter unten ausführlich erläutern.

*Lösung I: Normalisieren und Akzeptieren*

- Reduktion überhöhter Ansprüche
- Aufklärung über normale alters- und phasenspezifische Veränderungen und die Normalität sexueller Probleme

*Lösung II: Arbeit an der sexuellen Beziehung*

- Erlernen verbesserter Kommunikation über sexuelle Wünsche
- Sensualitätsübungen
- vielfältigere sexuelle Praktiken
- Inszenieren von Ausnahmesituationen

*Lösung III: Arbeit an der nicht sexuellen Beziehung*

- Entflechtung beider Partner als Voraussetzung von »Neu-Gier«
- (Wieder-)Herstellung der Gesprächskultur des Paares im Alltag
- Auseinandersetzung mit alten Verletzungen, die die Partner sich zugefügt haben, bzw. mit alten »offenen Rechnungen«

*Lösung IV: Abgrenzung der Beziehung nach außen*

- Abgrenzung des Paares von Eltern, Kindern, Berufen etc.: Zeit, Raum und »Rituale der Beständigkeit« schaffen
- emotionale Trennung der Ehe- von der Elternbeziehung
- Abgrenzung gegenüber außerehelichen sexuellen Versuchungen

*Lösung V: Arbeit an der Persönlichkeit*

- Auseinandersetzung mit biographischen »Altlasten«
- Entwicklung der eigenen Autonomie
- Auseinandersetzung mit Alternsängsten

Diese fünf Lösungsempfehlungen für eine gelingende Sexualtherapie habe ich zum Anlass genommen, ca. 20 Paartherapien, die ich in den zwei letzten Jahren durchgeführt habe, auf diese Aspekte hin zu untersuchen: Bestätigen kann ich die hohe Relevanz der genannten Themen, die in besonderer Weise in der Sexualtherapie zum Tragen kommen. Selbstverständlich sind nicht immer alle Themen bei jedem/r Klient/in gleich relevant, er/sie muss da »abgeholt« werden, wo er/sie den Schwerpunkt der Probleme sieht.

Aus meiner Sicht fehlen jedoch mehrere Gesichtspunkte, die sich nicht schlüssig subsumieren lassen: Luststörungen sind nicht allein durch ein Erlernen verbesserter Kommunikation über die eigenen Bedürfnisse, mit Sensualitätsübungen oder etwa der Auseinandersetzung mit biographischen »Altlasten« zu therapieren. Sie verlangen darüber hinaus zum Beispiel das Einbeziehen biologischer Kenntnisse über die phasenspezifischen Veränderungen während des weiblichen Zyklus. Schwierige sexuelle Entwicklungsphasen wie die Pubertät oder die Adoleszenz sind ja auch nicht nur eine »Altlast«.

Eine ressourcenorientierte, das heißt auf die persönlichen Stärken ausgerichtete therapeutische Haltung knüpft an die Anforderungen einer bestimmten Lebensphase an und daran, wie diese bewältigt wurden: etwa das Kennenlernen des Körpers und der damit verbundenen sexuellen Berührungen und sexuellen Phantasien in der Pubertät oder die ersten Erfahrungen von nachlassender sexueller Attraktion in der Partnerschaft junger Erwachsener oder von Untreue und Trennung. »Was habe ich in dieser Lebensphase für mein weiteres (Sexual-)Leben gelernt?« wäre eine Frage, die Ressourcen verdeutlicht. Antworten darauf können helfen zu verstehen, was mein sexuelles Begehren braucht, um lebendig zu bleiben. In diesem Sinne ist die Nachbearbeitung des Prozesses »Aneignung des sexuellen Begehrens« gemeint (s. Kapitel »Über die (Un-)Sicherheit des weiblichen Begehrens«, S. 153 ff.).

Die KlientInnen kamen entweder mit dem Anliegen nach einer Einzeltherapie, die später in eine Paartherapie mündete oder aber bereits mit dem Wunsch nach einer Paartherapie. Teils waren sexuelle Probleme Anlass, teils andere Probleme aus dem breiten Spektrum psychosomatischer Beschwerden. Bei jedem dieser Paare wurden aber auch sexuelle Probleme behandelt. Die Altersstreuung lag von Anfang 20 bis Ende 60. Die Beziehungsdauer der überwiegend verheirateten Paare, meistens mit Kindern, reichte von wenigstens 5 bis maximal 40 Jahre. Die Behandlungsdauer lag zwischen 6 und 30 Doppelstunden. Der häufigste Konflikt war eine Diskrepanz in der sexuellen Lust, oft verknüpft mit Erregungs- und Orgasmusproblemen der Frau, häufiger aber auch mit Erektionsstörungen des Mannes und/oder einem vorzeitigen Samenerguss. In einigen Fällen bildeten die so genannten Störungen der Sexualpräferenz bei den Männern, wie fetischistische Neigungen (zum Beispiel Fixierung auf das Tragen von Frauenkleidern), sadomasochistische Tendenzen und Bevorzugung anderer ungewöhnlicher Sexualpraktiken (beispielsweise das Trinken von Urin), das Hindernis für eine gemeinsame befriedigende Sexualität.

## *Lösung I: Normalisieren und Akzeptieren*

Interessanterweise war die *Reduktion überhöhter Ansprüche* kein häufiges Thema. Die meisten wünschten sich – eher bescheiden – das Erlangen einer bestimmten sexuellen Funktionstüchtigkeit (Orgasmus) bzw. deren Wiederherstellung (Kontrolle über Erektion und Samenerguss). Das Thema »Reduktion überhöhter Ansprüche« trat eher in solchen Paarkonstellationen auf, in denen entweder eine Diskrepanz in der Häufigkeit sexueller Aktivitäten vorlag oder aber die sexuellen Bedürfnisse selbst stark divergierten: Beispielsweise wünschte sich Herr R., der seit mehreren Jahren nur in seltenen Fällen mit seiner Partnerin geschlafen hatte, nun »alles« nachzuholen. Frau U., eine knapp 60-jährige Frau, die begonnen hatte, ihre Sexualität zu entdecken, während ihr früher sexuell (vor allem außerehelich) aktiver Partner jetzt nicht mehr »konnte« oder wollte, wünschte sich nun häufiger Sexualität. Die Liste der Problemkonstellationen ließe sich beliebig erweitern.

Es herrschte bei fast allen Paaren Bedarf an *Aufklärung über normale alters- und phasenspezifische Veränderungen und die Normalität sexueller Probleme*. Auffällig waren immer wieder selektive Wissenslücken oder auch Verzerrungen.

Beispielsweise war eine Klientin, von Beruf Ärztin, der festen Überzeugung, dass Frauen in den Wechseljahren – wie sie selbst – nur noch dem Partner zuliebe sexuelle Aktivitäten aufrechterhalten. Den Hintergrund ihrer Überzeugung bildeten Gespräche mit Freundinnen und die eigene Erfahrung, dass ihr der Sinn von Sexualität nach dem Ende der Fortpflanzungsfähigkeit abhanden gekommen war, nachdem Sexualität schon zuvor für sie nie besonders wichtig gewesen war und sie überdies nie einen Orgasmus mit einem Mann erlebt hatte. Nach einem Bandscheibenvorfall mit 38 Jahren erlebte Herr H. mehrere Male Erektionsstörungen, die ihn derart verunsicherten, dass er die sexuellen Aktivitäten einstellte, obwohl er nie abklären ließ, ob die Ursachen organischer oder psychosomatischer Natur waren. Eine organische Abklärung zehn Jahre später bestätigte normale Befunde. In der Therapie konnten wir erarbeiten, wie sehr ihn der Bandscheibenvorfall verunsichert und wie wenig psychische Unterstützung er während der Rehabilitationsphase erhalten hatte.

Ferner war der Wissensbedarf über altersspezifische Veränderungen im höheren Alter ausgeprägt, etwa die abnehmende Erektionsfähigkeit der Männer und die Herausforderung, das Sexualverhalten danach auszurichten, etwa in der Form, dass der Partner an Initiative abgeben, die Frau als Partnerin vermehrt Initiative ergreifen muss. Über der Alterssexualität liegt immer noch ein Tabu, was Gespräche unter Gleichaltrigen nahezu unmöglich macht und hilfreiche Relativierungen verhindert. Entsprechend ist altersgerechte Literatur selten, und wenn vorhanden, dann beschäftigt sie sich schwerpunktmäßig mit den körperlichen Einschränkungen, ohne sich ressourcenorientiert mit einem positiven alternativen Konzept von Sexualität auseinander zu setzen.

### *Lösung II: Arbeit an der sexuellen Beziehung*

Frage ich meine KlientInnen danach, wie schwer oder leicht es ihnen fällt, in der Therapie über ihre Sexualität zu sprechen, so erhalte ich häufig zur Antwort, dass es für sie nach einem schweren, schambesetzten Beginn und nach Unsicherheiten in der Wortwahl zusehends leichter wird, offen zu sprechen und sie im Gegenteil Erleichterung verspüren. Die *Kommunikation sexueller Wünsche* in einer Therapiesituation ist unter Umständen deshalb leichter, weil der/die Klient/in annimmt, seine/ihre Probleme in guten und kompetenten Händen zu wissen, frei von schwierigem Beziehungsballast, wie er sich oft in Paarbeziehungen anhäuft. Selbstverständlich ist das Sprechen über sexuelle Probleme aber in anderer Hinsicht erschwert. Man begegnet einem/r fremden Therapeut/in, dessen/deren Wohlwollen und Toleranz man nicht einschätzen kann. Es werden reale und phantasierte Befürchtungen darüber aktiviert, was man in der Sexualtherapie nun tun soll, sowie Ängste über unkontrollierbare Folgen. Usw.

Wenn auch das Sprechen über sexuelle Inhalte in der Therapie Vorbildcharakter hat, so ist das Erlernte dennoch nicht leicht in die Partnerbeziehung zu transferieren. Offenheit ist vielleicht für den einen befreiend, für den anderen aber bedrohlich, und was der eine sagen will, kommt beim anderen noch lange nicht so an, wie es gemeint ist. Oder manchmal ist klare Kommunikation nicht möglich, weil ein innerer, noch nicht ausgeräumter Konflikt zugrunde liegt, etwa wenn sich Frauen in einer Ambivalenz zwischen emotionaler Nähe und Abgrenzung dem Partner gegenüber befinden – häufig ein Anlass von Missverständnissen:

Herr B. wünschte sich von seiner Frau eine Rückenmassage, was sie heftig unter Druck setzte. Sie befürchtete, unausgesprochen und ohne dass ihr das Problem selbst klar war, von nun an müsse sie die Übungen von Therapiestunde zu Therapiestunde steigern, bis sie schließlich nicht mehr »drum herumkäme«, mit ihm zu schlafen, obwohl sie doch noch gar nicht wusste, ob sie das je wieder mit ihm wollte. Strukturierte »Hausaufgaben«, wie man konstruktiv über sexuelle Wünsche und Grenzen sprechen kann, sind hier sehr hilfreich, wobei dann auftretende Schwierigkeiten zum Anlass genommen werden, sie zu analysieren und entsprechende Lösungen zu suchen.

*Sensualitäts- oder Streichelübungen*, also Körperübungen zur langsamen Annäherung an Sexualität (s. Kapitel »Zärtliche Berührungen« und »Systemische Sexualtherapie«), die zu Hause geübt werden, laufen nur selten »nach Plan« ab. Oft ist es für das Paar schon schwierig, Zeit und Raum zu erübrigen, von anderen Schwierigkeiten wie der Angst vor Nähe, der Furcht vor erneut aufflammenden Konflikten und der Funktionalität des Symptoms (»Wenn ich Schmerzen beim Verkehr habe, muss er Rücksicht nehmen und mich in Ruhe lassen«) ganz abgesehen. Die Schwierigkeiten auf dem Weg zu den Sensualitätsübungen sind keine Störfaktoren, sie sind im Gegenteil wichtiger Bestandteil der Therapie und liefern diagnostische Hinweise, wo paardynamische oder auch individuelle Schwierigkeiten zutage treten, die einer Behandlung bedürfen. Oft ist der Einstieg ein wichtiger Moment: Während manche Paare bereits mit verteilten Rollen Streichelübungen beginnen können, müssen sich andere Paare zunächst im Vorfeld wieder füreinander »erwärmen« lernen, etwa, indem sie wieder beginnen, persönliche Inhalte (statt nur Organisatorisches) zu teilen oder wieder kleine Zärtlichkeiten im Alltag auszutauschen.

Herr und Frau W., denen ich eine Zusammenfassung solcher Übungen gab, führten ihre »Hausaufgaben« in einer komplexen Therapie vor dem Hintergrund eines sexuellen Missbrauchs bei Frau W. über mehrere Monate hinweg durch, wobei sie den Schwierigkeitsgrad immer wieder in unvorhersehbarer Weise Frau W.s schwankender Befindlichkeit anpassen mussten. Oft begannen sie wieder mit den leichten Anfangsübungen bzw. mussten auch Phasen hinnehmen, in denen Frau W. keine Berührungen wollte.

Bei älteren, in Routineabläufen gefangenen Partnerschaften waren die verschiedenen Streichelübungen bzw. auch Übungen bezüglich *vielfältigerer sexueller Praktiken* sehr hilfreich, häufig auch deshalb, weil sie starre Rollenmuster aufweichten. Herr und Frau S., ein Paar in den frühen Sechzigern, wobei Herr S. ausgesprochen zwanghaft war, erlebten frischen Wind durch das *Inszenieren zweier Ausnahmesituationen*. Das erste Mal experimentierten sie mit dem Durchführen wechselseitiger Rückenmassagen vor dem Fernseher, das zweite Mal streichelte Herr S. seine Frau am ganzen Körper, bevor sie miteinander schliefen. Nachdem Frau S. sehr vom Streicheln ihres Mannes angetan war, wünschte auch er sich, von seiner Frau vor dem Geschlechtsverkehr gestreichelt zu werden.

Entgegen überzogenen Vorurteilen waren die wenigsten Paare »wild« darauf, sich ein ganzes Repertoire neuartiger, exotischer Praktiken anzueignen. Die Übungen sollen lediglich, passend zu den Bedürfnissen des Paares, den Handlungsspielraum erweitern, wobei sie immer nur wirken, wenn es gleichzeitig zu einer lebendigen Begegnung kommt. Ansonsten bleiben es entfremdete sportliche Betätigungen.

## *Lösung III: Arbeit an der nicht sexuellen Beziehung*

Phasen, in denen zwei Individuen zu einem Paar »verschmelzen«, gibt es immer mal wieder, etwa die Phase der Verliebtheit, ein gemeinsames Geburtserlebnis und das Durchstehen der Säuglingszeit, Erfahrungen von Krankheit und Tod naher Angehöriger etc. Es gibt aber auch Phasen, in denen sich ein Paar fast aus den Augen verliert, etwa durch lange Arbeitszeiten eines Partners, starkes Interesse an fremden Sexualpartnern, Rückzug statt Kommunikation, zeitintensive Hobbys, übermäßigen TV-Konsum usw. Sowohl zu viel Nähe als auch eine zu große Distanz setzen innere Prozesse in Gang, zum Beispiel ein Nachlassen der Neugier oder eine Verunsicherung, ob der Partner einen noch liebt und begehrt, so dass die erotische Spannung zwischen Mann und Frau beeinträchtigt ist oder gar erlischt. Viel Gemeinsamkeit erzeugt im positiven Fall eine »nahe«, Geborgenheit erzeugende Paaratmosphäre. Sie droht jedoch auch die individuellen Grenzen zu verwischen. Erotik braucht aber die *Entflechtung beider Partner als Voraussetzung von »Neu-Gier«*, das heißt, eine gewisse Distanz ist notwendig, um wieder neugierig aufeinander zugehen zu können.

Herr und Frau B. waren erst Anfang 30, aber schon knapp 15 Jahre ein Paar. Die Geburt der kleinen Tochter brachte zwar »frischen Wind« in die Beziehung, die ausgedehnten früheren Freizeitbeschäftigungen und vielfältigen sozialen Kontakte aber waren nun sehr eingeschränkt. Herr B. liebte es überdies, sich ausgiebig mit seiner kleinen Tochter zu beschäftigen, was seine Frau zwar erfreulich, aber auch in gewisser Weise »langweilig« fand. Sie vermisste, dass er sich in gleicher Weise um sie kümmerte, wie er es früher durchaus getan hatte, sie vermisste aber noch viel mehr, ihn als »Mann« zu erleben. Einerseits frustrierten sie das Erlahmen der sexuellen Initiative ihres Mannes und der Verlust der Bestätigung, begehrenswert zu sein, andererseits war ihr das alles aber auch nicht unrecht. Ihr gesteigertes Flirtverhalten führte zu einer Krise.

In der Therapie konnten wir zunächst die destruktive Dynamik erarbeiten. Seitens Herrn B. sah das so aus: Rückzug vor der Anspruchlichkeit seiner Partnerin, unter anderem in Form von Hinwendung zur Tochter und Rückzug, weil er zu wenig Interesse an seiner Person und zu wenig sexuelle Leidenschaft bei seiner Frau spürte. Sie wiederum litt unter seiner ungenügenden Aufmerksamkeit und fühlte sich als Frau nicht bestätigt, so dass sie sich mit

Flirten »rächte«. Wir klärten, wann sie in welchen »Rollen« miteinander verkehrten und wie und warum sich dies nach der Geburt der Tochter verändert hatte. Nachdem klar wurde, dass Herr B. seiner Frau gegenüber früher oft in der Rolle des verwöhnenden Vaters war und diese Aufmerksamkeit jetzt der kleinen Tochter zufloss, während seine Frau ihn als verwöhnenden Vater und Liebhaber idealisiert hatte, bestand das therapeutische Ziel zunächst darin, eine Entflechtung alter Beziehungsrollen zu erreichen und zu einer partnerschaftlichen Rollenverteilung zu kommen. Frau B. musste akzeptieren, dass die verwöhnenden väterlichen Seiten ihres Partners der Tochter zustanden, während Herr B. akzeptieren musste, dass er sich als Partner nicht »unsichtbar« machen durfte. Für beide bedeutete diese Veränderung einen Schritt hin zu mehr »Erwachsensein«.

Der Aspekt *(Wieder-)Herstellung der Gesprächskultur eines Paares im Alltag* betraf die meisten Paare, wenn auch mit unterschiedlicher Schwerpunktsetzung. Ein wiederkehrendes Kommunikationsmuster aus männlicher Sicht war, wenn – in den Worten Herr P.s – seine Frau als »emotionale Verfolgerin« oder »Terroristin der Gefühle« auftrat und er vor den Erwartungen seiner Frau flüchtete, seine Gefühle und Gedanken offen aussprechen zu sollen. Frau H. vermied hingegen alle Situationen, die zu einem längeren Gespräch mit ihrem Mann führen konnten, um sich Vorwürfe wegen ihrer mangelnden Lust zu ersparen und zu verhindern, dass er auf »dumme Gedanken« kommen könnte. Herr und Frau J. waren in vielen Bereichen verschieden, in puncto Sturheit jedoch gleich. Schneller als sie denken konnten, verwickelten sie sich in Streitigkeiten, in denen ein Wort das andere gab. Beiden fehlte die Kompetenz, Konflikte zu deeskalieren und rechtzeitig aus einem Streitgespräch auszusteigen. Obwohl die Konfliktmuster verschieden waren, ähnelten sich die Folgen: Zur Konfliktvermeidung gingen sich die Paare aus dem Weg, die Gespräche reduzierten sich, besonders persönliche Themen wurden ausgespart. Dabei blieb es jedoch nicht. Die zunehmende Distanz spiegelte sich auch in der Abnahme des Körperkontakts sowie im Nachlassen und letztendlichen Erlöschen der gemeinsamen Sexualität.

Gesprächsübungen zu verschreiben, Regeln, Dauer und Themenkreis vorzugeben hilft oft, sich auf eine weniger bedrohliche Art im Gespräch anzunähern, wenn in der Therapie der Hintergrund der konflikthaften Muster verständlich gemacht wird: Herr P. sprach ungern über seine Gefühle, er fand, dass sie niemanden etwas angingen, er wollte nicht »bloßgestellt« werden, wie er das von früher von seiner Mutter kannte. Seine Frau kritisierte ihn für seine Verschlossenheit und wertete ihn ab, was ihn wiederum an seine vergangenen Erfahrungen erinnerte. Nachdem Herr P. den Grund seiner Verschlossenheit klar vor Augen hatte, erklärte er sich mit einer Gesprächsübung einverstanden: dem Führen so genannter Zwiegespräche (s. Kapitel »Miteinander sprechen«, S. 213 ff.), in denen er seiner Frau von sich erzählte, während es ihre Aufgabe war zuzuhören, ohne zu kommentieren. Anschließend erfolgte ein Rollentausch.

Übungen geben nur ein Muster vor, wie Kommunikation positiv gestaltet werden kann. Der Transfer in den Alltag, in dem ein Paar günstige Bedingungen schafft, ist unerlässlich. Nützlich sind Rituale, die Zeit, Ort und Bedingungen definieren, auch wenn die Spontaneität zugunsten der Zuverlässigkeit zu kurz kommt: zum Beispiel einmal in der Woche am Mittwochabend einen einstündigen Spaziergang machen, bei dem einer der Partner eine halbe Stunde erzählt, was ihn zur Zeit am meisten beschäftigt, während der Partner nur zuhört, hinterher Fragen stellt oder kommentiert. Danach werden die Rollen getauscht. (Weitere Gesprächsübungen finden Sie in den Kapiteln »Beziehungsprobleme gemeinsam lösen« und »Miteinander sprechen«.)

Herr und Frau F. machten in der Sexualtherapie gute Fortschritte, vor allem Frau F. war recht experimentierfreudig, was allerdings von der Unsicherheit mit motiviert war, sonst einem Vergleich mit der Exgeliebten ihres Partners nicht »standhalten« zu können. Ihr Vaginismus (Scheidenkrampf) trat jedoch immer wieder auf. *Alte Verletzungen und alte offene Rechnungen* waren zu diesem Zeitpunkt noch nicht ausreichend gewürdigt und bearbeitet. Erst nachdem nochmals die schmerzlichen Erinnerungen in ihr Bewusstsein getreten, ihr Vertrauensverlust und ihre Wut deutlich geworden waren, kam sie nicht an der Einsicht vorbei, dass sie sich mit der bedrohlichen Phantasiefigur der Exgeliebten konfrontieren musste. Ihre Hoffnung war, sie in einer persönlichen Begegnung zu »entidealisieren«, um die übermächtigen Phantasien zu brechen und letztlich die eigene Würde wiederherzustellen. Auch für den Partner war ein solches Treffen eine große Herausforderung, der er schließlich zustimmte – als Zeichen, dass er gänzlich auf der Seite seiner Ehefrau stand.

## Lösung IV: Abgrenzung der Beziehung nach außen

Eine wichtige Übung in der Paartherapie ist der »Zeitkuchen« (s. Kapitel »Beziehungsprobleme gemeinsam lösen«, S. 204 ff.). Ich fordere beide Partner auf, einen Kreis zu malen und ihn so zu unterteilen, wie sie ihre Zeit verbringen. In der Regel besetzen die Pflichten (Arbeit, Hausarbeit, Kindererziehung etc.) einen Großteil des Kuchens, während die kleinen Kuchenstückchen die genussvoll verbrachte Zeit (Gespräche, Hobbys, Sport, Ausgehen etc.) darstellen. In längeren Partnerschaften lebende Paare stellen häufig wenig oder keine »gute«, ausgeruhte Zeit füreinander bereit, in der sie zu zweit alleine sind und sich miteinander beschäftigen. Diese Aussage ist selbstverständlich kontextabhängig, steht also in engem Zusammenhang mit der Lebensphase, in der sich ein Paar befindet: Wer kleine Kinder hat oder sich beruflich etablieren will, hat naturgemäß weniger Zeit zur Verfügung. Und dennoch betrifft dies häufig auch Paare mit großen Kindern oder kinderlose Paare: *Zeit, Raum und Rituale der Beständigkeit* stehen nicht hoch im Kurs, wobei die mangelnde Motivation im Einzelfall genauer zu untersuchen wäre.

Herr und Frau I., ein sympathisches und vielseitig interessiertes Paar, berichteten von ihrer anfänglichen überaus leidenschaftlichen Verliebtheitsphase. In ihrer Entscheidung gegen Kinder waren sie sich einig, beide wollten sich ihren journalistischen Tätigkeiten widmen. Im Alltag verbrachten sie einen Großteil der Zeit arbeitend im gemeinsamen Arbeitszimmer am Computer. Die Gespräche drehten sich überwiegend um den Austausch der anliegenden Reportagen. Therapieanlass war zunächst Frau I.s hartnäckige Schlafstörung, die im Zusammenhang mit ihren perfektionistischen Ansprüchen an ihre Arbeit stand. Nachdem sie einige Veränderungen erzielen konnte, verbesserte sich zwar der Schlaf, es blieb jedoch eine »Restunzufriedenheit«, die ihr zunächst unerklärlich war. Schließlich traute sie sich über ihre Frustration zu sprechen, dass sie seit Monaten in der gemeinsamen Sexualität keinen Orgasmus mehr erlebte, obwohl sie zuvor damit keine Probleme gehabt hatte. Zeitlich parallel war ihr Partner beruflich sehr erfolgreich, was ihn zu noch mehr Arbeit motivierte, während sie sich im Gegensatz dazu mehr Zweisamkeit wünschte. Entgegen früherer Übereinkünfte – sie ermutigten einander, ihre Arbeitsprojekte an erster Stelle zu platzieren – fühlte sie sich nun an der zweiten Stelle vernachlässigt. Sie konnte sich die Veränderung selbst nicht eingestehen, ärgerte sich über sich selbst und insgeheim über ihren Partner. In der Übung »Identifikation mit dem Symptom« (indem man seinem Symptom eine Stimme verleiht), war eine der Botschaften des ausbleibenden Orgasmus: »Ich bleibe fern, damit Barbara merkt, dass mit ihr etwas nicht in Ordnung ist. Ich spreche für sie, weil sie Thomas nicht sagt, dass er weniger arbeiten und sich mehr um sie kümmern soll.« Nachdem sie mit ihrem Partner schließlich über ihre veränderten Bedürfnisse gesprochen und er sich darauf eingestellt hatte, kehrte ihre Orgasmusfähigkeit zurück.

Während im letzten Beispiel das Thema *Abgrenzung vom Beruf* im Vordergrund stand, ist die *emotionale Trennung der Paar- von der Elternbeziehung* genauso wichtig. Sebastian ist mitnichten Frau A.s »kleiner Mann« und Sonja genauso wenig Herrn K.s »kleiner Betthase«. Wer Kindern den Rang eines Partners verleiht, und sei es auch »nur« mit einem Kosenamen, tut weder den Kindern noch der Partnerschaft einen guten Dienst. Mittransportiert werden Erwartungen, die Kinder überfordern, während die Partner ausgeschlossen werden. Die emotionale Trennung zwischen der Rolle als Mann/Frau und Elternteil ist ein häufiges Thema, wobei sie den Müttern infolge der häufig größeren Nähe zu den Kindern und der traditionellen Botschaft, sich nicht »nur wegen eigener Bedürfnisse« abgrenzen zu dürfen, schwerer fällt. Wichtig ist auch, die Funktionalität mangelnder Grenzen zwischen Ehe- und Elternbeziehung zu erkennen: Muss ein Kind als »Ersatzpartner« für einen emotional nicht zur Verfügung stehenden Ehepartner herhalten, muss es emotionale »Löcher stopfen«, muss es helfen, Sexualität zu vermeiden?

*Abgrenzung gegenüber außerehelichen Versuchungen* wurde nur von wenigen Paaren als ernsthaftes Problem genannt. Eine Rolle mag spielen, dass jemand, der Fremdgehen als Problemlösung wählt, keine Therapie machen will, da er dann ja sein Geheimnis offenbaren müsste. Unbestritten ist auch, dass Fremdgehen lustvoller ist, als eine Therapie zu machen. Die folgenden »typischen Merkmale« untreuer Menschen hat die Forschung bisher aus den demographischen Daten herausgefiltert: Gelegenheit fördert Seitensprünge, weshalb mit zunehmender Berufstätigkeit auch die Rate fremdgehender Frauen steigt. Bei Männern im Alter zwischen 55 und 65 Jahren schnellt die Fremdgehrate hoch, während bevorzugt verheiratete Frauen im Alter von 35 bis 50 Jahren fremdgehen. Wer religiös ist, geht grundsätzlich seltener fremd, wer aber vor 30 Jahren heiratete, hat häufiger Lust auf fremde Betten. Schließlich steigt mit hohem Einkommen die Lust auf Affären. (Krumpholz 2002, S. 11)

Bei einem Paar ging es darum, herauszufinden, ob nach einigen Jahren eines geheimen Verhältnisses seitens des Partners noch genug gegenseitige Liebe und sexuelle Anziehung vorhanden war. Bei einem anderen Paar kündigte die Frau an, sich einen Liebhaber zuzulegen, wenn sich an den Erektionsstörungen ihres Partners nicht baldmöglichst etwas ändern würde. Im umgekehrten Fall war sich Herr H. unsicher, wie lange er es noch durchhalten könne, wenn seine Frau nicht mit ihm schliefe. Oft ging es zwar auch darum, mit den Folgen einer Affäre oder eines Seitensprungs umzugehen, statt sich zu trennen. Häufiger kamen jedoch solche Paare in Behandlung, die genau diese Gefahr voraussahen und sie noch abwenden wollten, indem sie zum Beispiel ihre sexuelle Beziehung verbesserten.

## *Lösung V: Arbeit an der Persönlichkeit*

Die wenigsten KlientInnen stellen sich wahrscheinlich zu Beginn einer Sexualtherapie vor, sich mit *biographischen Altlasten auseinander setzen* zu müssen. Sowohl sexuelle Symptome, die von Anfang an und (fast) immer auftreten, beispielsweise »seit dem ersten Zusammensein mit einem Mädchen vorzeitiger Samenerguss« oder »nie mit einem Partner zusammen einen Orgasmus erlebt«, als auch später auftretende Symptome in einer Partnerschaft, wie nur in bestimmten Situationen auftretende oder partnerabhängige Erektionsstörungen oder Orgasmusprobleme, können lebensgeschichtlich bedingt sein.

Herr V. war mit einer für ihn sexuell sehr attraktiven Frau zusammen, die aber auch sehr anspruchsvoll war und ihn unter sexuellen Leistungsdruck setzte. Gutmütig, wie er war, versuchte er all ihren Erwartungen gerecht zu werden und lehnte sexuelle Kontakte mit ihr nie ab, auch wenn er einmal keine Lust hatte. Seine Erektionsstörung ließ sich mit anderen Worten so verstehen, dass zwar er selbst nie nein sagte, wohl aber sein Penis! Herrn V. wurde klar, dass er nicht immer der »gute Kerl«, als der er sehr beliebt war, sein konnte. Unter biographischen Gesichtspunkten stellte sich heraus, dass zwar aggressives Verhalten in seiner Familie nicht verboten war, aber auch nicht gefördert, eher ignoriert wurde, während Gutmütigkeit, Geduld und Toleranz betont und gelobt wurden. Für Herrn V. stellte dieser Konflikt eine große Herausforderung dar, sein Selbstkonzept dahin gehend zu erweitern, dass »gute Kerle« auch Grenzen setzen dürfen, auch in einer strikten Art und Weise.

Wie sehr nun die Auseinandersetzung mit biographischen Altlasten in die Sexualtherapie mit einfließen muss, hängt vom Einzelfall ab. Bei Herrn V. genügte es, den Ursprung dieses zu engen Denkmusters zu verdeutlichen, also biographisch »fokussiert« zu arbeiten, um eine Verhaltensänderung (sich auch gegen sexuelle Erwartungen der Partnerin abgrenzen zu dürfen) und nachfolgend ein Verschwinden der Erektionsstörung zu erreichen. Die entsprechenden biographischen Anteile herauszuarbeiten, sie in ihrer Nachhaltigkeit mit entsprechenden therapeutischen Interventionen zu entkräften, anstatt eine breit angelegte und zeitintensive biographische Arbeit einzuleiten, ist im Rahmen einer sexuellen Funktionsstörung oft ausreichend.

Das Beispiel Herrn Vs. beinhaltet auch den Aspekt, wie er seine *eigene Autonomie weiterentwickelte*, und dies in zweierlei Hinsicht: Er erkannte das familiäre Denkmuster mit seinen Vorzügen und Nachteilen, was es ihm erlaubte, die traditionellen Denk- und Fühlmuster seiner Herkunftsfamilie zu überschreiten. Und darüber hinaus erlaubte ihm diese Erkenntnis, seiner Partnerin gegenüber hinsichtlich eigener Bedürfnisse Grenzen zu setzen und damit seine Autonomie zu wahren.

Eine *Auseinandersetzung mit Alternsängsten* findet bei Frauen und Männern unterschiedlichen Ausdruck: Während Männer unter körperlichen Veränderungen bei der Erektion leiden, einer verminderten Zuverlässigkeit der Festigkeit und Dauer, leiden Frauen mehr unter Zweifeln, die ihre Attraktivität betreffen. Körperliche Veränderungen wie Gewichtszunahme in der Postmenopause, vermehrte Faltenbildung und Erschlaffung des Bindegewebes etc. werden oft als Erklärung herangezogen, das abnehmende sexuelle Interesse des Partners zu begründen. Die 62-jährige Frau N. bekam ihr Gewicht nicht mehr »in den Griff« und war der festen Überzeugung, dass ihr Ehemann ihr deshalb keine Avancen machte. Er unterließ es, sie über seine Veränderungen hinsichtlich seiner Erektionsfähigkeit aufzuklären – wie sich herausstellte, um sich der eigenen Trauer über diese Veränderungen nicht stellen zu müssen. Obwohl wir dieses Missverständnis aufdecken konnten, blieb dennoch die Trauer über die Unvermeidlichkeit körperlichen Abbaus mit konkreten sexuellen Einschränkungen ein bewegendes Thema.

# Die sexuelle Entwicklung in Kindheit und Jugend

Nachmittags am Baggersee passiert es.

Sven, mit seinen Badesachen bepackt, in Gedanken mit dieser einen Mathe-Aufgabe beschäftigt, die er einfach nicht kapiert, fährt mit dem Fahrrad über eine Wurzel und fliegt kopfüber in einen nahen Busch. »Verfluchter Mist!«, entfährt es ihm, als er realisiert, was mit ihm geschehen ist. Katrin, die sich mit einer Freundin in der Nähe sonnt, hört den Aufprall, dann einen Schmerzensschrei. Sie steht auf, um nachzusehen, was geschehen ist. Zuerst sieht sie das umgestürzte Fahrrad, dann Sven, wie er seinen braunen Haarschopf aus dem Gebüsch zu entwirren versucht. »Kann ich dir helfen?«, spricht sie ihn an. Sven hebt den Kopf und ist augenblicklich von ihren grünen Augen elektrisiert. Sie ihrerseits starrt ihn an, als hätte sie noch nie zuvor einen Jungen gesehen.

Diese kleine Episode beschreibt einen außergewöhnlichen Moment in Katrins und Svens Leben, den Moment des Sich-Verliebens. Die meisten erwachsenen Menschen dürften ihn kennen, doch bevor wir physisch und psychisch dazu in der Lage sind, müssen wir einen langen Weg der Sozialisation als geschlechtliches und sexuelles Wesen zurücklegen: Wie geschieht dieses Wunder, dass sich ein Baby irgendwann einmal als männlich oder weiblich begreift, und welche psychischen Prozesse verwandeln es in einen pubertierenden, geschlechtsreifen und paarbezogenen Teenager?

Die Sozialisationsforschung, hier genauer die geschlechtsdifferenzierende Sozialisationsforschung, befasst sich mit diesen Fragen: Wie eignen sich Jungen und Mädchen die Zuschreibungen bezüglich ihres biologischen Geschlechts an? (»Ich bin ein Junge«, »Ich bin ein Mädchen«, »Ich bin brav, wild, gescheit, dumm, schwach, stark, schön, hässlich« etc.) Wie bewerten sie ihre Körper? (»Ich mag mich nicht, weil ich zu dick bin«, »Ich finde meinen steifen Penis großartig«, »Ob er wirklich groß genug ist?«) Wie gehen sie mit ihrem Körper um (ihn berühren, ihn streicheln und streicheln lassen, ihn stark machen, sich um ihn ängstigen, ihn als Waffe einsetzen, ihn beschützen, schonen etc.)? Wie entdecken Jungen und Mädchen ihre Geschlechtsorgane, wie gehen sie mit dieser Entdeckung um, wie erleben sie erste sexuelle Empfindungen? Und wie entstehen geschlechtstypische Denk-, Fühl- und Verhaltensweisen, etwa die weibliche sexuelle Anpassungsbereitschaft oder männliches grenzverletzendes Verhalten?

Eine hier im besonderen Maße ins Gewicht fallende Schwierigkeit ist die, dass die WissenschaftlerInnen, die sich mit diesen Fragen beschäftigen, selbst eine bestimmte geschlechtsspezifische Sozialisation erlebt haben, die ihnen blinde Flecken beschert. Ulrike Schmauch, eine Forscherin und Heilpädagogin, analysierte pädagogische und psychoanalytische Fachliteratur. Bis zum Ende der 60er-Jahre des 20. Jahrhunderts, so eine ihrer Schlussfolgerungen, beschäftigte man sich mit der normalen und gestörten Entwicklung von »Kindern«, wobei man vor allem das männliche Kind im Blickfeld hatte, ohne die Variable Geschlecht als wirklich bedeutsam zu erachten. Dies änderte sich erst mit dem Erstarken der Frauenbewegung, wobei zwar die Sichtweise geschlechtsbewusst, aber auch zugleich aggressiv wurde – die Jungen dabei tendenziell abwertend, die Mädchen dagegen idealisierend. Erstrebenswert wäre ein offener Umgang mit genau dieser Problematik, der sich zu einem geschlechtsspezifischen Blickwinkel bekennt und durchaus auch Ambivalenzen mit einschließen darf. (Schmauch 1995, S. 28)

## Penis und »Löchlein«

Lange bevor sich Katrin und Sven in diesem sehr besonderen Moment ihres Lebens begegnen, haben sie eine Geschichte der Erziehung hinter sich, die gesellschaftlich erwünschte geschlechtsspezifische Fühl-, Denk- und Verhaltensweisen verstärkt, andere ignoriert oder bestraft. Diese Prozesse vollziehen sich täglich. Etwa in bestimmten Erwartungen und Vorschriften, mit denen Sven und Katrin konfrontiert sind. Oder durch die An- oder Abwesenheit bestimmter Vorbilder und nicht zuletzt durch wiederkehrende emotionale Signale, die sie erhalten, zum Beispiel, ob sie gemocht, gesehen und gehört werden oder nicht. Diese Erfahrungen prägen sich ins Bewusstsein ein, ein Prozess, der in hohem Maße unwillentlich und unabsichtlich geschieht. Die Erziehungsprinzipien der Eltern und anderer wichtiger Bezugspersonen sind ebenso von vielen un- oder vorbewussten Motiven geprägt, und selbst wenn sie dem Bewusstsein zugänglich sind, können sie nicht immer modifiziert werden.

Wenn Svens Vater den Wunsch verspürt, seinen Sohn aufs Gymnasium zu schicken, so hat dies mit Svens Fähigkeiten zunächst wenig zu tun. Sein Vater mag sich ausrechnen, dass dann Svens Berufsaussichten besser und flexibler sind, Sven finanziell wahrscheinlich besser dasteht und seine Lebensqualität insgesamt höher wird. Dahinter verbirgt sich aber eine weitere Kette von Motiven, wie etwa sein Bedauern darüber, dass er selbst kein so guter Schüler war, er den »Ernst des Lebens« nicht rechtzeitig erkannte oder im Nachhinein zu der Auffassung gelangt ist, seine Eltern hätten ihm mehr Druck machen sollen. Möglicherweise aber findet er eine Gymnasialbildung »selbstverständlich«, weil er selbst diesen Weg gegangen ist. Sven ist mit einer deutlichen Erwartung konfrontiert, die dann konflikthaft werden könnte, wenn sich etwa herausstellt, dass er eine Teilleistungsschwäche hat, den Anforderungen nicht oder nur sehr schwer gerecht wird oder sein Geschick auf ganz anderen Gebieten liegt, etwa bei handwerklichen Fähigkeiten und Interessen. Selbst wenn Svens Vater sensibel für die Persönlichkeit seines Sohnes ist und seine spezifischen Interessen anerkennt, wird er seine eigentlichen Erwartungen nicht ohne weiteres begraben können; sie werden für Sven spürbar bleiben. Solche und ähnliche Prozesse laufen in familiären Interaktionen ständig ab, oftmals parallel und mit unterschiedlichen Bezugspersonen, ein vielschichtiges dynamisches Geschehen also.

Hinzu kommen – wie nebenbei – Einflüsse durch Massenmedien, allen voran das Fernsehen, deren Auswirkungen nicht kontrollierbar sind. Gerade Eltern, die sich um eine Gleichbehandlung ihrer Kinder bemühen, sind oft erstaunt und ratlos, wie ihre Kinder dann dennoch traditionelles rollentypisches Verhalten zeigen, auch wenn sie sich anderes gewünscht hätten. Oft wird irrtümlicherweise geschlossen, dass es offensichtlich doch in der »Natur« liegt, wenn Mädchen in Konfliktsituationen »zickig« mit Weinen und Jungen »grob« mit Handgreiflichkeiten reagieren. Dahinter verbirgt sich die elterliche Illusion, dass Erziehung ein in weiten Teilen bewusster und steuerbarer Prozess sei. Dabei zeigt die frühkindliche Entwicklungspsychologie, wie subtil die geschlechtstypischen elterlichen Verhaltensweisen schon Säuglinge prägen, etwa wenn es um die Auswahl der Spielzeuge geht, die bei Jungen eben andere sind als bei Mädchen.

Svens Eltern sind durchaus aufgeschlossene, unkonventionelle Menschen. Die Auswahl des Kindergartens ist ihnen sehr wichtig und sie melden ihn im bestmöglichen an. Zu Hause erlebt Sven einen lockeren Umgang mit Nacktheit. Als er mit seinem Penis zu spielen beginnt, finden das seine Eltern in Ordnung. Auch im Kindergarten spielt er zusammen mit seinem besten Freund »Penis«, manchmal beteiligen sich auch zwei weitere Freunde. Die Erzieherinnen ignorieren entweder diese Spielereien oder aber sie signalisieren, dass dies nicht in Ordnung ist. Sie fordern die Jungs stattdessen auf, etwas anderes zu spielen, und sie bitten die Eltern, ihre Linie zu unterstützen.

Katrin dagegen zeigt wenig Interesse an Doktorspielen, die auch in ihrem Kindergarten stattfinden. Einmal fordern sie Spielkameraden dazu auf, sich untersuchen zu lassen, was sie dann auch zulässt. Zu Hause ist sie diesbezüglich recht zurückhaltend. Als sie sich einmal beim Anziehen an ihren Schamlippen berührt, macht ihre Mutter sie darauf aufmerksam – keinesfalls streng –, dass das Sich-Berühren in Ordnung sei, besser aber solle sie das tun, wenn sie alleine ist. Seit dem Zeitpunkt berührt Katrin sich manchmal, wenn sie alleine ist, sie verliert aber bald wieder das Interesse daran.

Weder bei Katrin noch bei Sven ist das Thema des kindlichen sexuellen Begehrens ein ernsthaftes Gesprächsthema mit den Eltern, die auf dem Standpunkt stehen, Aufklärung ja, aber nur wenn die Kinder dazu die konkreten Anlässe liefern.

Bei Sven ergeben sich durch seine zwei Geschwister öfter solche Gelegenheiten. Der drei Jahre ältere Bruder Jan ist ihm um einiges voraus, was die Gassensprache anbelangt. Jan benutzt gerne und oft Begriffe wie »geil, ficken, vögeln, wichsen ...«, Begriffe, die Sexualität verächtlich, schlecht und eklig machen. Sven findet diese Wörter, deren Bedeutung er nicht versteht, ebenfalls reizvoll und übernimmt sie, auch wenn die Eltern dagegenhalten. Spiele wie »Weitpinkeln«, »Zielpinkeln« und Ähnliches oder sich gegenseitig an den Penis kneifen, die Vorhaut lang ziehen etc. gehören eine Zeit lang zum allgemeinen Spielerepertoire. Die kleine Schwester ist, wenn auch »gehandikapt«, in diese Spiele mit einbezogen. Die Brüder untersuchen sie zwischen den Beinen, entdecken ihr »Löchlein«. Sven versucht auch, ihr da ein Spielzeug hineinzustecken, wogegen sie sich heftig wehrt. Ab einer gewissen Zeit findet der größere Bruder alle Mädchen, von seiner Schwester abgesehen, doof, zickig, langweilig und lehnt es ab, mit ihnen zu spielen. Sven findet in dieser Zeit auch alle Mädchen doof, zickig und langweilig und sagt es ihnen auch.

Katrin, die einen zwei Jahre jüngeren Bruder hat, interessiert sich nicht sichtbar neugierig für dessen Genitalien. Eher findet sie seine Raufereien doof, die sie zunächst weinend hinnimmt, bis sie ihre körperliche Überlegenheit, wenn auch ungern, zu nutzen beginnt. Beim gemeinsamen Baden in der Badewanne nimmt sie zwar die körperlichen Unterschiede zwischen sich und ihrem Bruder genau wahr, sie scheint aber weiterhin nicht sehr beeindruckt. Vielmehr prägen sich ihr, ohne dass sie dies bewusst realisiert, die Unterschiede der Geschlechter ein, was ihr hilft, sich deutlich in ihrer Identität als Mädchen zu definieren.

Sowohl Sven als auch Katrin erhalten – weil kaum vorhanden – keine Bücher oder Kassetten, die die kindliche Sexualität mit ihren Facetten von Neugier, Scham, Neid, Wunsch nach Zuneigung und Nähe etc. zum Thema haben. Es sind vielmehr Erwachsenenzeitschriften, die ihnen mit entsprechendem Bildmaterial begegnen, meistens jungen, halb nackten oder nackten Frauen, gelegentlich auch nackten Männern und jungen, hübschen Liebespaaren. Manchmal sehen sie auch in Filmen Szenen, wo ein Mann eine Frau küsst oder umgekehrt, manchmal sind diese auch nackt, liegen zusammen im Bett, flüstern, streicheln sich und machen irgendwie komische Sachen, meistens macht der Mann diese Sachen mit der Frau. Außerdem sehen sie gelegentlich Gewaltszenen, auch wenn die Eltern das in der Regel verhindern, in denen Männer ihre körperliche Überlegenheit ausnutzen, um Frauen zu körperlicher Nähe und Sex zu zwingen oder sie zu schlagen.

## Vom »Sexen« und anderen Geheimnissen

In der Grundschule spielt Sven gerne Fußball und ist aktives Mitglied im Turnverein. Das gibt ihm viel Selbstvertrauen hinsichtlich seiner körperlichen Kraft und Ausdauer, ein nicht zu unterschätzendes Potenzial bei all den Raufereien, die er wird durchstehen müssen. Eigentlich ist er sensibel und wünscht sich harmonische Freundschaften, doch kommt er nicht umhin, in seiner Clique hin und wieder mal allen zu zeigen, dass er was draufhat und kein »Weichei« ist.

Katrin macht Leistungsturnen im Turnverein. Ihre körperliche Kraft, besonders die Spannkraft ihres Körpers, ist dabei sehr wichtig. Im Gegensatz zu Sven jedoch muss sie ihre körperliche Kraft nicht mit anderen messen, in Raufereien etwa. Vielmehr lernt sie ihre Kraft zu kontrollieren und sie für die Bewegungsabläufe optimal einzusetzen. Tatsächlich weiß sie nicht, wie stark sie im Falle eines Angriffs ist, und sie ist auch nicht geübt, sich zu verteidigen.

Dieses Bewegungsverhalten ist insofern typisch, als Jungen im Allgemeinen zu einem größeren Bewegungsspielraum ermutigt, die Mädchen eher zur Kontrolle angehalten werden. Dies ist verständlich vor dem Hintergrund von möglichen sexuellen Gewalterfahrungen, denen Mädchen im Laufe ihres Lebens häufiger ausgesetzt sein werden als Jungen. Wenn Katrins Mutter sie mit dem Auto zur Turnhalle, zur Musikschule etc. bringt und abholt, während Sven schon sehr viel früher mit dem Fahrrad fährt, so hängt das auch damit zusammen, dass Mädchen im Durchschnitt gefährdeter sind. Bei Katrin geht dies auf Kosten der Selbstständigkeit – sicherlich eine immer wieder schwer abzuwägende Frage.

Sexualkundeunterricht findet erst kurz vor der Pubertät statt. Bis dahin haben Katrin und Sven bereits ein Sammelsurium an Wissen und Halbwissen angehäuft. Katrins Mutter hat immer mal wieder mit ihr über die eintretende Menarche, die erste Periode, gesprochen, was dann zu tun ist und welche körperlichen Veränderungen zu erwarten sind. Svens Mutter hat ebenso mit ihrem Sohn darüber gesprochen, wie zum Beispiel ab der Pubertät Samenflüssigkeit im Schlaf entweichen kann und mit welchen körperlichen Veränderungen, Stimmbruch etc., er noch zu rechnen hat. Sven weiß das alles schon aus der Jugendzeitschrift *Bravo* – wie Katrin auch – oder hat einiges von seinem älteren Bruder Jan oder seinen Freunden via »Straßenaufklärung« erfahren. Die Art und Weise, wie sie darüber sprechen, ist abwertend oder lächerlich machend, was Sven merkwürdig berührt. Das Schlimmste für einen Jungen ist, lernt er, als »schwul« tituliert zu werden. Außerdem wird er nun öfter hören, ein »Wichser« zu sein. Frauen werden als »Nutten« oder »Fotzen« abgewertet, was ihm einerseits ein unerklärliches Überlegenheitsgefühl gibt, ihm andererseits ein schlechtes Gewissen bereitet, weil er das insgeheim nicht ganz richtig findet. Im Grunde ist er auch der Meinung, dass seine Mutter keineswegs eine Nutte ist.

Vorpubertäre und pubertäre Jungen stehen unter einem ausgesprochenen Druck, ihre Männlichkeit in der Peergroup beweisen zu müssen. Je größer die Gefahr der Abwertung, desto größer die Neigung zu übertreiben, wofür sich sexuelle Kraftausdrücke anbieten – im Grunde genommen eine Überlebensstrategie. Entsprechendes Verhalten der Jungen zeigt sich auch während des Sexualkundeunterrichts. Zu diesem Zeitpunkt in der psychischen Entwicklung hinter den Mädchen zurück, können Jungen sich kaum ernsthaft mit Sexualität beschäftigen. Herumalbern hilft ihnen, das Gefühl von Peinlichkeit auszuhalten.

Kritische Medienforscher machen immer wieder darauf aufmerksam, wie unkritisch sich in Kinder- und Schulbüchern männliche und weibliche Rollenklischees widerspiegeln. Auch Aufklärungsbücher sind davon nicht verschont, wenn beispielsweise der Penis, nicht aber die Klitoris als Lustorgan dargestellt wird. Eigentlich würde sich gerade der Aufklärungsunterricht anbieten, Rollenklischees zu hinterfragen, die Jungen über Mädchen und Mädchen über Jungen haben. Traurig und ärgerlich ist aber, wenn bereits im Lehrstoff unkritisch traditionelle Klischees präsentiert werden.

Dennoch hat sich vieles in der Aufklärung zum Positiven gewendet: 72 % der Eltern übernehmen die Sexualaufklärung ihrer Töchter, 55 % klären ihre Söhne auf. Die Eltern sind jedoch nicht gleichermaßen engagiert. Die Mütter haben weiterhin die Hauptverantwortung. Sexualaufklärung, die in wiederkehrenden Gesprächen mit einer vertrauensvollen Atmosphäre vermittelt werden muss, bei der die richtigen Worte zum richtigen Zeitpunkt fallen sollen, trauen die Jugendlichen eher den Müttern zu: 69 % der Mädchen und 43 % der Jungen bezeichnen sie als die wichtigste Aufklärungsperson. Der Vater spielt bei 33 % der Jungen, aber nur bei 13 % der Mädchen die Hauptrolle. »Väter an die Erziehungs- und Sexfront!«, möchte man am liebsten ausrufen, »eure Sicht der Dinge ist genauso wichtig!« Im Vergleich zu den 80er-Jahren betrachten sich die Eltern jetzt deutlich häufiger in der Vertrauensrolle, auch wenn 18 bzw. 24 % bekennen, wie schwer es ihnen fällt, ihre Töchter bzw. ihre Söhne aufzuklären. Je älter die Jugendlichen, desto wichtiger wird ihr Partner/ihre Partnerin oder der beste Freund/die beste Freundin für den Austausch sexueller Fragen. (Jugendsexualität 1998)

## Himmel und Hölle

Als Sven und Katrin in die Pubertät kommen, erwarten sie rasante körperliche und psychische Umwälzungen, die sie als solche gar nicht erkennen. Es geschieht einfach mit ihnen, und das ist zwar aufregend, aber mehr noch als alles andere ist dieser Prozess verunsichernd, ängstigend, verwirrend, ja sogar erschütternd.

Sven etwa beginnt zu masturbieren »wie ein Weltmeister«, interessiert sich plötzlich für Mädchen, die ihm zuvor nur doof und langweilig erschienen, und in seinen sexuellen Phantasien taucht Frau M., die Französischlehrerin, auf. Auf der Straße kann er sich nicht mehr in aller Ruhe bewegen, weil ihm ständig die körperlichen Reize von Frauen entgegenspringen. Plötzlich ist es ihm wichtig, die Gunst von Mädchen zu erlangen. Oft ist Sven wie aufgedreht, seine Eltern erkennen ihn manchmal kaum wieder – er sich übrigens auch nicht. Dann wieder fällt er stimmungsmäßig in ein Tief oder wird aggressiv – es ist eine einzige Achterbahn der Gefühle. Seine Mutter fällt ihm damit auf die Nerven, dass er häufiger duschen oder sich wenigstens die Haare waschen soll. Tagsüber verschwindet er öfter auf der Toilette, die er natürlich abschließt. Wenn er herauskommt, ist er nicht recht ansprechbar.

Auch Katrins Stimmungslagen sind für die Eltern oft schwer erträglich. Neu ist, sich mit der Mutter zu balgen und zu testen, ob sie nun endlich die Stärkere ist. Oder Katrin geht ein Liedchen trällernd durch das Haus, während sie sich zwei Minuten später lauthals darüber beschwert, dass eine bestimmte Hose nicht gebügelt ist. Außerdem lässt sie häufiger spitze Bemerkungen zur Mutter hin los: »Wie läufst du denn heute herum?« oder »Deine Kleider sind ja von vorgestern!« Mit dem Vater spricht sie zeitweilig kein Wort, andererseits steckt sie aber Lena, ihrer Freundin: »Mein Alter sieht immer noch cool aus« oder »Wenn er nicht mein Vater und nicht so steinalt wäre, würde ich nicht tatenlos an ihm vorbeigehen.« Ein ständiges, leidiges Thema zwischen Katrin und Lena sind Pickel und Figur. Beide finden sich, obwohl schlank, zu dick und haben schon diverse Diäten gemacht. Auch Mode ist natürlich ein heißes Thema und Jungs – allerdings nicht die der eigenen Klasse, das sind »Babys«. Katrin schwärmt für Arne, der zwei Klassen über ihr ist, aber nur heimlich. Nachts in ihrem Zimmer streichelt sie sich gelegentlich, was ihr angenehme Gefühle bereitet.

Svens und Katrins Masturbationsverhalten gibt einen Trend wieder: Mehr Jungen als Mädchen befriedigen sich selber, Jungen tun es häufiger und beginnen früher damit. Auch wenn sich dieser Unterschied im Laufe der Jahre zwischen Männern und Frauen verringert, so bleibt er letztlich doch beachtlich. Die seit den 60er-Jahren angebahnten Liberalisierungsprozesse kommen zwar in vielfältiger Weise der Sexualität heutiger Jugendlicher zugute. Erstaunlicherweise ging aber die Zahl derer zurück, die mit Selbstbefriedigung Erfahrungen haben: 87 % der 16- und 17-jährigen Jungen 1990 gegenüber 94 % 1970, bei den gleichaltrigen Mädchen sank die Rate von 53 auf 41 %. (Schmidt u.a. 1993, S. 35) Schmidt erklärt sich den Rückgang bei den Jungen mit einer Lockerung sexueller Normen, was sie ihren sexuellen Drang als weniger konfliktreich erleben lässt. Die sexuelle Spannung, die durch die Übertretung eines Verbots angeheizt werden kann, und der heimliche Triumph, in doppelter Weise etwas Tolles getan zu haben, entfällt damit. (Schmidt 1993, S. 2 f.) Das Ergebnis bei den Mädchen hinsichtlich der Selbstbefriedigung passt nicht in das Wunschbild, wie selbstbestimmte Frauen sich gerne sehen, vor allem weil die Selbsterfahrung mit Selbstbefriedigung als wichtige Basis für größeres sexuelles Selbstbewusstsein gilt. Anders ausgedrückt: Der Trend bei Mädchen, sich sexuell erst in einer Beziehung zu erforschen statt per Selbstbefriedigung, fördert weiterhin eher ihre Anpassungsbereitschaft an die Bedürfnisse des Partners als die Fähigkeit, sich in ihren eigenen Bedürfnissen wahrzunehmen. Ein weiteres Ergebnis, dass nämlich Mädchen Petting und Geschlechtsverkehr als weniger lustvoll und befriedigend erleben – vielleicht gerade aus dem genannten Grund –, unterstreicht diese Tendenz. (Schmidt 1993, S. 6)

Methodische Mängel und männliche Denkweisen, die die Inhalte der Untersuchung prägten, mögen Teilerklärungen anbieten. Ebenso die Tatsache, dass spätestens in den 90er-Jahren die Kraft feministischer Leitideen erlahmte, die zuvor das Bewusstsein breiter Bevölkerungsschichten mitprägte, was sich auch in den Auffassungen über Erziehung widerspiegelte. Unreflektierten, traditionellen Geschlechtsstereotypen wurde damit wieder Tür und Tor geöffnet. Wirklich umfassend sind diese Erklärungsversuche jedoch nicht. Man bzw. frau sollte sich vor der Schlussfolgerung hüten: Je häufiger Selbstbefriedigung, desto stärker der Sexualtrieb. Oder anders ausgedrückt: Weil Jungen häufiger masturbieren, haben sie einen stärkeren Sexualtrieb, und weil Mädchen weniger oft masturbieren, haben sie einen schwächeren. Wie oft Selbstbefriedigung praktiziert wird, hängt immer von einem Bündel von Motiven ab.

Während die meisten Jungen beim Masturbieren ihren ersten Orgasmus erleben, verhält sich dies bei Mädchen ganz anders: Für sie sind Petting und Geschlechtsverkehr die ausschlaggebenden Situationen, in denen sie erstmals einen Orgasmus erleben. Die Selbstbefriedigung spielt hier nur eine untergeordnete Rolle. Offenbar, und dies ist hier nur ein Aspekt, sind Mädchen beziehungsorientierter und weniger auf sich selbst bezogen. (Klusmann/Kurrat 1993, S. 108)

# Herzflattern oder: Wie Liebe und Sex zusammenfinden

Sven schwärmt für Sarah. Ihr runder kleiner Hintern und ihre Brüste gefallen ihm gut. Auch Mark, sein bester Freund, der größer ist, wenn auch von einigen Pickeln »verunstaltet«, wie er selbst sagt, schwärmt für sie. Auf einer Klassenparty, bei der zu Kuschelrock getanzt wird, stellt sich die entscheidende Frage, wer als Erster den Schritt wagt, sie aufzufordern. Als Mark eine rauchen ist, nutzt Sven die Chance und fasst sich ein Herz. Und das ist nicht ohne, schließlich riskiert er einen Korb, obwohl sie durchaus mal in seine Richtung gesehen hat. Sarah tanzt tatsächlich mit ihm. Als Mark reinkommt, ist er ganz schön sauer, tröstet sich aber später mit Susi. Sarah ist wirklich toll. Sie legt ihren Arm auf seine Schulter, er seinen Arm auf ihre Hüfte. Als es auf der Tanzfläche eng wird und Sarah sich etwas näher an ihn drückt, wird ihm ganz anders: In seiner Hose bewegt sich was, er gerät in Panik. Er versucht krampfhaft und unauffällig wieder etwas mehr Abstand reinzubringen, obwohl er sie am liebsten ganz eng an sich drücken würde, so schön und aufregend ist das eigentlich. Vor lauter Angst, Sarah könnte sein Verhalten falsch deuten, beginnt er ganz gehörig zu schwitzen. Auch das noch! Er hat kein Deo verwendet, leider, weil er das eigentlich doof findet. Als das Lied endlich nach einer halben Ewigkeit vorbei ist, entschuldigt er sich mit einer Kopfbewegung zur Toilette hin. Er lässt sich Zeit. Genau genommen, bis die Party zu Ende ist. So was darf ihm nicht noch mal passieren! Hinterher drückt er sich in Sarahs Nähe herum, die darauf wartet, abgeholt zu werden. Er hätte sie gerne geküsst, aber sie ist umringt von ihren unsäglichen Freundinnen, die herumkichern und doofe Blicke auf die Jungs werfen. Einige Tage später nach der Schule stellt er es so an, dass er Sarah wie zufällig auf der Straße trifft. Nach dem Austausch einiger Bemerkungen über Hausaufgaben fragt er sie, ob sie sich mal im Stadtpark treffen könnten, handelt sich aber eine Absage ein (»zu viele Hausaufgaben«).

Katrin schwärmt, wie schon erwähnt, für Arne. Er ist Klassensprecher und für sein Alter relativ groß und sportlich. Im Unterricht tritt er selbstsicher auf und ist bekannt dafür, immer eine eigene Meinung zu haben. Auch andere Mädchen schwärmen für ihn. Katrin bespricht mit Lena fortwährend die Frage, wie sie ihm näher kommen kann. Schließlich ringt sie sich klopfenden Herzens durch, mal »zufällig« auf dem Sportplatz aufzutauchen, wenn er Handball spielt. Vor Ort schaut sie ihm mehr oder weniger verstohlen zu, was er eigentlich merken sollte, aber auch wieder nicht. Er scheint jedoch völlig aufs Handballspielen konzentriert, was sie ziemlich frustriert. Den ersten Kuss erhält sie dagegen überraschend von Max, einem Klassenkameraden, der eine Wette mit seinen Freunden verloren hat, woraufhin er, um sein Gesicht nicht zu verlieren, zur Tat schreiten muss. Max kann aber keinen Blumentopf bei Katrin gewinnen, und so schon gar nicht, er ist ihr viel zu kindisch.

Sven setzt seine Versuche, an Mädchen heranzukommen, zunächst nicht sehr erfolgreich fort. Auch Katrin kommt über Schwärmereien nicht hinaus. Dann jedoch in einem Sommerurlaub mit den Eltern, sie fahren zum Camping nach Spanien, verliebt Sven sich in Celine, eine Französin. Sven verlebt diese Zeit wie im siebten Himmel. Celine begeistert sich auch für ihn und unter einem knorrigen Olivenbaum küssen sie sich zum ersten Mal, und zwar so richtig mit Zunge und so. Kurz bevor Celine mit ihrer Familie abreist, treffen sie sich abends am Strand und, oh Wunder, sie erlaubt ihm hinter einer Düne, ihre Brüste zu berühren. Trotz des unglaublichen Abschiedsschmerzes, auch er fährt wenige Tage später mit seinen Eltern heim, ist nicht nur sein Französisch besser geworden, sondern auch sein Selbstbewusstsein gestiegen. Zu Hause fühlt er sich weiterhin von seinen ständigen Masturbationsgelüsten bedrängt, aber diesmal ist er nicht wirklich allein, Celine mit ihrer weichen Haut und ihren zarten Brüsten ist in seiner Phantasie bei ihm. Dieser bisher unvorstellbare Brückenschlag, Sex und Liebe zu verknüpfen, wo sein Penis doch, so schien ihm manchmal, ein oft unkontrollierbares Eigenleben führt, rückt in den Bereich des Möglichen. Im Grunde ist Sven nämlich ein zutiefst romantischer Typ, auch wenn er das so nie zugeben würde, höchstens vor Mark vielleicht, seinem besten Kumpel. Insgeheim sehnt er sich nach der großen Liebe.

Katrin schwärmt weiterhin für Arne, aber nach einigen vergeblichen Besuchen auf dem Handballplatz, wo er nicht im Entferntesten auf sie aufmerksam zu werden scheint und sie sehr unter Liebeskummer leidet – ihre Freundin Lena kann es schon nicht mehr hören –, erlahmt ihr Interesse. Daran ist aber auch Jörg schuld, der Torhüter, der ihr dann und wann ein paar humorvolle Bemerkungen zugeworfen hat. Eines Tages kreuzt er zufällig mit dem Fahrrad in der Nähe ihres Elternhauses auf und lädt sie zu einem Eis ein. Katrin, eigentlich noch traurig wegen Arne, will ihn nicht vor den Kopf stoßen und sagt zu. Jörg stellt sich dann als ziemlich witzig heraus und sie wundert sich, dass sie stundenlang zusammen quatschen und lachen können. Sie findet ihn aber schüchtern, auch nachdem sie sich mehrere Male getroffen haben, und es geht nicht voran. Katrin findet, er sei mit dem nächsten Schritt dran, nachdem sie ihm doch eindeutig genug signalisiert hat (indem sie ihn mal am Arm gestreift und ihm provozierend gesagt hat, wie toll doch sein »Erdbeermund« sei), dass er bei ihr landen könnte. Was ist nur mit ihm los, er ist doch sonst nicht auf den Mund gefallen?

Schließlich, bei einem Straßenfest, er trinkt Bier und raucht, das kann Katrin riechen und schmecken und findet es nicht besonders antörnend, küssen sie sich zum ersten Mal. Am gleichen Abend an einer dunklen Straßenecke drücken sie sich aneinander und sie fühlt, wie sich in seiner Hose etwas bewegt. Er fährt ihr mit der Hand unter die Bluse, sie ihm unter das Hemd, und das ist ganz schön aufregend. Ab der Zeit sehen sie sich mehrmals die Woche und sie wagen sich beim Petting immer weiter vor. Als aber Jörg mit ihr schlafen will, lehnt sie ab. Zum einen wegen fehlender Verhütungsmittel, zum anderen hat sie auch Angst. Und überhaupt geht ihr das zu schnell. Jörg ist sehr hartnäckig und probiert es noch einige Male, er hat auch Kondome dabei. Katrin findet das abschreckend, sie will sich lieber die Pille verschreiben lassen. Sie diskutieren mehrfach darüber, aber erst als Jörg an einem Nachmittag ziemlich sauer abzieht, gesteht sie sich ein, dass sie ihn vielleicht doch nicht so liebt. Tage später machen sie Schluss.

Katrin verhält sich recht selbstbewusst, was ihre Wünsche anbelangt, auch grenzt sie sich selbstsicher ab. Glücklicherweise ist Katrin keine Ausnahme: Früher initiierten die Jungen, dem traditionellen männlichen Rollenrepertoire entsprechend, den ersten Geschlechtsverkehr. Heute ergreifen vermehrt die Mädchen die Initiative. Sie sagen und zeigen auch häufiger, was sie wollen und was nicht. Insgesamt sind sie weniger zur Anpassung an die männlichen Wünsche bereit und – diese Tatsache ist sehr spannend – die Jungen akzeptieren ihre Grenzen. Nicht nur die Mädchen nähern sich also in positiver Weise einem partnerschaftlichen Ideal der Ebenbürtigkeit, auch die Jungen verhalten sich entsprechend. (Schmidt u.a. 1993, S. 28 f.)

Im Gegensatz zu früher sind Jungen sexuell weniger aktiv. Dies trifft sowohl für die Selbstbefriedigung zu als auch für ihr Sexualverhalten in heterosexuellen Beziehungen, in denen sie enthaltsamer leben. Überdies haben sie mit weniger Sexualpartnerinnen Erfahrungen – vielleicht ersetzt mehr Beziehungsqualität die Quantität. Schmidt (1993) interpretiert diesen überraschenden Befund so, dass Jungen die »Geschlechterfrage« defensiv verarbeiten, also ihre Sexualität als weniger triebhaft erleben. Was allgemein akzeptiert und erlaubt ist, die Selbstbefriedigung wie die Sexualität mit einem Mädchen, verliert den Reiz des Verbotenen. Überdies stehen Jungen inzwischen vielleicht auch weniger unter dem Druck, ein übertriebenes Ideal männlicher Potenz vorspiegeln zu müssen, und binden, auch dies überraschend und den weiblichen Bedürfnissen entgegenkommend, sexuelle Lust mehr an Liebe. Liebe und Partnerorientierung bändigen laut Schmidt die sexuellen Gelüste der Männer. Meines Erachtens ist dies jedoch nur dann der Fall, wenn Ungleichheit das Fundament der Partnerschaft ist und Macht die männliche Stimulanz darstellt. Wo aber Ebenbürtigkeit herrscht, darf sich auch ungebändigtes sexuelles Begehren austoben. Und das auf beiden Seiten.

## Wenn die Erde bebt – das erste Mal

Sowohl für Katrin als auch für Sven, beide mittlerweile 16, stehen die Zeichen günstig, als sie sich an jenem Tag am Baggersee zum ersten Mal begegnen. Keine andere Liebe behindert diesen Augenblick, als die Funken sprühen, das Gehirn Liebeshormone in Hülle und Fülle ausschüttet und das Herz in heftige Wallungen gerät: Katrin erkennt Svens Einmaligkeit und Sven findet, dass sie genau die ist, auf die er schon lange gewartet hat. Zunächst aber liegen noch einige (kleine) Hindernisse auf dem Weg, die zuerst einmal beseitigt werden müssen: Sven kann sich schlecht die Blöße geben, Katrins Hilfe in Anspruch zu nehmen, auch wenn er einige Schrammen an der Stirn hat, sein Knie blutet und sein T-Shirt schmutzig ist. Schließlich bittet er sie um ein Papiertaschentuch, womit das Eis gebrochen ist. Sie kommen miteinander ins Gespräch, sprechen über ihre Lieblingsbadeplätze am Baggersee, übers Schwimmen, Urlaubspläne, die Schule, das Biotop mit den seltenen Pflanzen etc. Katrins Freundin Sandra, die nun allein auf dem Badetuch liegt und sich sonnt, ist zunächst verstimmt, als sie Katrin sich mit diesem Typen angeregt unterhalten sieht. Katrin winkt ihr zu und Sandra geht allein in den Baggersee schwimmen. Sven schaut zwischendurch auf die Uhr, meint, er müsse seinen wartenden Kumpels mal Bescheid geben. Ob er ihr aber demnächst seinen Lieblingsplatz, das Biotop, zeigen dürfe?

Seit diesem Tag treffen sich Sven und Katrin öfter zum Schwimmen und sie lässt sich begeistert von ihm die Biotope der näheren Umgebung mit seltenen Pflanzen und Tieren zeigen. Zwischen ihnen entwickelt sich ein solcher Zauber, dass der erste Kuss zu einem wirklich großen und bedeutsamen Ereignis wird. Dieser Kuss ist, anders als die Küsse zuvor mit Jörg oder Celine, ein Zeichen inniger Zuneigung, er besiegelt die Verliebtheit, die schon vom ersten Augenblick an da war. Fortan gehen die beiden nur noch Hand in Hand, ein sichtbares Zeichen, dass sie ein Paar sind. Binnen kurzem verändert sich für beide die Freizeitgestaltung. Während Sven zuvor die Nachmittage nach der Schule bis in den Abend hinein mit seiner Clique herumhing, vom Fußballtraining abgesehen, das ihm sehr wichtig ist, und Katrin sich überwiegend mit Sandra traf, mit der sie auch die Hausaufgaben zusammen erledigte, um sich anschließend gemeinsam mit anderen Freundinnen zu treffen, zu shoppen, Fahrrad zu fahren etc., verbringen die beiden nun die meiste Zeit miteinander.

Katrin hat mittlerweile ihrer Mutter ihr Verliebtsein mitgeteilt. Zurzeit hat die aber selbst Beziehungsstress mit ihrem Ehemann, Katrins Vater, der wiederum, was Katrin noch nicht weiß, eine Geliebte hat. Svens Mutter ahnt auch, dass ihr Sohn verliebt ist, denn in letzter Zeit ist er ausgeglichener, pfeift häufig, trägt ohne zu motzen den Müll raus und mäht den Rasen. Außerdem kommt er abends zeitweilig früher nach Hause, und das ganz freiwillig. Eines Tages steht er mit Katrin vor der Tür und stellt sie seiner Mutter vor.

Svens Mutter hat nichts dagegen, dass die beiden auf sein Zimmer gehen. Im Gegenteil, wenn die beiden Sex haben wollen, dann besser hier als irgendwo im Gebüsch, denkt sie sich. Als sie Sven auf die Verhütungsthematik anspricht, wehrt er nur mit einer großzügigen Geste ab, als sei dies alles keine Frage, vor allem keine, bei der er ihren Ratschlag bräuchte. Tatsächlich geht es zu diesem Zeitpunkt der Beziehung noch gar nicht um die Frage des Miteinander-Schlafens. Katrin und Sven genießen vielmehr jeden Schritt, den Körper des anderen mehr und mehr zu erforschen. Zwar haben sie beide große sexuelle Lust aufeinander, aber gleichzeitig hat sich unausgesprochen das gemeinsame Tempo synchronisiert.

Als sie Wochen später an der Schwelle stehen, an der sie miteinander schlafen wollen, sprechen sie zunächst über die Verhütung. Gemeinsam fällen sie die Entscheidung, dass sich Katrin die Pille als das sicherste Verhütungsmittel verschreiben lässt. Weiterhin sprechen sie über ihre Unsicherheiten, Katrin etwa über die Angst vor Schmerzen, Sven, ob er die richtige Stelle zum Eindringen findet. Und sie bereiten dieses Ereignis gemeinsam wie ein Fest vor mit Duftkerzen, ihrer Lieblingsmusik, Papiertaschentüchern, falls Katrin nach der Verletzung des Jungfernhäutchens bluten sollte, und etwas zu knabbern und zu trinken für danach. Beiden ist zwar an diesem Tag beklommen zumute, aber ihr Vertrauen zueinander, dass der richtige Zeitpunkt gekommen ist und sie sich lieben, ist groß. Sven findet dann auch mit Katrins Hilfe die richtige Stelle zum Eindringen in die Scheide, indem sie ihm sagt, wann und wo er eindringen soll. Sven kommt schneller zum Orgasmus, als ihm lieb ist, und Katrin wundert sich, als es schon vorbei ist. Sie hat nicht furchtbar viel gespürt, aber sie ist sehr glücklich über diese neue Art der Nähe und fragt sich nun, ob sich das Frausein so anfühlt. Sven ist besorgt darüber, ob er ihr wehgetan und ob es ihr gefallen hat, aber er ist auch überwältigt von der starken Liebe für Katrin. Vor allem aber ist er sehr stolz darauf, diesen Schritt zum Mannsein geschafft zu haben.

Ich habe schon erwähnt, dass sich hinsichtlich der Aufklärung vieles zum Positiven verändert hat, etwa dass 72 % der Eltern angeben, ihre Töchter aufzuklären, 55 % ihre Söhne. Die Defizite an Sexualaufklärung machen sich dennoch bemerkbar. Beispielsweise wissen nur 50 % der sexuell erfahrenen Jungen gegenüber 85 % der Mädchen, dass die Verschreibung der Pille bis zum 18. Lebensjahr kostenlos ist. Für die Mehrheit der Jungen ist, anders als es Svens Beispiel zeigt, der erste Geschlechtsverkehr ungeplant. Eine Vorbereitung zusammen mit der Partnerin, wie sie Sven und Katrin zusammen treffen, findet meist nicht statt. Nach einer aktuellen Vertrauensperson befragt, geben 21 % der Jungen gegenüber 11 % der Mädchen an, niemanden zu haben. Viele Jungen sehen sich also alleine mit der Aufgabe des Eindringens (wie, wann, wo) konfrontiert, eine zunächst sehr verunsichernde Herausforderung, die bei Misserfolg erste Weichen für sexuelle Probleme stellen kann. Der Eindruck von »Coolness«, den viele heranwachsende Jungen vermitteln, spiegelt folglich nicht ihre Befindlichkeit wider, sondern ist nur Ausdruck der männlichen Norm »Selbst ist der Mann« und »Alles im Griff, Kumpel«.

Selbstsicherheit in sexuellen Angelegenheiten ist jedoch nicht nur bei Jungen gefragt. Als man weibliche und männliche Jugendliche nach ihrer Selbstsicherheit im sexuellen Verhalten per Fragebogen befragte, entstand der Eindruck, als seien sie sehr selbstsicher. Interviews, die ausführliche Antworten der Befragten und Nachfragen der InterviewerInnen zuließen, kamen dagegen zu einem anderen Ergebnis: Mit zunehmendem Vertrauensverhältnis reagierten die befragten Jugendlichen weniger im Sinne sozialer Erwünschtheit und bekannten ihre Unsicherheiten. (Plies u.a. 1999, S. 62)

16- und 17-Jährige sind heute genauso petting- und koituserfahren wie vielleicht ihre Eltern um 1970. Eine Vorverlegung der Altersgrenze fand im Vergleich zu den 60er-Jahren nur in einem geringen Maße statt. Die Geschlechtsunterschiede im Hinblick darauf, wie stark Jugendliche heute Liebe und Sexualität koppeln, haben sich deutlich verändert: Jungen ist dies viel wichtiger geworden, während die Mädchen nach wie vor beides stark verknüpfen. Liebe und Bindung in Beziehungen ist beiden ein wichtiges Anliegen, während allerdings viel mehr Jungen als früher Liebe als Beweggrund für den ersten Koitus angeben. (Schmidt u.a. 1993, S. 29) Die meisten Paare warten mindestens drei Monate, bis es zum Geschlechtsverkehr kommt, und finden diesen Zeitraum angemessen. Treue spielt ebenso eine große Rolle für beide Partner. Die meisten der Befragten sind der Auffassung, dass man sich Treue versprechen und diese auch halten sollte.

## Exkurs: Der Körper als Last- und Lustobjekt

»Die größte Bedeutung hat dieser von uns ermittelte Bereich des Körperkonzepts für Jugendliche von 14 bis 19 Jahren, denn diese Altersgruppe ist am stärksten motiviert, sich zum eigenen Wohlbefinden und zum Spaß sportlich zu betätigen, und investiert dementsprechend die meiste Zeit für alle Arten von Bewegung ...« (Kluge u.a. 2000, S. 14)

»Am meisten leiden junge Menschen zwischen 14 und 19 Jahren unter dem Druck der Gesellschaft, schön, fit und leistungsfähig, schlank und gesund sein zu müssen.« (Kluge u.a. 2000, S. 19)

Der ausgeprägte Körperkult unter Jugendlichen ist eine Realität. Umso erstaunlicher ist die Tatsache, wie selten dieses Phänomen erforscht wurde. Die Ingredienzen, die Schönheit »herstellen«, mögen variieren – Mode, Sport, Diät, Piercing, Tattooing, Schönheitsoperationen –, gemeinsam bleibt dem Kult die Selbstinszenierung des Objekts Körper, wie es Mädchen und junge Frauen mit Magersucht oder bulimischem Essverhalten (Heißhungeranfälle mit nachfolgendem Erbrechen) schon lange vormachen. Die früher vielfältigen Motive scheinen sich immer mehr einzuengen auf das verzweifelte Ziel, wenigstens einen perfekten Körper vorweisen zu können. Nicht Durchschnitt ist gefragt, Höchstansprüche sind die Regel. Sie gehen mit der Botschaft einher, Schönheit sei machbar, und man müsse sich nur anstrengen und alles dafür tun. Dem entspricht häufig die unbewusste Hoffnung, dann endlich geliebt zu werden, »so, wie ich bin«. Dass dies eine Illusion bleibt, weil Schönheit eben keine Liebe garantiert und es sich in diesem Fall um einen fatalen Denkfehler handelt, ist für die wenigsten Jugendlichen – wie auch für viele Erwachsene – wirklich einsehbar, geschweige denn lebbar. Die wenigen medialen Gegenstimmen, die diesen Irrtum entlarven wollen, gehen unter im Meer anders lautender Botschaften. In diesem medial inszenierten Alptraum werden Jugendliche und ihre Körper vor allem in der Werbung als öffentliches Gut missbraucht und zur Ware degradiert. Allgegenwart und Unvermeidbarkeit der entsprechenden Bilder wirken im Sinne einer grenzüberschreitenden Reizüberflutung, zu der sich nur schwer eine kritische Distanz herstellen lässt.

Welche Auswirkungen hat dieser quasi religiöse Körperkult, der als vollkommen wahr und allein selig machend empfunden wird, auf die Sexualität Jugendlicher?

*Johanna, 17 Jahre:*

»Die Gedanken an mein Aussehen begleiten mich von morgens beim Aufstehen, bis ich nachts endlich schlafe. Sie kreisen um mein Gewicht, mein Aussehen insgesamt und das Essen. Ich finde mich zu dick! Aber alle meine Freundinnen finden sich auch zu dick. Das ist tröstlich und zugleich zutiefst deprimierend. Ich überlege ständig, was ich essen kann, und verbiete mir gleichzeitig, es zu tun. Oft verbiete ich mir auch, überhaupt an Essen zu denken. Aber das ist nicht sehr wirkungsvoll, im Gegenteil, das Gedankenkarussell dreht sich nur noch heftiger: Ob ich gut aussehe, wie ich wirke, was dieser und jener über mich denkt. Ständig wechsle ich die Perspektive, sehe mich mit den Augen mal dieser, mal jener Person, meistens beurteilen die mich dann kritisch, was mich unglücklich macht ... Und diese Gedanken kreisen unentwegt in meinem Hinterkopf, auch wenn ich in der Schule bin, Hausaufgaben mache, Musik höre oder mit meinen Freunden zusammen bin. Es ist wie eine Sucht, die ich nicht unterbrechen kann ...

Dabei habe ich viele Hobbys, bin nicht schlecht in der Schule und will später studieren. Meine Eltern sind auch ganz cool, beide sagen mir, dass ich toll aussehe, aber das hilft alles nichts. Immer läuft dieser Film, dass ich nie gut genug aussehe, nie genüge, auch wenn alle mir das Gegenteil bestätigen. Ich bin sehr unglücklich.

Wenn mein Freund mich streichelt, kann ich das manchmal vergessen, aber nur manchmal, obwohl er mich schön findet und das wiederholt gesagt hat. Ihm glaube ich noch am meisten. Seine Berührungen kann ich zwar genießen, aber irgendwie ahne ich, dass alles noch viel schöner sein könnte. Vielleicht so wie früher, als ich noch ein Kind war.«

*Kai, 17 Jahre:*

»Alle halten mich für selbstbewusst, weil ich auf alles eine schlagfertige Antwort parat habe oder sie zum Lachen bringen kann. Aber wie es wirklich in mir aussieht, darüber spreche ich nicht (lacht). Derzeit habe ich meine dritte Freundin ... na ja, es kommt darauf an, wie man das sieht (lacht). Also, Knutschen und Petting, das kenne ich nur mit meiner aktuellen Flamme. Wobei es für mich nicht besonders schwierig ist, Mädchen kennen zu lernen. Die richtigen Worte finde ich ziemlich schnell, denn jede hat ja etwas Schönes und alle fahren fürchterlich drauf ab, wenn man es ihnen sagt. Klar würde ich gerne mit Claudia schlafen. Aber sie will noch nicht. Wir sind ja erst seit drei Wochen zusammen ... Mit meiner einen Ex hat es nicht geklappt. Im entscheidenden Moment ist ihm – paff – die Luft ausgegangen ... Ich sehe ja nicht gerade aus wie Arnold Schwarzenegger oder Tom Cruise, höchstens, was die Größe anbelangt ... (lacht), nur mit Pickeln und ohne Waschbrettbauch. Überhaupt lassen die Muskeln zu wünschen übrig, überall, außer vielleicht bei der Zungenfertigkeit (lacht). Ich denke nie darüber nach, oder versuche es zumindest, was sollte das bringen? Etwa, dass ich ins Fitnessstudio gehe? Ich bin doch kein Affenhirn.«

Angelehnt an Küchenhoffs fünf Thesen zur narzisstischen Überforderung des Körpers (1998, S. 44 ff.) beschreibe ich, wie diese sich hinsichtlich einiger Aspekte auf die Sexualität auswirkt:

1. Die Massenmedien überfluten und infiltrieren Jugendliche (und nicht nur sie) mit perfekten jugendlichen Körpern, was eine innere Distanzierung unmöglich macht. Die Models, Filmschauspieler etc. werden nicht nur angeschaut, sie schauen auch zurück und durchschauen unsere körperlichen Mängel und Eigenarten: Wie ein Körper zu sein hat, um physisch attraktiv zu sein, gerinnt unweigerlich zur einzig gültigen Wahrheit. Mittransportiert wird die Botschaft, nur dann sei man wirklich liebenswert und sexuell anziehend. Wenn Kai beispielsweise Arnold Schwarzenegger oder Tom Cruise auf der Leinwand anschaut, so werden diese in seinem Innenleben zu lebendigen Wesen. Kai ordnet ihnen in seinem inneren Drehbuch eine mächtige Rolle zu, sie erhalten quasi eine Art Richterfunktion über seinen Körper und ihn als Menschen. Das könnte sich gedanklich etwa so abspielen:

*Arnold Schwarzenegger:* Also, Kai, alter Junge. Du siehst ja aus wie ein frisch geschuppter Hering! Ein paar Muckis würden dir nicht schlecht stehen! So kannst du ja nie 'ne gescheite Tussi an Land ziehen, kriegst nur zweite Wahl.

*Kai:* Wie Recht du hast, Alter. Ich seh ja wirklich aus wie ein pickliger, ausgedörrter Kaktus. Aber der steht wenigstens ... Vielleicht sollte ich mir Minimum einen Waschbrettbauch antrainieren ...

*Tom Cruise:* Genau, Kumpel. Ohne Waschbrettbauch geht heute nichts mehr. Ich trainier da seit 25 Jahren dran. Und glaub nur nicht, dass mir das immer Vergnügen macht. Das ist eine mühselige, hirnlose Plackerei. Aber die Weiber sind ja so anspruchsvoll! Wer erstklassige Ausgaben wie die Nicole oder die Penelope will, der muss schon was hermachen. Und du, Kumpel, bleib auf dem Boden, das schaffst du eh nie.

*Arnold Schwarzenegger:* Hey, Kumpel. Der Tom hat Recht. Vergiss die Weiber, vergiss die Muckis! Du hast schon gar nicht die genetische Ausstattung dazu. Hängeschultern, X-Beine, Pickel und ein schlaffes Anhängsel zwischen den Beinen. Geh besser ins Kloster!

Das sexuelle Selbstkonzept Kais ist eng verknüpft mit dem Selbstkonzept seines Körpers. Wenn er sich in einer sexuellen Situation mit seiner Freundin befindet, so steht ein imaginärer Chor medial gemachter Stars hinter ihm, die ihm Botschaften über seinen Körper und seine Sexualität zuraunen: »Sei nicht so zögerlich«, »Zeig, was du kannst«, »Zeig's ihr«, »Denk dran, wie's Johnny Depp, John Travolta, Tom Cruise machen«. Die Aufregung der sexuellen Situation, die Kai in der Rolle als noch nicht sattelfester Liebhaber bewältigen muss, verdoppelt sich. Dass es dann nicht immer klappt und sein Penis mal nicht so will wie er oder es zu einem vorzeitigen Samenerguss kommt, ist nicht erstaunlich.

2. Der Körper hat die Aufgabe, Identität zu verleihen, und ist mit dieser Aufgabe überfrachtet: Er ist zum Beispiel dafür verantwortlich, ob das Leben gelingt und sinnvoll ist und ob ich mich selbst verwirklichen kann oder nicht. Übersetzt bedeutet dies: Entspricht mein Körper den üblichen Schönheitsnormen (oder denen, die ich

dafür halte), so stehen die Chancen für positive Antworten nicht schlecht. Entspricht mein Körper jedoch nicht diesen Normen oder bin ich mir dessen unsicher, so ist damit meine ganze Person in Frage gestellt, ja der Sinn des Lebens überhaupt.

Wenn also die Schönheit des Körpers die über allem anderen stehende Norm ist, prägt sie entscheidend die Sexualität mit, etwa in den Fragen, ob ich überhaupt einen Sexualpartner abkriege – so, wie ich aussehe. Oder ob ich einen attraktiven Sexualpartner finde. Ob ich Sexualität genießen kann oder ob ich mir Sorgen machen muss, nicht für sexuell attraktiv gehalten zu werden. Was mich überhaupt sexuell attraktiv macht. Ob das nur mein Körper ist und ob daneben auch noch meine anderen Seiten eine Rolle spielen. Ob ich geliebt werde, wenn ich nicht (besonders) sexuell attraktiv bin etc.

Wenn also die Wichtigkeit der Schönheit allen anderen Persönlichkeitsmerkmalen übergeordnet wird, ist es nicht erstaunlich, dass folgendes Kompliment ihres Freundes Johanna nicht so recht glücklich macht, sondern sie eher verwirrt: »Du siehst sexy aus«, sagt er. Johanna freut sich und fühlt sich einige Augenblicke lang »super«. Ein Gefühl ist das, als sei sie hundertprozentig »richtig«, als sei eine ständige Last, die sie unglücklich macht, gewichen. Nach diesen wenigen Momenten überfallen sie jedoch Zweifel und sie findet seine Aussage plötzlich nicht mehr eindeutig: »Liebt er mich nur, wenn ich sexy bin? Würde er mich auch lieben, wenn ich nicht so gut aussehe? Sieht er, dass ich noch viel mehr bin? Würde er mich auch lieben und sexy finden, wenn ich dicker, älter, dümmer, langweiliger wäre? Ist das Aussehen das Wichtigste an mir? Wie wichtig sind ihm andere Seiten?«

Johanna ist verwirrt. Sie weiß nicht, findet ihr Freund sie sexy, weil ihr Körper dem allgemein akzeptierten Bild von sexueller Attraktivität entspricht, oder findet er sie sexy, weil sie sexy ist? Von der Antwort hängt viel ab. Sie entscheidet, ob Johanna zu dem Schluss kommt, sie werde um ihrer selbst willen geliebt, oder zu der Interpretation, sie werde nur wegen ihres Körpers begehrt.

Letzteres kann zu einer Beziehungsstörung mit ihrem Freund führen, die sich unter anderem in Gestalt einer sexuellen Problematik wie ausbleibender Orgasmus äußern könnte (»Ich kann ihm nicht wirklich vertrauen«; »Ich kann mich nicht wirklich bei ihm fallen lassen«).

Johanna führt ein (fiktives) Interview mit Naomi Campbell:

*Johanna:* Alle finden dich toll, ich dich auch. Ich habe mal gelesen, dass jemand gesagt hat, du seiest die schönste Frau der Welt ...

*Naomi Campbell:* Freut mich zu hören. Ich tue ja auch jede Menge dafür, um schön zu sein: Dauerdiät, nicht rauchen, kein Alkohol, viel Schlaf, ein straffes Fitnessprogramm, Gesichtsmasken, Peelings ..., dazu gehört eiserne Selbstdisziplin, ständiges Reisen, ständig umgeben sein von fremden Menschen, die nicht an mir als Person, sondern an meinem Körper interessiert sind.

*Johanna:* Na, das klingt ja nicht gerade lustig. Freust du dich denn nicht, dass du schön bist?

*Naomi Campbell:* Was heißt hier freuen, ich verdiene mein Geld damit. Dass ich schön bin, heißt lediglich, dass ich schön bin. Andere schließen daraus, dass ich ansonsten auch toll bin. Die sind oberflächlich und nicht sehr intelligent, sonst wüssten sie, dass das eine mit dem anderen nichts zu tun hat.

3. Die übergroße Bedeutung physischer Attraktivität lässt das Körpererleben verkümmern, so etwa die Wahrnehmung von Körperbotschaften und die zwischenleibliche Kommunikation. Fanny Ardant, eine berühmte französische Schauspielerin, hat einmal gesagt, dass das ständige Schön-sein-Müssen sehr anstrengend sei und sie es deshalb vorziehe, lieber zu Hause zu bleiben. Implizit spielt sie auf die Erwartungshaltung ihrer Außenwelt an: Wer schön ist, darf nicht traurig sein, sondern muss glücklich aussehen. Wer schön ist, hat keinen Grund, schlecht gelaunt zu sein.

Wer schön ist, darf nicht an sich zweifeln. Wer schön ist, darf sich nicht ärgern (wegen des hässlichen Gesichtsausdrucks) etc.

Haben Sie beim Lesen eine Ahnung bekommen, wie sich diese Erwartungen körperlich anfühlen? Ich jedenfalls verspürte beim Schreiben dieser Gedanken einige Anspannungen in der Magengegend, und bei noch stärkerer Identifikation hätten sich bestimmt noch weitere Verspannungen eingestellt, zum Beispiel Bauch einziehen, Schultern zurück, Kopf aufrecht, Mund in Lächelposition, Stirnfalten entspannen. Stellen Sie sich weiterhin vor, Sie »müssten« so wie Fanny Ardant eine Woche lang schön sein und nur schön, von morgens bis abends. Dann erhalten Sie vielleicht ein Gespür dafür, wie es für Johanna sein muss, wenn sie von ihrem Freund bei der Sexualität gestreichelt wird. Während sie versucht, das Streicheln zu genießen, muss sie nämlich daran denken, dass sie nicht allzu geknickt liegen darf wegen der Bauchfalten, aber auch nicht so, dass die Oberschenkel besonders platt und breit aufliegen. Einen entspannten Gesichtsausdruck sollte sie aber dennoch dabei machen, weil sie sonst unattraktiv wirkt ... Unter diesen Bedingungen ist es wohl kaum verwunderlich, wenn Johanna sexuelle Erregungsstörungen entwickelt, die einen Orgasmus erst gar nicht aufkommen lassen.

4. Die Differenz von Privatheit und Öffentlichkeit des Körperausdrucks schwindet: Fanny Ardant beklagt nur die Anstrengung des öffentlichen Schönseins. Johanna leidet bereits unter dem Schön-sein-Müssen in einer intimen Zweiersituation. Eine weitere Zuspitzung geschieht in dem Moment, wo Johanna von morgens bis abends, auch wenn sie alleine ist, innere Rollenspiele vollzieht und sich mal aus der Perspektive des einen oder des anderen – immer negativ – beurteilt. Kai beschreibt denselben Mechanismus im Dialog mit Tom Cruise. Er behilft sich mit viel Ironie oder vermeidet, im Gegensatz zu Johanna erfolgreich, diese innere kritische Stimme sprechen zu lassen.

Versuchen Sie einmal, eine innere Stimme erfolgreich zum Schweigen zu bringen, besonders wenn sich diese Stimme nicht einfach abschalten lässt. Das verursacht Stress, oft Dauerstress, der sich körperlich niederschlägt. Wenn sich nun Kai in der sexuellen Situation mit seiner Freundin cool und locker wie ein erfolgreicher Liebhaber verhalten will, summieren sich sexuelle Erregung und die Angst, Fehler zu machen, zu einer unkontrollierten körperlichen Übererregtheit, die schnell in einen vorzeitigen Samenerguss mündet.

5. Unter dem Einfluss der Medien wird die narzisstische Dimension des Körpererlebens, der imaginäre Körper, immer mehr »kolonialisiert«: Kinder spielen Rollenspiele vor dem Spiegel: Ich bin der Größte, die Schönste, der Stärkste, die Mutigste. Darin spiegeln sich Wunschphantasien, die zwar nicht wahr sind, aber doch irgendwie fast: Sie erlauben uns zu träumen und mit unserem Spiegelbild zu spielen. Sie erlauben uns, über uns hinauszuwachsen, und geben uns Hoffnung. Johanna und Kai, die sich im Spiegel der unbarmherzigen Medienwelten sehen, sind ihrer Phantasien über sich selbst beraubt bzw. die Träume sind zu Alpträumen mutiert. Dies ist mehr, als es scheint: Die Normen haben sich in die Traumwelten eingeschmuggelt, es sind nicht mehr die eigenen, unschuldigen Freuden, die aufscheinen. Diese sind von Hollywoods Kunstwesen durchsetzt.

Sexualtherapeutische Interventionen, beispielsweise bei Luststörungen, bei Selbstunsicherheit in einer sexuellen Situation oder zur Erweiterung des Verhaltensrepertoires, arbeiten mit sexuellen Phantasien (s. Kapitel »Für mich allein«: »Phantasiespiel«, S. 236 f.). Dabei geht es gerade darum, sich imaginative Flügel wachsen zu lassen und sich schöner, mutiger, lockerer, geschickter etc. vorzustellen, als man es gemeinhin ist. Im Gegensatz zu den medialen Vorbildern bin hier *ich* das Zentrum meiner Vorstellungen und ich betrachte *mich* in Gedanken, wie *ich* mal etwas anderes tue, wozu mir bisher der Mut gefehlt hat.

# Junge Lieben

Denken Sie gerne an Ihre erste längere Beziehung zurück? War sie/er die erste große Liebe? Gab es weitere Beziehungen zwischen 20 und 30, bevor Sie heirateten und Kinder bekamen? Welche sexuellen Erinnerungen an die damalige Zeit kommen Ihnen in den Sinn? Wenn es eine Trennung, vielleicht sogar mehrere gab, was führte dazu?

Wenn ich selbst in diese Fragen eintauche, bewegen mich viele schöne, aber auch schmerzliche Erinnerungen. Während meiner ersten Beziehung war ich der festen Überzeugung, meine Liebe sei einzigartig und unvergleichlich. Die Trennung, die nach einigen Jahren während des Studiums erfolgte, als er mich wegen einer anderen verließ, stürzte mich in eine schlimme Krise. Die folgende Liebesbeziehung, im Schatten der ersten, blieb »zweitrangig«, wenn sie auch half, die erste Liebe und die Enttäuschung zu relativieren. Weitere Beziehungen folgten ...

1981, zum Zeitpunkt einer groß angelegten Erhebung zum Sexualverhalten von Studenten zwischen 20 und 30 Jahren – der zweiten deutschen Studie, der eine erste im Jahr 1966 vorausgegangen war –, hätte ich genau in diese Stichprobe gepasst. Deshalb finde ich die Ergebnisse im Vergleich zur dritten Erhebung, wieder 15 Jahre später, also 1996 durchgeführt, sehr spannend (vgl. Schmidt u.a. 1998 und Schmidt 2000). Gibt es wirklich prägnante Veränderungen oder sind die Erfahrungen mit Liebe, Sex und Leid nicht die ewig gleichen? Insgeheim war ich der Überzeugung, dass sich seit 1981 nicht viel verändert haben kann, dass wir seit über 20 Jahren noch immer das Maß der Dinge sind. Umso überraschter war ich zu erfahren, dass sich einige Akzente doch sehr deutlich verschoben haben – darüber möchte ich im Folgenden berichten. Es bleibt wichtig anzumerken, dass die Ergebnisse, wenn auch nur anhand von Studenten gewonnen, nicht untypisch sind für die Gesamtheit junger deutscher Erwachsener zwischen 20 und 30 Jahren.

## Kürzer, serieller, monogamer

Über die Hälfte der Befragten lebt zum Zeitpunkt der Erhebung 1996 in einer festen Beziehung. Gerade einmal 10 bis 20 % sind verheiratet und 5 bis 15 % haben Kinder. Während 1966 und 1981 jeweils ein Drittel der Studierenden verheiratet war, hat sich die nicht institutionalisierte Beziehung ohne Standesamt oder Kirche 1996 für die 20- bis 30-Jährigen als häufigste Lebensform herauskristallisiert. Dass in diesen Beziehungen selbstverständlich Geschlechtsverkehr praktiziert wird, bedürfte keiner weiteren Bemerkung, wenn wir uns nicht vor Augen halten würden, wie jung dieser Fortschritt ist, wurde doch zu Zeiten Oswalt Kolles Mitte und Ende der 60er-Jahre – ich habe im ersten Kapitel darüber geschrieben – das Thema des »vorehelichen Geschlechtsverkehrs« noch heiß diskutiert. Ferner wohnen vergleichsweise weniger Paare zusammen. Insgesamt scheint die

Tendenz »kürzer und serieller«, nach noch mehr Unabhängigkeit und Eigenständigkeit strebend, dabei langfristige Verbindlichkeiten meidend, vorherrschend. (Schmidt u.a. 2000 und Schmidt/Dekker 2000)

Welche weiteren Merkmale charakterisieren die nach dem Muster der *seriellen Monogamie* (ein fester Partner nach dem anderen) strukturierten Partnerschaften?

Zunächst einmal werden Partnerschaften nur um ihrer selbst willen eingegangen und bestehen auch nur, solange sich beide Partner darin wohl fühlen, »Wohlfühlbeziehungen« eben, die in diesem Sinne auch als *reine Beziehungen* bezeichnet werden. Da beide Partner in der Regel berufsorientiert sind, ist eine geschlechtertypische Arbeitsteilung zu diesem Zeitpunkt überflüssig. Nach welchen Regeln die Beziehung gelebt wird, ist weniger durch traditionelle Vorgaben definiert, sondern das Paar selbst »verhandelt« den »Beziehungsvertrag«, eine *Verhandlungsmoral* muss also entwickelt werden. Nähe, Distanz, Treue, sexuelle Wünsche, Kinderwunsch usw. sind reine Privatangelegenheiten des Paares, die ausgehandelt werden müssen, denn es gibt keine zwingenden Normen mehr und die biologische Uhr des Kinderkriegens tickt noch unauffällig und leise vor sich hin.

So viel Gestaltungsfreiheit klingt verlockend, schafft aber auch viele Unsicherheiten. Häufig sind instabile Partnerschaften die Folge, von denen viele in einer Trennung enden. Phasen des Single-Daseins wechseln sich mit kürzeren Beziehungen ab, die serielle Monogamie nimmt ihren Lauf. Dieses Muster endet nicht mit Ehe und Familiengründung in den Dreißigern, sondern setzt sich im weiteren Lebensverlauf häufig fort, auch wenn die Beziehungen dann generell stabiler werden.

Typischerweise leben StudentInnen zu Beginn des Studiums in der zweiten festen Beziehung. Gegen Ende des Studiums mit ca. 30 Jahren leben sie bereits in der dritten oder vierten Partnerschaft, auch wenn das Bedürfnis nach einer lebenslangen Beziehung mit Kindern als Hintergrundwunsch generell vorhanden ist. In dieser Lebensphase konkurriert das Ideal der Langfristigkeit mit hohen Ansprüchen an Lebendigkeit und Zufriedenheit, wobei – wie wir gesehen haben – Letztere erfüllt sein müssen. Ansonsten fällt die reine Beziehung der hohen Anspruchshaltung zum Opfer.

Wichtig ist, den *Zusammenhalt* der Beziehung zu sichern – und dies sehen Männer wie Frauen gleichermaßen –, Liebe und Intimität spielen eine große Rolle, wobei Intimität Vertrauen, Geborgenheit und Nähe meint. Ferner sind gemeinsame Unternehmungen von Bedeutung, erst dann folgen Sex und Erotik – Letzteres ist weder für Männer noch für Frauen in der Werteskala besonders hoch angesiedelt. Zu diesem Zeitpunkt im Leben sind der Wunsch nach Familiengründung, die Beziehung als (lieb gewordene) Gewohnheit sowie Angst vor dem Alleinsein oder externe Faktoren wie wirtschaftliche Abhängigkeit oder der Wunsch nach Ehe für den Zusammenhalt unbedeutend.

Interessanterweise spielt *Treue* eine vergleichsweise größere Rolle: Sowohl an sich selbst als auch an den Partner werden höhere Anforderungen gestellt, die auch strenger eingehalten werden als bei den 1981 Befragten. Wie ist dieses Ergebnis zu verstehen? Möglicherweise soll die Instabilität der reinen Beziehung durch einen verbindlichen Wert, den der Treue, reduziert werden. Untreue wird nämlich als große Belastung für die Beziehung eingeschätzt und häufig mit Trennung assoziiert, wobei sich diese Einstellung mit zunehmendem Alter mildert. Wer geht fremd? Knapp 15 % der fest Befreundeten hatten im Jahr vor der Erhebung eine Außenbeziehung – Frauen gleichermaßen wie Männer.

Während 1966 noch die Männer mehr Sexualpartnerinnen hatten, haben die Frauen 1981 und 1996 aufgeholt, die *Anzahl von SexualpartnerInnen* für Männer und Frauen unterscheidet sich praktisch nicht mehr. Lediglich die befragten Studentinnen von 1981 gaben eine etwas höhere Partnerzahl an. Insgesamt ist aber der Partnerwechsel in den letzten zwölf Monaten vor der Befragung eher gering. Zwei Drittel bis drei Viertel hatten nur einen Partner bzw. eine Partnerin.

Wer eine Partnerschaft hinter sich, aber noch keine neue gefunden hat, ist ein *Single*. Die serielle Monogamie bringt es statistisch gesehen mit sich, dass die 20- bis 30-Jährigen mehrfach Phasen des Singleseins erleben. Frauen finden durchschnittlich nach acht Monaten einen neuen Freund, Männer nach zwölf Monaten eine neue Freundin. Eine Minderheit bleibt aber auch länger allein: Immerhin sind drei Jahre nach der letzten Beziehung noch 25 % aller Männer und 13 % aller Frauen allein. Die meisten Singles wünschen sich ein Ende dieses Daseins, eine Minderheit von 10 % allerdings bejaht ihre Lebensumstände. Das medial geprägte Bild vom Single als Mensch, der sich sexuell »austoben« kann, entspricht jedoch keineswegs der Realität. Tatsächlich lebt die Hälfte der Singles seit der letzten Trennung sexuell abstinent. Singles, die noch nie eine feste Partnerschaft hatten, leben sogar zu zwei Dritteln abstinent. Nicht einmal das letzte erotische Erlebnis wird als besonders befriedigend eingestuft, weder in emotionaler noch in sexueller Hinsicht.

## Mehr Spaß

Der soziale Wandel von Partnerschaften der 20- bis 30-Jährigen, das heißt der Trend zur reinen Beziehung (»serieller und monogamer« denn je), prägt, wie nicht anders zu erwarten, auch die Sexualität. »Partnerschaft ist nicht mehr so sehr für die Sexualität da (indem sie legitime Befriedigungsmöglichkeiten bietet), sondern Sex ist für die Partnerschaft da, um Nähe, Lebendigkeit, Geborgenheit, Glück oder Spaß miteinander zu erleben«. (Schmidt 2000, S. 30)

In den 60er-Jahren war Sexualität in all ihren Facetten von Tabus ummantelt und wirkte beängstigend, zog aber auch ihren besonderen Reiz aus dem geheimnisvoll Verbotenen – Sexualität reizte schon immer die Gemüter der Tabubrecher, Geheimnislüfter und Angstlustsucher. Die sexuelle Revolution sowie die Frauenbewegung in den folgenden Jahren fegten viele sexuelle Tabus beiseite und schufen eine neue, vom Gedanken der Gleichberechtigung geprägte Sexualmoral.

Was sind die besonderen Kennzeichen sexuellen Verhaltens und Erlebens, wie sie die Erben der 68er- und der Frauenbewegung beschreiben? (Vgl. Dekker/Matthiesen 2000, S. 97 ff.)

Sexualität wird nicht mehr so sehr als ein mächtiger Sexualtrieb definiert, der nach Befriedigung drängt, sie ist auch nicht das Energiezentrum schlechthin, unverzichtbar für Glück und ein gelingendes Leben, ebenso wenig der Schauplatz des »kleinen Unterschieds und seiner großen Folgen«, sondern ein Bedürfnis unter anderen, ein intensives »Event«, eine Erlebnismöglichkeit. Von überhöhtem, verklärtem und komplizierendem Ballast befreit macht guter Sex *Spaß*. – So einfach ist das?

Tatsächlich scheinen sich geschlechtsspezifische Unterschiede, die häufig Konflikte in Partnerschaften älterer Jahrgänge hervorbringen, zu nivellieren. Der Zankapfel der 1981 Befragten – die Frauen verlangten mehr Zärtlichkeit beim Sex, den Männern war der Koitus selbst wichtiger – scheint einigermaßen friedlich beiseite gelegt. Tendenziell legen Frauen zwar noch immer mehr Wert auf Zärtlichkeit und Männer auf den Koitus, dennoch scheint jetzt ein höheres gegenseitiges Einvernehmen zu herrschen. Passend zu dieser Hypothese beklagen die Befragten auch weniger Probleme in der Sexualität. Dies ist insofern kein überraschender Befund, als ja im Sinne der Verhandlungsmoral auch die Probleme neu definiert und unter der Überschrift des Spaßfaktors relativiert werden können. Verhandlungsmoral als Stichwort beinhaltet einen veränderten Blickwinkel auf das Paar: Es wird nun definiert als »Team«

von Problemlösern, das erhöhte kommunikative Anforderungen zu bewältigen hat und nur in gegenseitigem Einvernehmen erfolgreich und in der Sexualität zufrieden sein kann.

Vielleicht schärft der Teamgedanke gemeinsam mit den Debatten um sexuelle Grenzverletzungen den Blick auf einen verantwortungsvolleren Umgang mit Sexualität. Offenbar wird in der Paarbeziehung aber auch eine gesteigerte Toleranz hinsichtlich unterschiedlicher Bedürfnisse gelebt. Diese Toleranz spiegelt sich auch gegenüber den vielfältigen Spielarten des Sexuellen bei anderen Menschen wider.

Am Beispiel der *Selbstbefriedigung* lässt sich die tolerantere Einstellung demonstrieren: In allen früheren Umfragen waren Männer diejenigen, die sich deutlich häufiger selbst befriedigten als Frauen. In der Befragung von 1996 sind es auf die letzten zwölf Monate bezogen etwa 95 % der Männer und 70 bis 80 % der Frauen zwischen 20 und 30 Jahren. Interessanterweise findet Selbstbefriedigung unabhängig davon statt, wie häufig Paare miteinander schlafen. Masturbation ist also kein Ausgleich für mangelnde Partnersexualität. Die meisten der Befragten sind der Ansicht, es handle sich um eine eigenständige Form der Sexualität, und verspüren keine Gewissenskonflikte. Auch in diesem Verhalten zeigt sich die Tendenz zu mehr Unabhängigkeit und Eigenständigkeit, verbunden vielleicht mit der Einstellung, diese Spaßquelle nicht brachliegen zu lassen. (Schmidt u.a. 1998, S. 126)

Tendenzielle *Geschlechtsunterschiede* gruppieren sich um zwei thematische Schwerpunkte: den Stellenwert von Sexualität und – wenn auch abgeschwächt – die bereits oben erwähnten Zärtlichkeitswünsche der Frauen bzw. die Koitusorientierung der Männer. Während Frauen die Bedeutung von Sexualität stärker an den Kontext binden, sie also abhängig machen von der momentanen Beziehung und den Gefühlen, die sich die Partner entgegenbringen, betonen Männer eher die generelle Bedeutung, die Sexualität für sie hat.

## Mehr Bindungsunsicherheit

Frau A., 29 Jahre alt, medizinisch-technische Assistentin, befindet sich in einer Krise, nachdem ihr Partner sich in eine andere verliebt hat. Sie weint viel, fühlt sich einsam und wertlos, aber auch wütend und kann sich momentan nicht vorstellen, wie es im Falle einer Trennung weitergehen soll. Hintergrund ist der gemeinsame Urlaub mit einem anderen Pärchen, der harmonisch begann und für sie schlimm endete. Ihr Partner bagatellisiert aus ihrer Sicht sein Verliebtsein und behauptet nach wie vor, er liebe sie und wolle mit ihr zusammenbleiben. Frau A. führt sein Verliebtsein auf drei Faktoren zurück: Erstens sei Uta viel lebendiger und offener, sehe auch »verdammt« gut aus, zweitens habe sie, Frau A., sexuelle Probleme, drittens habe sich Andreas vielleicht auch noch nicht »ausgetobt«. Ihren Partner und die Beziehung charakterisiert sie folgendermaßen:

»Wir sind seit vier Jahren zusammen. Andreas ist attraktiv und einfühlsam. Er liebt mich und ich liebe ihn auch, das habe ich zumindest bis vor diesem Urlaub geglaubt. Seit einem Jahr wohnen wir zusammen und denken auch übers Heiraten nach. Wir haben viele gemeinsame Interessen, aber in puncto Sex unterscheiden wir uns sehr: Er könnte täglich, aber ich habe überhaupt keine Lust mehr. Er ist sehr rücksichtsvoll, aber ich habe Angst, wenn das so weitergeht, dass er sich trennen will, auch wenn er das Gegenteil behauptet. Das mit Uta sehe ich bereits als Indiz in diese Richtung. Während ich vor der Partnerschaft mit Andreas schon eine ganze Reihe von Liebhabern gehabt habe, hat Andreas nur mit zwei Frauen geschlafen ... Ich verstehe mich selbst nicht, denn Andreas ist der ideale Liebhaber für mich. Anfangs nutzten wir jede Gelegenheit, um miteinander ins Bett zu gehen. Obwohl ich nicht immer einen Orgasmus hatte – manchmal habe ich den Kopf nicht frei und bin auch zu ungeduldig mit mir –, war ich immer ganz zufrieden, und Andreas akzeptierte mich so. Anfangs habe ich ihm auch einen Orgasmus vorgespielt, aber nachdem ich hinterher immer so frustriert war, haben wir mal darüber gesprochen und ich habe es zugegeben. Seitdem habe ich es nicht wieder versucht. Im Urlaub war es oft anders, aber beim letzten Mal hatte ich auch keine große Lust und wir haben nur zweimal innerhalb von 14 Tagen miteinander geschlafen. Wenn ich das Problem nicht in den Griff kriege, frage ich mich, ob wir überhaupt heiraten sollten. Das ist doch kein guter Start ... Und dass er sich noch öfter verliebt, das könnte ich nicht aushalten.«

Herr K. ist bei einem der nächsten Gespräche anwesend. »Karin nimmt alles viel zu ernst. Natürlich habe ich für Uta geschwärmt, sie ist eine mitreißende Frau. Außerdem flirte ich ganz gern, was ich aber mit Rücksicht auf Karin schon ziemlich eingeschränkt habe. Karin findet außerdem Alex (Utas Freund) auch nicht übel und hat auch mit ihm geflirtet. Bei mir ist das Interesse an Uta vorbei, das war eh nur ein Urlaubsspaß, Uta wäre mir außerdem viel zu anstrengend. Karin ist meine große Liebe, das habe ich ihr gesagt, und sie weiß es hoffentlich.« Frau A. schweigt und sieht ihn nicht an. »Sie bewertet auch den Sex völlig über. Zu Beginn haben wir häufiger miteinander geschlafen, aber das ist doch normal so. Ich begehre sie immer noch wie beim ersten Mal. Aber ich bin ja keine Triebmaschine. Wenn sie nein sagt, dann gilt das, schließlich hängt nicht die ganze Sexualität an ihr ...«

»Du weißt«, wirft Frau A. aufgeregt ein, »dass das nicht so einfach für mich ist. Zwar bin ich entlastet, wenn du dich selbst befriedigst, aber das macht mich auch ganz schön eifersüchtig. Ich kann ja nicht davon ausgehen, dass du nur an mich denkst. Vielleicht hängt das alles auch damit zusammen, dass du noch nicht genug Frauen hattest ...«

»Es gibt keinen Grund zur Eifersucht, das habe ich dir schon häufig gesagt«, entgegnet Andreas. »Schließlich bin ich dir treu und wenn ich mich selbst befriedige oder wenn ich mal flirte, was ich ja kaum noch tue, dann ist das in keiner Weise eine Gefahr für unsere Beziehung.«

Das Thema Eifersucht und ihr Unsicherheitsgefühl, ob er es wirklich ernst mit ihr meint, obwohl sie doch nicht genügend sexuelle Lust auf ihn hat, haben sie schon häufig erfolglos diskutiert. Im Gegenzug fragt sich Herr K. auch, ob sie ihn überhaupt liebt, wenn sie ihn nicht begehrt.

Auch diese Frage hat sich Frau A. schon häufiger gestellt. »Manchmal glaube ich, ich liebe ihn, auch wenn ich ihn nicht begehre, weil ich mir sage, es hat weniger mit ihm und mehr mit mir zu tun. Dann wiederum glaube ich, dass ich Liebe und sexuelle Lust nicht trennen kann ... Ich weiß es einfach nicht.«

Was ist der zentrale Konflikt dieses Paars?

Herr K. und Frau A. haben offensichtlich ein unterschiedliches Bedürfnis nach *Bindungssicherheit*. Frau A. wünscht sich von ihrem Partner ein Verhalten, das ihr klar und deutlich signalisiert, dass er sie liebt, dass er bei ihr bleiben will und sie auch sexuell begehrt. Verhaltensweisen ihres Partners, wie Selbstbefriedigung oder eine andere Frau begehrenswert finden, verunsichern sie in zweifacher Weise: Sie zweifelt an seiner Liebe und sie zweifelt an ihrem Selbstwert. Herr K. fühlt sich nicht verunsichert, wenn seine Partnerin den Freund Utas begehrenswert findet. Ist er deshalb weniger bindungsunsicher?

Schmidt hat eine Hypothese über die geschlechtsspezifische Zuspitzung der Lustlosigkeit als weibliche Domäne aufgestellt: Während sie die sexuelle Langeweile spürt und ausspricht, kann er die Langeweile leugnen. Während sie sich verweigert, kann er sie erobern. Während er die Rolle als potenter Mann übernimmt, sichert sie sich das Gefühl, ständig begehrt zu werden. (Schmidt 1998b)

Das Muster heimlicher Delegation existiert jedoch nicht nur in dieser spezifischen Weise, sondern generell als Ausdruck geschlechtsspezifischer Beziehungswahrnehmung und geschlechtsspezifischer Verteilung von Beziehungsarbeit: Frau A. und mit ihr viele andere Frauen registrieren und verbalisieren die (potenziell) schwierigen Seiten der Beziehung, während Herr K. und mit ihm viele andere Männer diese bagatellisieren oder verleugnen. Sie ist die »Beziehungspflegerin«, er der »Gehegte«, sie sichert die (Beziehungs-)Grenzen, er erprobt sich an den Grenzen, sie ist die Geängstigte, er der Versichernde, er ist der Beschützer, sie ist die Beschützte. Dieses Muster reproduziert im Grunde genommen die alte, traditionelle Rollenverteilung in modernerem Gewand. Aufgabe einer Paartherapie ist es, solche (oder andere offene oder verdeckte) Muster zu identifizieren und zu problematisieren.

Zwei Paarkonstellationen hinsichtlich der Bindungsmodi sind denkbar, die ich schwerpunktmäßig unter paardynamischen Gesichtspunkten skizzieren möchte: Erstens: Frau A. ist bindungsunsicher, Herr K. ist bindungssicher. Zweitens: Beide sind bindungsunsicher, Frau A. offen, Herr K. verdeckt.

Zunächst zur ersten Konstellation:

Gefühle der Bindungsunsicherheit sind nicht notwendigerweise eine Folge mangelhaften Selbstvertrauens. Die *reine Beziehung* ist quasi als Wohlfühlexperiment gedacht: »Mal schauen, ob wir zusammenpassen, und wenn nicht, dann besser allein, als unglücklich zu zweit.« Ob die Beziehung gelingt, ist ausschließlich dem subjektiven Empfinden überlassen. Scheitert die Beziehung, so ist das nicht unfassbar. Das Scheitern ist durchaus im Einklang mit der Beziehungsdefinition einer reinen Beziehung und beide wissen von vornherein um diese Option, auch wenn die Hoffnung vielleicht eine andere ist. Das geht Frau A. nicht anders. Schaut sie sich in ihrem Bekanntenkreis um, dann fällt ihr auf, wie viele Paare sich gerade mal wieder trennen, während die, die zusammenbleiben, an einer Hand abzählbar sind. Das sind die »Exoten«, zu denen sie und Andreas momentan gehören. Die sozialen Vergleichsprozesse veranschaulichen ihr, dass letztlich alle mit dem Risiko der erhöhten Bindungsunsicherheit leben müssen. Im Rahmen einer Therapie muss dieser Hintergrund transparent gemacht werden, um falschen Individualisierungen vorzubeugen, denn vor allem Frauen neigen dazu, sich vorschnell verantwortlich und schuldig zu fühlen.

Das Ausmaß von Bindungssicherheit scheint bei oberflächlicher Betrachtung zwischen Herrn K. und Frau A. sehr verschieden. Interessanterweise zeigt sich aber bei näherem Hinsehen, dass sich beide eine stabile Bindungssicherheit wünschen. Was sie wirklich unterscheidet, ist, dass die Unsicherheit erzeugende Schwelle bei Frau A. niedriger ist als bei ihrem Partner. Außerdem unterscheiden sich auch die Art und Zahl der Auslöser. Während etwa Frau A. durch das Flirten ihres Partners schnell beunruhigt wird, macht ihm dies umgekehrt wenig aus. Während Frau A. die Heirat in Frage stellt, weil sie doch zum jetzigen Zeitpunkt der Beziehung bereits sexuelle Unlust empfindet (»Das kann ja nur noch schlimmer werden!«), bleibt Herr K. eher stoisch und gelassen. Die erniedrigte Schwelle setzt Frau A. in Alarmbereitschaft, so dass sie sofort meint, Sicherungsmaßnahmen einleiten zu müssen. Dies tut sie auf zweifache Art und Weise: Erstens sucht sie bei sich selbst nach Ursachen ungünstigen Beziehungsverhaltens, wird dabei auch fündig (zum Beispiel nicht genügend lebendig und kommunikativ, zu wenig sexuelle Lust, Orgasmusprobleme etc.) und begibt sich in psychotherapeutische Behandlung. Zweitens veranlasst sie ihren Partner, bestimmte Dinge zu tun (in die Therapie mitzukommen, Beziehungsgespräche zu führen und sich mit bestimmten Annahmen konfrontieren zu lassen, zum Beispiel, ob er sich sexuell noch nicht genug ausgetobt habe etc.) oder zu unterlassen (nicht zu flirten, sich nicht selbst zu befriedigen).

Eine der ersten therapeutischen Interventionen besteht darin, sich mit folgender Frage zu beschäftigen: Was veranlasst Frau A., sich so zu verhalten, wie sie es tut, nämlich sich (und ihren Partner) massiv unter Druck zu setzen (wenn auch in der gut gemeinten Absicht, die Beziehung rechtzeitig zu retten)? »Ich muss genug sexuelle Lust haben. Ich muss begehrenswert sein. Ich muss lebendig und interessant sein. Ich muss gut aussehen ...« Frau A. verhält sich im Einklang mit der Definition der reinen Beziehung: Sie tut alles mit den ihr zur Verfügung stehenden Mitteln (und was sie dafür hält), um die Liebe des Partners und seinen Wunsch nach Intimität (die tragenden Säulen einer reinen Beziehung) aufrechtzuerhalten. Leider ist das sehr anstrengend und längerfristig nicht immer zielführend, zum Beispiel mindert Druck die sexuelle Lust und nimmt ihr viel Freude an der Beziehung. Es wird also etwas erzeugt (eben Anstrengung und Unlust), was potenziell zu etwas führt, was sie verhindern will (die Trennung).

Die Identifikation eines solchen Kreislaufs in einer Beziehung hat hohe Priorität, denn daraus leiten sich die Veränderungsmaßnahmen ab: Zunächst muss Frau A. ihre völlig überzogenen Erwartungen an sich selbst zurücknehmen und überprüfen, ob ihre zugrunde liegende Annahme stimmt, dass Andreas sie wohl weniger mag. Analoges gilt für ihr Verhalten Andreas gegenüber, dem sie nahe legt, bestimmtes Verhalten zu unterlassen oder zu zeigen, obwohl er sich gemäß der Definition der reinen Beziehung verhält: Er ist treu, setzt sie sexuell nicht unter Druck und ist verhandlungs- und kooperationsbereit (mit Ausnahme des Flirtens). Es ist wichtig zu verstehen, warum bestimmte Auslöser Frau A.s Bindungsunsicherheit aktivieren und was sie selbst und gegebenenfalls ihr Partner tun können. Als Grundthema wird ihr niedriges Selbstwertgefühl als Frau deutlich, wobei an dieser Stelle einer Therapie herausgefunden werden muss, ob bereits einfache Verhaltensänderungen helfen, etwa den Partner mit seinem Einverständnis an der Hand anfassen dürfen, wenn sie sich verunsichert und wertlos fühlt, um die Verbundenheit mit ihm zu spüren. Wenn es sich um schwerwiegendere Selbstwertprobleme handelt, sind möglicherweise auch biographische Abstecher notwendig.

Was geschieht, wenn beide Partner bindungsunsicher sind, Frau A. offen, ihr Partner verdeckt? Auch hier müssen ungünstige Kreisläufe identifiziert werden.

Das Verdecken eigener Bindungsunsicherheit kann unbewusst erwünscht sein, etwa dann, wenn ein Partner davon profitiert. Profitiert Herr K. unbewusst davon, dass seine Partnerin verängstigt ist, und tut er vielleicht auch einiges dafür? Weil er sich dann überlegen fühlt und seine eigene Trennungsangst nicht spürbar wird? Oder verheimlicht er gar eine eigene Angst vor Bindung, damit seine Partnerin nicht merkt, dass er sich nicht binden will oder kann? Dies sind nur einige Fragen, die sich stellen, weitere sind natürlich denkbar.

In der Paartherapie wäre es bei einer solchen Konstellation wichtig, vorsichtig Herrn K.s Bindungsängste herauszuarbeiten und gleichzeitig Frau A.s Bindungswunsch zu »normalisieren«, denn auf dem Hintergrund des reinen Beziehungsmodells scheint Frau A. offensichtlich zu »klammern«, während sich Herr K. souverän und unabhängig zeigt: Da das Modell der reinen Beziehung im Grunde ein »radikal marktwirtschaftliches« ist (man bleibt zusammen, solange man mit dem »Produkt« Beziehung zufrieden ist; falls dies nicht mehr der Fall ist, schaut man sich erneut auf dem »Beziehungsmarkt« um), passt das menschliche Grundbedürfnis nach langfristig verlässlichen Beziehungen nicht zu dieser Philosophie. Leitfragen wären etwa: Warum darf Herr K. nicht offen zu seiner Bindungsangst stehen? Gibt es übergeordnete Normen, die das verhindern? Gibt es biographische Wurzeln? Und wie verstärkt seine Partnerin seine Ängste?

In der Paartherapie werden schließlich seine lebensgeschichtlichen Erfahrungen als Scheidungskind und entsprechende Verletzungen deutlicher, die auf zweierlei Weise zu »Selbstschutzmaßnahmen« in der Partnerschaft führen: Er verheimlicht seine Verletzbarkeit und bewahrt sich einen Rest von Unverbindlichkeit. Vor diesem Hintergrund wird auch sein Flirtverhalten generell und das Interesse an Uta verständlicher – selbst wenn da noch andere Motive eine Rolle spielen mögen, wie die Freude am Flirt, die Freude beim Anblick und der Stolz auf die Resonanz einer attraktiven Frau etc. Herrn K.s Verhalten dient der Selbstvergewisserung (»Ich bin unabhängig und unverletzbar«) und der Abgrenzung (»Ich kann ohne sie überleben«). Die Erarbeitung der illusionären Anteile – niemand ist zum Beispiel unverletzbar – verunsichert ihn und gibt ihm gleichzeitig die Möglichkeit, seiner Partnerin entsprechende Wünsche zu vermitteln, wie »Bitte gehe sorgfältig mit mir um«. Frau A. fühlt sich ihrerseits entlastet, als sie versteht, dass seine Abgrenzungsversuche nicht als Botschaften gemeint sind, dass sie nicht liebenswert oder attraktiv genug ist.

## Das ganz gewöhnliche Drama der Trennung

Ein Bekannter, der sich nach knapp 20 Ehejahren von seiner Frau trennte, bedauert rückblickend, wie wenig er seine halbwüchsigen Kinder auf dieses Lebensereignis vorbereitet hat, vor allem auf das Ende der Illusion, in der vielleicht nicht heilen, aber dauerhaften Geborgenheit einer Familie heranwachsen zu können.

Trennungserfahrungen sind eine traurige, aber offensichtlich nicht abwendbare Konsequenz der reinen Beziehung und konfrontieren Paare bzw. Familien mit dem Drama der Trennung, manchmal mehrfach im Lebensverlauf.

Zwei Drittel der genannten Stichprobe von StudentInnen haben mit 30 Jahren im Durchschnitt bereits zwei Trennungen erlebt. Zunehmend initiieren Frauen die Trennung, die letzte Trennung etwa zu 46 %, während 33 % vom Mann ausgingen und etwa 20 % von beiden Partnern gleichermaßen. Als Trennungsgründe nennen Männer wie Frauen am häufigsten das Versiegen der Liebe und das Gefühl von Einengung, ein Spiegelbild der wichtigsten Komponenten des Zusammenhalts, nämlich der Liebe und der Intimität. Was allerdings den Zusammenhalt sichert, kann ihn auch zerstören: Ein »Zuviel« an Liebe und Intimität führt eventuell zum Gefühl der Einengung, ein »Zuwenig« zum Verlust der Beziehungsgrundlage – ein schwieriger Balanceakt also, den die Beziehungspartner einer reinen Beziehung zu bewerkstelligen haben. Unzufriedenheit mit der Sexualität wird seltener als Trennungsursache genannt, wobei dieses Ergebnis wenig erstaunlich ist: Die abnehmende sexuelle Lust der Frauen bzw. die sinkende Lust der Männer auf Zärtlichkeit kommt erst über die Jahre vermehrt zum Tragen.

Interessant ist dagegen der Befund, dass Trennungen keinen »Gewöhnungseffekt« erzeugen. Wer sich schon öfter getrennt hat, leidet genauso wie jemand, der sich zum ersten Mal trennt. Und aus längeren Beziehungen trennt man sich zwar schwerer als aus kürzeren, aber der Unterschied ist letztlich nicht sehr gravierend. Vielmehr kommt es darauf an, ob man sich trennt oder getrennt wird. Wer sich aktiv trennt, leidet weniger und fühlt sich häufiger befreit. Der Verlassene ist tief verletzt, verzweifelt und einsam. (Schmidt/Dekker 2000, S. 122 ff.)

Warum aber tut Trennung – vor allem dem unfreiwillig Getrennten – so weh?

Es lassen sich auf Anhieb viele Gründe anführen, die hinreichend und einsichtig erscheinen: Kränkung, Selbstzweifel, Verlust, Einsamkeit, Eifersucht, Lebensangst etc. Dies sind zunächst nur Etiketten, deren Tiefendimension sich nicht gleich erschließt. Hierzu Michael Moeller:

»Was geschieht, wenn es zwischen zweien funkt? Die Liebe auf den ersten Blick zeigt es in aller Offenheit: In wenigen Sekunden unbewusster Kommunikation ist alles geschehen, das heißt wechselseitig vermittelt. Was? Die Gesamtheit zweier Lebensgeschichten. Das Bewusstsein vieler hinkt hinterher und merkt erst Tage, Wochen, Monate, ja oft Jahre später, was wirklich war.« (Moeller 2003, S. 10)

Sich zu verlieben und mehr noch lieben ist gefährlich – wenn es nicht gelingt. Darin besteht für uns heutige Menschen im Zeitalter der reinen Beziehung die Herausforderung, uns angesichts einer relativ hohen Wahrscheinlichkeit von Trennung nicht entmutigen zu lassen und »trotzdem« zu lieben. Zu begreifen und den Umgang zu lernen damit, dass eine Trennung nicht das Ende des Lebens, sondern das Ende einer Beziehung bedeutet. Insofern muss ich meinem eingangs dieses Kapitels zitierten Bekannten, der meint versäumt zu haben, seine Kinder auf Trennungserfahrungen als ganz gewöhnliches Drama unserer Zeit vorzubereiten, zustimmen.

Die psychotherapeutische Begleitung eines Menschen nach einer Trennung dauert oft Monate, in denen das »hinterherhinkende« Bewusstsein verstehen lernt, was die spezielle Verbindung ausgemacht hat. Funken sprühen gewöhnlich aus nicht besonders bewusstseinsnahen Gründen. Aussehen und Ausstrahlung mögen einiges erklären, verblassen aber hinter der Macht unbewusster Motive, die mit Defiziten, Ängsten und Sehnsüchten zu tun haben. Therapie kann Leiden nicht abkürzen, aber vielleicht aufweichen, wo Unverständnis, Ohnmacht und Verbitterung drohen.

Frau C., 30 Jahre alt, befindet sich in einer Krise, nachdem sich ihr Freund Bernd nach zehn Jahren Beziehung getrennt hat. Wie in Phasenmodellen der Trennung oft beschrieben, befindet sie sich zunächst in einem Zustand des *Nicht-Wahrhaben-Wollens*. Diese Phase wird nach einiger Zeit, in der sie erkennt, dass Bernd wirklich nicht zurückkehren wird, von *aufbrechenden Gefühlen* der Trauer, der Wut, ja des Hasses abgelöst. Nach Bearbeitung dieser Phase schafft sie es, sich *neu zu orientieren*, schließlich ein *neues Lebenskonzept* zu entwickeln.

An dieser Stelle möchte ich nicht den gesamten Therapieverlauf skizzieren, sondern mich schwerpunktmäßig drei Fragen widmen: Zu welchen (geheimen) Versprechungen und Hoffnungen gab ihr Bernds Liebe Anlass? Wie kann sie ohne diese Versprechungen und Hoffnungen leben? Und was macht die Trennung mit ihrem Glauben an die Liebe?

Zentrale Interventionen für alle drei Fragen sind Bilder, die ich sie auffordere, mit Wachsmalkreiden zu malen. Zur Annäherung an die erste Frage, die ich zeitlich in der zweiten Phase (der aufbrechenden Gefühle) lokalisieren möchte, lasse ich mir zunächst schildern, wann, wo und unter welchen Umständen sie sich getroffen haben, und versuche herauszufinden, wie sie sich dabei fühlte, was sie dachte und auch tat. Anschließend fordere ich Frau C. auf, ein Bild über ihr Verliebtsein zu malen und sich, Bernd und die Welt darzustellen.

Das erste Bild zeigt zwei ineinander verschlungene Figuren, deren Herzen sich berühren. Farben wie ein Feuerwerk sprühen in die Welt hinein, die sich am Bildrand nur als schmaler, dunkelgrauer Streifen andeutet. Als die drei wichtigsten Versprechungen und Hoffnungen nennt sie: »Ich fühle mich nah, sicher und geborgen, wie vielleicht zuletzt als kleines Kind. Wenn ich mit Bernd zusammen bin, habe ich keine Angst mehr vor der Welt. Bernd liebt mich, deshalb bin ich liebenswert.« Frau C. erlebt mit Bernd, wie existenzielle Bedürfnisse befriedigt werden. Sie fühlt sich nicht nur als Erwachsene geliebt, Bernd erreicht mit seiner Person auch das »kleine Mädchen«. Wie ein guter Vater kann er seine in der Vergangenheit nicht erfüllten Bedürfnisse nach Geborgenheit nachnähren, wie ein großer Bruder ihr Schutz geben, wie eine Mutter bedingungslose Liebe schenken. Überdies bestätigt er sie als Mann in verschiedenen Facetten des Frauseins – kein Wunder, dass es Frau C. schmerzt, diesen so wichtigen Menschen, der ihr offensichtlich vieles von dem, was sie braucht, gab und außerdem auch noch als Mann anziehend war, aufgeben zu müssen.

Das zweite Bild, in der Phase der Neuorientierung angesiedelt, das eine Antwort auf die Frage gibt, wie sie ohne die Versprechungen und Hoffnungen leben kann, stellt eine größere Figur, sie selbst, dar, die sich dem Bildrand, der Welt, nähert und in einigen Farben des Feuerwerks in Pfeilform in die Welt hineinstrahlt. Fragen danach stellen sich, wie »wachsen« geht, wie es klappt, in die Welt »hinauszugehen«, seinen »Platz« zu finden und von dort aus zu »wirken« – und dies alles ohne einen Menschen, der ihr ständig zur Seite steht. Gleichzeitig beinhaltet ihr Bild bereits viele Antworten, teilweise auch Hinweise, wie sie sich diesen Antworten nähern kann. Offensichtlich kann sie sich durchaus alleine in der Welt sehen, dieses innere Bild gibt es bereits, sonst hätte sie es nicht gemalt! Und es existiert eine Vorstellung davon, wie sie größer, erwachsener, mächtiger ist. Frau C. empfindet sich kleiner, unscheinbarer und abhängiger, als sie tatsächlich ist. Dieser Diskrepanz liegt bei Frauen häufig eine Angst vor der eigenen Kraft zugrunde, und es gilt, diese Kraft anzunehmen.

Im dritten Bild, kennzeichnend für die Phase des neuen Lebenskonzepts, erhält die Verliebtheit mit Bernd, aber auch die Verletzung durch ihn, einen Platz in der »Erinnerungskiste«. Sie malt sich selbst als jemanden, der daneben steht, den Schlüssel in der Hand hat und aus dem Bild heraus in die Zukunft schaut, wohl wissend, dass sie weitere Herausforderungen im Leben bestehen muss.

# Glückliche Eltern – frustrierte Paare

»Dass sich wirklich alles ändert, das hätte ich nicht geglaubt.« Das ist einer der ersten Sätze von Frau S., als sie zum Erstgespräch kommt. Es fällt ihr schwer, die knapp zweistündige Abwesenheit von zu Hause für eine Therapiestunde zu organisieren. Der neun Monate alte Sohn Paul fremdelt und will nicht bei ihrer Freundin bleiben, die Großeltern wohnen leider zu weit weg. Frau S. stöhnt unglücklich, denn dies ist bereits Teil der Problematik, deretwegen sie mich aufsucht: Seit der Geburt ihres Sohnes hat sie keine Nacht durchgeschlafen. Jetzt weckt er sie immer noch regelmäßig zwei- bis dreimal, obwohl er schon abgestillt ist. Tagsüber ist sie häufig erschöpft, leidet unter Konzentrationsproblemen, ist depressiv verstimmt und schafft gerade so ihre Hausarbeit. Was sie sich am meisten wünscht: »Mal wieder zwei Stunden allein sein dürfen ohne Schuldgefühle.« Obwohl sie die Nähe und den Körperkontakt mit ihrem Kind genießt, ist es ihr auch immer wieder zu viel.

»Mein Körper soll mal wieder ganz mir gehören«, wünscht sie sich. Statt glücklich zu sein über ein gesundes, fröhliches Kind, ist sie unzufrieden und voller Schuldgefühle: »Das darf ich aber niemandem erzählen, man fände mich zu Recht undankbar.«

Obwohl Paul ein Wunschkind ist, fehlt Frau S. die berufliche Bestätigung, die sie als Ergotherapeutin in ihrer Arbeit hatte. Sie ist zwar sozial gut in ein Netz von Müttern von Kleinkindern eingebunden, findet aber die Gesprächsthemen einseitig auf Kinder und Haushalt fixiert. Nicht nur sie erlebt sich in ihrer derzeitigen Rolle wenig gewürdigt – den anderen Frauen ergeht es genauso. Offenbar ist es nicht möglich, sich diese Bestätigung glaubhaft gegenseitig zukommen zu lassen.

Dies sind aber nicht die eigentlichen Gründe ihres Kommens, mehr noch ist sie frustriert über die Beziehung zu ihrem Partner, die sie vier Jahre als wirklich harmonisch und befriedigend erlebt hat. An ihm schätzt sie, dass er »aufmerksam, zärtlich und hilfsbereit« ist. Beide sind sich einig, dass sie nach der Geburt des Kindes bis zum Eintritt in den Kindergarten zu Hause bleibt. Wenn Frau S. ihr Leben als Mutter und Hausfrau auch realistisch vorausahnte, so fällt es ihr dennoch schwer, es Tag für Tag genau so auszuhalten. Etwa die vollständige Verantwortung für den Haushalt, obwohl ihr Partner ihr das Einkaufen abnimmt. Sie empfindet diese Unterstützung unzureichend, vor allem weil sie nachts, vom Wochenende abgesehen, alleine für den Sohn zuständig ist. Weiterhin beklagt sie die mangelnden Gespräche, für die sie – zugegebenermaßen – oft zu müde ist. Auch unterbricht Paul häufig ihre gemeinsamen Gesprächsbemühungen. Zärtlichkeit und Sexualität sind ebenso reduziert. Wenn sie mit ihrem Partner schläft, so tut sie es zeitweilig aus der Motivation heraus, ihm gerecht zu werden, und nicht weil sie selbst Lust hat. »Ich kann ihn nicht büßen lassen, dass ich keine Lust habe«, meint sie entschuldigend. Streitigkeiten entzünden sich oft an nichtigen Anlässen, die sie, dünnhäutig wie nie, umso stärker treffen.

Nach einigen Einzelgesprächen mit Frau S. kommt auch Herr S. mit in die Therapie. Er ist enttäuscht darüber, dass er es seiner Frau nicht recht machen kann. Seiner Meinung nach unterstützt er sie so gut, wie es ihm möglich ist, nimmt ihr nach seinem Dafürhalten abends oft das Kind ab, erledigt einige Hausarbeiten, kann aber schwerlich ihre Vorwürfe nachvollziehen, dass er nicht genug mit ihr spreche oder zu selten zärtlich sei. Seiner Einschätzung nach geben sie beide in dieser objektiv schwierigen Situation das Beste. Selbst die Tatsache, dass Sexualität seltener stattfindet und weniger intensiv ist, bedauert er zwar, glaubt aber an Besserung.

»So ähnlich habe ich mir mein Leben als Mutter schon vorgestellt. Aber dass es sich so grundlegend verändert, das hätte ich nicht geglaubt.« Das Aufstöhnen von Frau S. klingt wahrscheinlich für viele frisch gebackene Eltern vertraut, dabei ist ihre Geschichte nicht wirklich dramatisch und ungewöhnlich. Gleichgültig, wie gut sich werdende Eltern auf ein Baby vorbereiten, die Veränderungen durch seine gänzliche Hilflosigkeit krempeln einfach alles um, und das 24 Stunden am Tag für viele endlose Monate lang. Sich nach der Geburt eines Kindes überfordert zu fühlen ist kein Zeichen ungenügender Belastbarkeit. Überforderungssymptome wie Übermüdung, Stress und vielfältige Unsicherheiten sind normal, außer Sie gehören zu jenen glücklichen Eltern, deren Kind nach vier bis sechs Wochen durchschläft, ordentlich trinkt und möglicherweise den Tag verschläft. Oder Sie haben liebevolle, aufopferungsbereite Großeltern!

Sollten Sie dieser begünstigten Minderheit nicht angehören, so sollten Sie zumindest aufhören, sich und Ihrem Partner oder Ihrer Partnerin diese Schwierigkeiten übel zu nehmen – das ist das Mindeste, was Sie angesichts der zwangsläufigen Belastungen für sich tun können. Denn, und darüber sind sich die Wissenschaftler einig, die Partnerschaftszufriedenheit nimmt generell in den ersten drei Ehejahren ab. Nach der Geburt eines Kindes aber sinkt sie weiterhin und das in verschiedenen Kulturen und im Vergleich zu kinderlosen Paaren. Besonders betroffen sind die Bereiche Zärtlichkeit und Sexualität. Nach der Geburt eines weiteren Kindes setzt sich diese Entwicklung fort. Selbstverständlich sind nicht alle Paare gleichermaßen betroffen.

Wenn Sie darüber völlig frustriert sein sollten, so möchte ich Ihnen nicht vorenthalten, dass es durchaus eine Reihe günstiger Ausgangsbedingungen gibt, die diese schwierige Übergangszeit mildern: eine hohe Partnerschaftsqualität vor Geburt des ersten Kindes etwa, Einigkeit über die Erwartungen und Vorstellungen bezüglich der Aufgaben- und Rollenverteilung nach der Geburt oder eine gute soziale Unterstützung durch Großeltern, Freunde und Nachbarn. Weiterhin entlasten eine gute materielle Absicherung, ein zu bewältigendes Maß an Gesamtbelastungen – so sollten Sie in dieser Zeit kein Haus bauen oder Ihre Wohnung renovieren. Wenn Sie ferner Kindern einen hohen Stellenwert beimessen und Ihr Kind kein allzu schwieriges Temperament hat, es also trinkt, Sie nächtens nur in Maßen quält und nicht allzu häufig und zu lange schreit (Blähungen!), sollten Sie sich glücklich schätzen. Nicht zuletzt hängt die Bewältigung dieser Zeit von Ihrer Fähigkeit als Paar ab, konstruktiv zu streiten. Das sollten Sie wirklich rechtzeitig lernen, denn die Anlässe werden sich unweigerlich häufen. (Vgl. Kapitel »Beziehungsprobleme gemeinsam lösen«: »Mit deinen Augen«, S. 207 f., »Du verstehst mich nicht«, S. 209 ff., Kapitel »Miteinander sprechen«: »Zwiegespräche«, S. 213 ff.)

# Keine Lust auf Lust – nicht sexuelle Ursachen

Welches sind die konfliktträchtigsten Bereiche, die ein frisch gebackenes Elternpaar zu bewältigen hat?

Herrn und Frau S. gebe ich während einer Paarsitzung folgende Aufgabe: Sie sollen, jeder für sich, ein Tortendiagramm auf ein Blatt Papier malen, das widerspiegelt, wie stark bestimmte Facetten ihrer Persönlichkeit beansprucht werden. Während Frau S. dem Muttersein einen überwiegenden Anteil von mindestens 60 % des Diagramms einräumt, ordnet sie den Rest dem Hausfrauendasein, der Rolle als Partnerin und Freundin zu. Für sie selbst gibt es gar kein Tortenstück! Bei Herrn S. nimmt den größten Teil der Torte, auch 60 %, die berufliche Beanspruchung ein, gefolgt von etwa 30 % Vater- und Partnersein. Ein schmales Häppchen reserviert er für sich (Fahrrad fahren und einmal wöchentlich Joggen). *Unterschiedliche Vorstellungen der Partner über die Elternrolle*, aber auch *Diskrepanzen zwischen Wunsch und Realität im Hinblick auf die eigene Elternrolle* steigern die partnerschaftliche Unzufriedenheit. Was bedeutet dieses Ergebnis nun für Herrn und Frau S.?

Was die Bedeutung der elterlichen Identität anbelangt, so gibt es zwischen Herrn und Frau S. deutliche Diskrepanzen. Die Gründe hierfür liegen auf der Hand: Während Herr S. seinen wichtigen Beitrag zur Versorgung der Familie indirekt über seine Berufstätigkeit leistet, ist Frau S., wie bereits vor der Geburt des Kindes in beiderseitigem Einverständnis vereinbart, mit der direkten Versorgung Pauls beschäftigt, was ihrer mütterlichen Identität einen hohen Stellenwert einräumt. Angesichts des Tortendiagramms wird ihr Unmut über diese deutliche Ungleichverteilung deutlich. »Eigentlich«, so gesteht sie sich ein, »hatte ich mir eine stärkere Gleichverteilung der Arbeit im Haushalt und mit dem Kind gewünscht. Und eigentlich wollte ich weiterhin eine annähernde

Gleichverteilung, was die Bedeutung der Elternrollen anbelangt. Jetzt bin ich doch in der traditionellen Kiste gelandet, wie meine Mutter, was ich vermeiden wollte.«

Die *Arbeitsverteilung* ist (s. Kapitel »Ergebnisse wissenschaftlicher Untersuchungen«, S. 37) ein gewichtiger Faktor für die generelle (Un-)Zufriedenheit in einer Beziehung. Frauen sind dann sehr unzufrieden, wenn die Partner sich aus ihrer Sicht ungenügend an der Hausarbeit beteiligen. Fühlen sie sich adäquat unterstützt, so ist die Zufriedenheit besonders hoch. Aber, darauf sei hingewiesen, idealisierte gleichberechtigte Rollenerwartungen sind im anstrengenden Alltag dieser Übergangsphase kaum umsetzbar: Gerade egalitäre Partnerschaften junger Eltern mit dem Anspruch der Gleichverteilung von Arbeitsaufgaben sind oft ausgesprochen belastend. Die Erledigung der Arbeit ist offenbar wegen des zusätzlichen Abstimmungsbedarfs zwischen den Partnern und der Koordinationserfordernisse zwischen Beruf und Hausarbeit für jeden Einzelnen letztlich noch zeit- und energieintensiver, für Frauen noch stärker als für Männer. (Reichle/Werneck 1999, S. 13)

Für den Unmut von Frau S. hinsichtlich der Arbeitsverteilung spielen zwei Gründe eine besondere Rolle: Sie wünscht sich dringend Arbeitsentlastung, die ihr auch einmal Rückzug erlaubt. Und gekränkt und wütend über den Bedeutungsverlust in der traditionellen Rolle als Mutter und Hausfrau geht ihr die Hausarbeit doppelt schwer von der Hand, denn mit jedem Handgriff fühlt sie sich als »Putzfrau«. Auch Herr S. ist im Grunde nicht glücklich über die traditionelle Rollenverteilung. »Wenn ich Paul abends nur zwei Stunden sehe, verzichte ich auch darauf, für ihn am wichtigsten zu sein!«, kommentiert er sein Tortendiagramm. Beide Partner haben also mit enttäuschten Erwartungen zu kämpfen, wobei sich beide zugute halten, den anderen nicht absichtlich enttäuschen zu wollen. Eine Lösung können wir für Frau S. nur in zwei Richtungen suchen: Entweder muss ihr Partner sie entlasten oder aber Herr und Frau S. suchen, zumindest stundenweise, einen Babysitter. Besonders Frau S. ist dann mit ihrem schlechten Gewissen konfrontiert und fragt sich, ob sie eine »schlechte Mutter« ist, wenn sie ihr Kind »abgibt«. (Herr S. hätte hier kein schlechtes Gewissen.) Außerdem ist sie in einem hohen Maße besorgt, dass es Paul schlecht gehen könnte, so hilflos, wie er ist, obwohl sie sich gleichzeitig für dieses »irrationale Überbesorgtsein« rügt.

Da ich glaube, dass in diesem Fall eine theoretische Auseinandersetzung gegen mütterliche Instinkte wenig ausrichten kann, schlage ich Frau S. vor, ein Experiment mit einer Babysitterin zu wagen. Zweimal zwei Stunden wöchentlich scheinen ihr angemessen, während derer sie etwas für sich tut. Die Besorgnis verschwindet trotz Eingewöhnungszeit nicht gänzlich, ist aber tolerierbar und das Gefühl einer Nische »ganz für mich allein« wieder ein Anfang.

Ein weiterer Schwerpunkt der Therapie, der Umgang mit dem Status- bzw. Bedeutungsverlust, gestaltet sich recht schwierig. Vorschläge wie Gespräche mit den anderen Müttern über diese Frage verdeutlichen zwei Perspektiven: Alle sind einhellig der Auffassung, wie unterschätzt die Mutter- und Hausfrauenrolle in gesellschaftlicher Hinsicht ist. Selbstkritisch stellen sich die Frauen jedoch die Frage, wer für die Anerkennung zuständig ist. Der Tenor ist: Manchmal gibt es die eine oder andere ältere Frau, die eine junge Mutter in ihrer Leistung wirklich schätzen kann. Leider gibt es aber nicht die Gruppe der weisen, älteren Frauen, die jungen Müttern als Vorbilder dienen können. Es bleibt ein Vakuum.

Hier wird deutlich, dass der Bedeutungsverlust nicht durch eine übergeordnete, illusionäre Instanz aufgehoben werden kann, sondern dass nur die Übernahme von Selbstverantwortung diesen Missstand ausgleichen kann. »Müssen wir uns jetzt gegenseitig bestätigen, obwohl wir alle unsere Rolle gering schätzen?«, fragt Frau S. »Ja, auch«, antworte ich. »Und ich kann Ihnen sagen, dass Ihr gesellschaftlicher Beitrag als Mutter mit Geld nicht aufzuwiegen ist. Aber wir können Ihrer ›Potenz‹ als Mutter, die viele Verdienste beinhaltet (die Mühen einer Schwangerschaft, das Ertragen der Geburtsschmerzen, den Stolz auf das Kind, den Stolz des Stillens etc.), einen Ort geben. Zeigen Sie mir, wie diese Erfahrungen Ihren Körper, Ihre Seele und Ihre Lebenshaltung prägen«, fordere ich sie auf.

Es gibt sicherlich mehrere Arten, sich diesem Thema zu nähern. Eine ist, ein Selbstbildnis zu malen, das die Antworten symbolhaft enthält, etwa die Markierung der Gebärmutter und des Gebärmutterhalses, des Weges der Geburt, Narben und anderer Körperveränderungen als Schwangerschafts- und Geburtsfolgen etc. Anschließend schlage ich vor, die gemalte Frau in einer bestimmten Körperhaltung darzustellen, ihre Gefühle zum Ausdruck zu bringen und Ich-Sätze zu formulieren. Frau S. malt sich hoch erhobenen Hauptes. Zentral sind diese Sätze: »Ich halte viel aus. Ich kann Leben spenden. Ich verdiene Respekt – auch von mir selbst.«

Der Aspekt der Rollen- und Aufgabenverteilung knüpft an einen weiteren konfliktträchtigen Bereich von Partnerschaften an, den Umgang mit *Macht*. Untersuchungen bescheinigen dogmatisch-dominanten Müttern, also solchen, die sich mit ihrer Rolle als Mutter überidentifizieren, die Neigung, den Vater bei der Erziehung auszuschließen. Tatsächlich besteht eine größere Nähe zwischen Frau S. und dem kleinen Paul, wie es auch gar nicht verwunderlich ist, wenn das Baby sich fast nur bei der Mutter befindet und von ihr versorgt wird. Glücklicherweise hat jedoch Frau S. keinerlei Motivation, ihren Partner ausschließen zu wollen, im Gegenteil, sie möchte ihn möglichst oft dabeihaben. Motive gibt es aber viele, aus denen heraus Mütter Väter ausschließen, etwa als Bestrafung, »weil mein Mann sich nicht genügend um mich und die Kinder kümmert und nur an seine Arbeit denkt«, oder zur Selbstwertstabilisierung, »weil mich dann wenigstens jemand (das Kind) braucht«.

Die häusliche Macht konzentriert sich zwar in den Händen von Frau S., die finanzielle jedoch bei Herrn S. Mit der Aufgabe ihres Arbeitsplatzes und der Übernahme der Mutter- und Hausfrauenrolle geht eine Einbuße an Macht, Status und Ansehen einher, was bei ihr zu Unzufriedenheit führt. Herr S. kann zwar in gewisser Weise ausgleichend wirken, indem er ihre Arbeit würdigt, dies kann sie jedoch nicht für den Mangel an gesellschaftlicher Würdigung entschädigen. Jetzt wird es maßgeblich darauf ankommen, wem sie die Verantwortlichkeit für diesen Mangel zuschreibt: Herr S. ist vielleicht Anlass und manchmal auch Ursache, dass Frau S. sich abgewertet fühlt, aber eben nicht nur. Hier muss ein Paar wirklich genau hinschauen, wo die Henne, wo das Ei ist, sonst wird strukturell bedingtes Unrecht Anlass für Beziehungsprobleme oder Beziehungskonflikte werden fälschlicherweise gesellschaftlichen Ursachen zugeschrieben.

Die Dimension der *Verantwortlichkeitszuschreibung* spielt in Beziehungen eine bedeutende Rolle. Geht Frau S. nämlich von der Annahme aus, ihr Mann sei die Ursache ihrer ungenügenden Würdigung, er sei also dafür verantwortlich, so reagiert sie mit Ärger, Enttäuschung, Bitterkeit etc., Emotionen, die Bemühungen um eine positive Gestaltung der Beziehung vereiteln und den Partner unter Rechtfertigungsdruck setzen. Wenn Herr S. im Gegenzug seiner Partnerin die Verantwortung dafür zuschreibt, zu seinem Kind keine wirklich nahe Beziehung entwickeln zu können, weil Paul sich überwiegend auf sie bezieht, so individualisiert er ebenso irrtümlich ein strukturelles Problem. Aufgabe der Therapie ist es an dieser Stelle, eine realistische Sichtweise zu erarbeiten, also hinzuschauen, ob objektive oder tatsächlich doch subjektive Gründe (und umgekehrt) die Ursachen sind. Nur die wenigsten Paare ergreifen etwa die gesetzlich geregelte Chance – auch wenn es finanziell tragbar wäre – und realisieren die väterliche Elternzeit.

Auch Schwierigkeiten in der *Kommunikation* sind vorprogrammiert. Frau S. möchte ihrem Partner am Abendbrottisch eine lustige Szene erzählen, die sie heute erlebt hat. Paul auf dem Hochstuhl stößt derweil an die Tischkante und weint. Herr S. tröstet ihn, Frau S. fährt fort mit ihrer Erzählung. Dann klirrt es. Es ist nur ein Löffel zu Boden gefallen. Frau S. bückt sich, hebt ihn auf und fährt erneut fort mit dem Erzählen. Jetzt hat Paul Durst. Er streckt die Hand nach der Schnabeltasse aus und sie reicht sie ihm. Er lässt sie fallen, sie fliegt auf den Boden. Glücklicherweise ist der Deckel noch drauf. Herr S. bückt sich und hebt sie auf. »Wo war ich gerade stehen geblieben?« Frau S. hat den Faden verloren. »Du hast gerade gesagt ...«, hilft ihr Herr S. auf die Sprünge.

Zusammenhängende Gespräche werden plötzlich zu seltenen, kostbaren Ereignissen und das Paar hat sein »Grundrecht« auf eine nette oder notwendige Unterhaltung mit einem Mal verwirkt. Aber nicht nur ständige Unterbrechungen sind zu tolerieren, häufig sind schnelle Entscheidungen gefordert, die im Vorfeld nicht bis zu einer einvernehmlichen Lösung ausdiskutiert werden können. Konträre Impulse wie »Nimm ihm doch die Schnabeltasse weg« vs. »Er muss doch lernen, selbstständig zu werden« können neue »Nebenkriegsschauplätze« eröffnen, womit die ursprünglich nette Motivation, ihren Partner mit einer kleinen Episode zu amüsieren, in noch weitere Ferne rückt.

Die Kommunikation – dies wird von Frauen oft mehr beklagt als von Männern – führt tatsächlich in der Kleinkindphase ein Schattendasein. Lösungen sind außer im Ertragen höchstens in der Richtung zu suchen, dass Paare sich »Kommunikationsinseln« schaffen. Helfen könnte eine verkürzte Version des Zwiegesprächs (s. Kapitel »Miteinander sprechen«, S. 213 ff.).

Günstige *Persönlichkeitseigenschaften* der Eltern sind außerdem gefordert. Selbstwirksamkeit, also die Überzeugung, »es (sein Leben) schon richten zu können«, Optimismus (»Das wird schon wieder«) und (Galgen-)Humor (»Schlimmer kann's nicht mehr werden!«) helfen. (Herr S. ist zum Beispiel überzeugt davon, dass sie als Paar sexuell schon irgendwie wieder zusammenfinden).

Ferner helfen persönliche Reife, Sensibilität und ein hohes Selbstwertgefühl.

Wenn Herr S. glaubt, dass beide Partner objektiv das Beste geben, um den schwierigen Übergang in die Elternschaft zu meistern, und wenn er außerdem die seltener stattfindende Sexualität nicht dramatisiert, so steckt in diesen Einstellungen viel Sensibilität, Reife und Selbstvertrauen. Frau S. dagegen erlebt sich zunächst wenig selbstwirksam, optimistisch, reif und selbstbewusst. Sie ist in dieser Zeit des Übergangs mehr als ihr Partner damit konfrontiert, neue Kompetenzen hinsichtlich der Versorgung des Kindes zu erwerben, eine Integration alter und neuer Rollen und Aufgaben zu leisten, und dies unter außergewöhnlich harten Bedingungen, zum Beispiel des Schlafentzugs. Ziel des therapeutischen Prozesses ist es deshalb, Persönlichkeitseigenschaften zu aktivieren bzw. neue zu entwickeln, die ihr in der Bewältigung dieser Krise hilfreich sein können.

Die Übergangszeit vom Paar zur Elternschaft nimmt häufig einen phasenhaften Verlauf, wobei die Mütter in der Regel härter gefordert sind: Die erste Phase ist gekennzeichnet von schwierigen Konflikten, Verlusten von Altem und Unsicherheit bezüglich des Neuen. Aus empirischen Untersuchungen weiß man, dass sich unzufriedene Mütter durch Zurückgezogenheit, geringe soziale Orientierung, niedrige Aggressivität und niedrige Erregbarkeit auszeichnen. (El-Giamal 1999, S. 200 ff.)

Ressourcen wie Kontakt- und Kommunikationsfähigkeit oder die Fähigkeit, ihre Gefühle wahrzunehmen und auszudrücken, sind also für Frau S. in dieser Phase sehr hilfreich. Wenn sie sich mit anderen Müttern über den täglichen Frust austauschen kann, so verschwindet dieser zwar nur kurzzeitig, aber der Austausch wird ihr mittelfristig helfen, ihre Situation zu relativieren und ihre Gefühle, die sie depressiv machen oder auf Dauer psychosomatische Beschwerden auslösen könnten, im Sinne der Selbstwirksamkeit zu verändern: »Nachts schläft er zwar immer noch nicht durch, aber wenn jemand Anteil daran nimmt, kann ich es leichter ertragen.«

In der zweiten Phase der Bewältigung experimentiert Frau S. mit neuen Verhaltensmöglichkeiten. Sie hat erfahren, dass ihr der Austausch mit den Müttern der Krabbelgruppe ganz gut tut, möchte aber doch engere Kontakte mit Frauen, denen sie sich wesensverwandter fühlt, und versucht diese Idee nun zu realisieren. Oder statt während des Mittagsschlafes ihres Sohnes zu putzen, legt sie sich selbst hin. Sie verschiebt ihre Prioritäten: Lieber mal was liegen lassen und dafür abends noch Energie haben, mit dem Partner zu sprechen, zu schmusen oder Sex zu haben. Die Bewältigungsphase ist dann positiv abgeschlossen, wenn Frau S. eine neue Balance hinsichtlich ihrer neuen Rollen und Aufgaben sowie in der Beziehung mit anderen erreicht und diese Veränderungen in ihr Selbst- und Weltbild integriert hat. Im Idealbild des Tortendiagramms für die jetzige Lebensphase wünscht sie sich Zeit alleine und verwirklicht dies, indem sie einmal wöchentlich in die Sauna geht, während ihr Mann den Sohn ins Bett bringt. Enthalten in dieser Erfahrung sind auch die Aspekte des genussvollen körperlichen Erlebens, »sich mal wieder als Frau zu spüren« und zu erleben, dass Mutter- und Frausein keine sich ausschließenden Dimensionen des Selbst sind.

Nicht nur Müttern kann therapeutische Hilfe nützen. Väter sind dann am unzufriedensten, wenn die Partnerschaftszufriedenheit niedrig ist, sie niedrige Aggressionswerte haben und wenig streiten. Dann scheinen sie eine distanzierte Beziehung herzustellen und sich weniger selbstkritisch mit eigenen schwierigen Anteilen in der Beziehung zu beschäftigen. Obwohl sie wenig streiten, fühlen sie sich durch die Beziehung stärker belastet, wobei sie sich eher von der Partnerin und ihrer schlechten Stimmung zurückziehen und dann auch weniger zärtlich sind. (El-Giamal 1999, S. 201) Therapieziele für unzufriedene Väter dieses Profils können generell darin liegen, sie zu unterstützen, sich mehr mit ihrer Partnerin auseinander zu setzen.

Herr L., ein anderer Klient, kam wegen zunehmender Angstsymptome zur Psychotherapie. Auch früher hatte er schon unter

Panikattacken gelitten, die er aber »in den Griff« bekommen hatte. Jetzt, nach der Geburt des zweiten Kindes, litt er zunehmend unter dem Gefühl, gänzlich die »Kontrolle« über sein Leben zu verlieren und von seinen Ängsten überwältigt zu werden. Ein wichtiger Aspekt in seiner Therapie war, sich in einer symbolischen Familienaufstellung mit Puppen einen »sicheren Platz« in seiner Familie neben seiner Frau zu geben, statt sich bei Konflikten, wie er es häufig tat, zurückzuziehen, was ihm Vorwürfe seitens seiner Frau einbrachte und seine Rückzugstendenzen noch verstärkte. Der biographische Hintergrund in seinem Fall war das Lebensgefühl, »zu viel« zu sein, nicht wirklich genug wahrgenommen zu werden, nachdem die Geburt seiner kleinen Schwester 14 Monate später erfolgt war.

Wir überlegten uns als Transfer für den Alltag eine abgewandelte Form des Zwiegesprächs: Während der Familienspaziergänge sollte er bewusst an der Seite seiner Frau gehen, mal den Buggy schieben, mal für den dreijährigen Benedikt zuständig sein. Sofern möglich, sollte er seine Frau an der Hand nehmen. Er sollte etwa 15 Minuten, die natürlich unterbrochen sein würden von Benedikt, über seine positiven und negativen Gedanken und Gefühle über die verschiedenen Seiten des Familien- und Paarlebens laut reflektieren. Im Anschluss daran sollte dasselbe seine Frau tun.

## Sex auf Sparflamme

Das freudige Ereignis der Geburt des ersten Kindes ist also für die Partnerschaft nicht unproblematisch. Mit der Geburt eines zweiten Kindes wird die Unzufriedenheit mit der partnerschaftlichen Qualität bei beiden nicht geringer. Die Bereiche Zärtlichkeit und Sexualität, darin ist sich die Wissenschaft einig, sind davon besonders betroffen. Unzählige Ratgeber trösten, dass sich in sechs oder acht Monaten, spätestens aber nach einem Jahr, wenn das Kind »aus dem Gröbsten raus ist«, die Lust schon wieder einstellt. Forscher indes mahnen, wenn Eltern ihre Interessen als Paar, und hier sind aus Sicht beider Partner besonders die sexuellen betroffen, nicht fünf Jahre zurückstellen und darüber einvernehmlich kommunizieren können, dann steige das Risiko der Entfremdung und schließlich der Trennung. (Jurgan u.a. 1999, S. 48) Allerdings sehen Frauen ihre sexuellen Wünsche durch ihre Partner mehr erfüllt, während die Männer stärker darüber klagen, dass ihre sexuellen Wünsche unerfüllt bleiben. (Glomp, 1996, S. 32)

Ein Forscherteam (von Sydow u.a. 2001) untersuchte die sexuelle Aktivität deutscher Paare während der Schwangerschaft und der ersten sechs Monate nach der Geburt. Es interessierte sich besonders auch für die nicht genitale Sexualität und befragte die Paare nach (nicht sexueller) Zärtlichkeit, dem Küssen, dem Streicheln der Brust (der Frau durch den Mann), dem erregenden Streicheln, der Stimulation durch die Zunge, dem Geschlechts- und Analverkehr und schließlich der Selbstbefriedigung. Die Ergebnisse dieser Untersuchung ähneln vergleichbaren Studien in anderen industrialisierten Ländern. Zusammengefasst kann man Folgendes sagen:

Die meisten sexuellen Aktivitäten nehmen während der Schwangerschaft ab, besonders im letzten Drittel, bewegen sich in den ersten drei Monaten nach der Geburt um den Nullpunkt und beginnen dann allmählich wieder anzusteigen. Davon ausgenommen bleibt der Austausch von Zärtlichkeiten und Küssen, die während des gesamten Zeitraumes stattfinden. Während die Häufigkeit der männlichen Selbstbefriedigung über den gesamten Zeitraum konstant bleibt, pendelt die Häufigkeit der weiblichen Selbstbefriedigung um zwei- bis dreimal monatlich während der Schwangerschaft, sinkt in den ersten drei Monaten nach der Geburt auf den Nullpunkt und steigt danach langsam wieder an. Die männliche Sexualität ist zwar reduziert in dieser Lebensphase, aber die Sexualität der Frauen noch mehr.

Eigentlich sind die Untersuchungsergebnisse nicht besonders überraschend. Beruhigend ist es vielleicht für manche Paare dennoch, zu wissen, dass sich die Sexualität in etwa nach diesem Muster abspielt. Auch die Tatsache, dass die Frauen mit der Mutterschaft einen tiefer greifenden und umfassenderen Wandel als die Männer mit der Vaterschaft durchmachen, einen Wandel, der bis in die Körperlichkeit und die Sexualität hineinreicht, ist nicht weiter verwunderlich. Frau S. etwa hat Paul bis zum sechsten Monat voll gestillt und seitdem zugefüttert. Derzeit stillt sie ihn noch einmal abends vor dem Schlafengehen, was Teil ihres gemeinsamen Einschlafrituals ist, und nachts, wenn er aufwacht. Nach wie vor genießt sie das Einmalige dieser Intimität und Sinnlichkeit, von der sie sich bewusst ist, dass sie beide das nie mehr wieder so haben werden. Dies ist mitunter auch ein Grund, warum sie das Abstillen hinauszögert. Zwar stellt sie ihre Bedürfnisse in einem hohen Maße zurück, erlebt aber mit ihrem Sohn eine Intensität an Liebe und Hingabe, der gegenüber die Gefühle in der Partnerschaft nur blass erscheinen. Diese Intensität, das sieht sie sehr klar und deutlich, ist etwas, was ihrem Partner sowohl mit dem Kind als auch im Zusammensein mit ihr fehlt.

»Da steht er außen vor. Während ich viel Nähe mit Paul erlebe, hat er das nicht ... Da ist das auch keine Frage für mich, ob ich Sexualität vermisse. Eindeutig nein. Er aber schon. Muss ich deshalb Schuldgefühle haben?«, fragt sie sich. »Und kann ich ihm das zumuten?« Das »Recht« auf Sexualität, das denken viele Frauen (und Männer), steht den Männern zu. Diese Haltung hat eine jahrhunderte-, wenn nicht jahrtausendealte Tradition und war auch gesetzlich verankert. Nein, natürlich haben Männer dieses Recht nicht, wie auch Frauen die Verpflichtung für die sexuelle Befriedigung der Männer nicht haben. Aber der Bewusstseinsprozess dahin ist ein langer Weg für beide.

Tatsächlich sind die Männer laut verschiedener Befragungen unzufriedener, was die Sexualität anbelangt. Schwierig damit umzugehen ist es vor allem für solche Männer, bei denen die Sexualität mit zusätzlichen Bedeutungen versehen ist. Dient Sexualität etwa als Ritual zur (Wieder-)Versicherung der Männlichkeit, dann müssen solche Männer nicht nur mit dem Mangel an Sexualität umgehen, sondern auch mit ihrer Verunsicherung, die vielleicht noch in einem anderen »Gewand« auftritt und als solche schwer zu erkennen ist. Herr S. ist in dieser Hinsicht recht gelassen. Die Tatsache, dass Sexualität seltener stattfindet, auch noch nachdem Paul neun Monate alt ist, findet er bedauerlich, er glaubt aber an »Besserung«. Was er damit meint, sagt er an anderer Stelle: »Ich bin zuversichtlich, dass wir uns als Paar, auch sexuell, wiederfinden. Wir haben vorübergehend etwas verloren, dafür aber in anderer Hinsicht, als Eltern, viel gewonnen.«

Die lang andauernde, große körperliche Nähe, die Frau S. genießt, bewirkt aber auch das Gefühl, dass ihr Körper nicht mehr ganz ihr gehört, dass die Körpergrenzen »verschwimmen«. Sie wünscht sich: »Mein Körper soll mal wieder ganz mir gehören«, denn besonders die Brüste sind vorübergehend »ausgeliehen«. Frau S. berichtet darüber, wie verwirrend für sie nach der Geburt das Streicheln der Brüste durch ihren Partner war. Was sie vor der Geburt als sehr erotisch empfand, mochte sie jetzt nicht mehr, da ja bei sexueller Erregung auch die Milch einschoss. »War ich jetzt Mutter oder Geliebte? Ich konnte es nicht mehr auseinander halten, entschied aber, dass meine Brüste für einige Monate Paul und nicht meinem Partner gehören«, versucht Frau S. ihre Empfindungen aus dieser Zeit zu umreißen. »Und umgekehrt war es aber manchmal auch verwirrend, wenn Paul an meiner Brust saugte und ich erregende Gefühle empfand. Anfangs wollte ich das nicht, dann aber protestierte Paul. Er zeigte mir sehr schnell, was er von mir wollte, ich war seine Mama und er wollte Milch! Das half mir, mich deutlich in meiner Mutterrolle zu fühlen, auch wenn sich da zunächst andere Gefühle mit hineinmischten. Im Laufe der Zeit konnte ich sie belassen als das, was sie waren: körperliche Empfindungen, die mich an sexuelle erinnerten, die aber keine waren, weil da auch noch der Kopf mit seinen sexuellen Bildern und Phantasien dazugehört. Und erotische Frau war ich eindeutig nur bei meinem Mann.«

Elternschaft ist also, am Beispiel von Frau und Herrn S. illustriert, eine Prüfungssituation in vielfacher Hinsicht, nicht zuletzt in der Frage, wie Sie als Paar eine solche Übergangssituation meistern können. Sie sollten deshalb nicht nur den ersten Geburtstag Ihres Kindes feiern, sondern auch den ersten Geburtstag Ihrer Elternschaft, an dem Sie sich an Ihre Verdienste erinnern.

# Im Zeichen des Feuers – die mittleren Jahre

Meine Lust, mich mit den Inhalten dieses Kapitels zu beschäftigen, die mich als 47-jährige Frau ja direkt betreffen, blieb während der gesamten Zeit des Schreibens beharrlich auf dem Nullpunkt. Also schob ich die Arbeit daran so weit hinaus, bis das ganze Buch geschrieben war und nur noch diese eine Lücke klaffte. Der Gedanke, vielleicht doch auf dieses Kapitel zu verzichten, war verführerisch, aber schlichtweg unmöglich. Ich konnte diesen wesentlichen Teil, der sich mit dem Älterwerden und den Wechseljahren beschäftigen und natürlich auch mich selbst berühren würde, nicht einfach unterschlagen, nur weil diese Selbstkonfrontation auch schmerzliche, beängstigende, traurige und ohnmächtige Gefühle hervorrufen würde! Das war weder anständige Schreibarbeit noch war es zufrieden stellend, mich vor dem zu drücken, was im Sumpf des Vagen und Unbewussten vor sich hin schlummerte. Ich ertappte mich dabei, wie ich selbst klare, durchaus positiv getönte

Gedanken und Gefühle in diesen Sumpf zurückschickte. Sollten sie doch in alle Ewigkeit dort vor sich hin dümpeln, was gingen sie mich an!

Also sammelte ich entsprechende Literatur, weigerte mich aber, auch nur einen Blick in sie hineinzuwerfen. Vor mir stapelten sich Bücher mit Titeln wie *Wechseljahre* (Greer 1991), *Feuerzeichenfrau* (Onken 2003), *Brave Frauen kommen in die Wechseljahre – böse kommen weiter* (Schneider 1999) oder *Frau. Eine intime Geographie des weiblichen Körpers* (Angiers 2002), *Was Frauen krank macht. Zur Psychosomatik der Frau* (Olbricht 2002), *Das Hormonbuch* (Love 2000) usw. Während ich noch um sie herumschlich, wie eine Katze um den heißen Brei, und mir auf keinen Fall die Pfoten daran verbrennen wollte, hatten die Schlüsselworte untergründig längst ihre Wirkung entfaltet.

Was tat ich also?

Dieses unangenehme, bedrohliche Wort, das ich wirklich nicht mit mir in Verbindung bringen wollte, weil ich annahm, es würde dann an mir kleben bleiben, mich bloßstellen, bedenkliches Geraune und mitleidige Blicke provozieren, die alle in der unausgesprochenen Botschaft gipfelten: »Deine Zeit als attraktive Frau ist endgültig abgelaufen«, dieses Wort also sprach ich zunächst einmal gegenüber Freundinnen aus.

»Hast du bereits Anzeichen der *Wechseljahre* und was macht das mit dir als Frau?«, fragte ich sie, alle zwischen 43 und 54 Jahre alt. Auch einige gute männliche Freunde fragte ich.

Hier ihre Kommentare:

Sabine, 43, verheiratet, vor kurzem wurde ihre Gebärmutter entfernt: »Dass ich keine Kinder mehr kriegen kann, dem weine ich keine Träne nach, schließlich habe ich zwei geboren und habe dieses Thema für mich abgeschlossen. Die Eierstöcke produzieren ja noch genügend Östrogene, so dass ich nicht frühzeitig in die Wechseljahre komme, oder? Das will ich nicht. So alt bin ich auch wieder nicht.«

Ursula, 45, allein erziehend: »Ob ich bereits Anzeichen verspüre? Gute Frage. Offen gestanden, habe ich gar keine Zeit, darüber nachzudenken. Und wenn schon, das wäre Luxus. Ich muss schauen, dass ich körperlich funktioniere. Schließlich bin ich die Einzige, die in unserer Familie die Brötchen verdient.«

Marianne, 47, ebenfalls allein erziehend: »Gibt es in diesem Alter überhaupt noch alltags- und liebestaugliche Männer? Das ist die eigentliche Frage, die mich umtreibt. Oder bin ich unattraktiv allein meines Alters wegen? Die gelegentlichen Hitzewallungen erinnern mich an mein Alter und würden mich wohl kaum stören, wenn Wechseljahre nicht mit Altsein als Frau verknüpft wären. Mich nicht zum alten Eisen auszumustern und ausmustern zu lassen kostet mich immer wieder viel Energie.«

Ingrid, 48, verheiratet: »Sind depressive Verstimmungen, Konzentrations- und Schlafprobleme typisch für die Wechseljahre? Aber was geht dabei auf das Konto von Alltagsstress, was auf das Konto der Hormone? Ich kann dir sowohl berechtigte Gründe für das eine wie für das andere nennen. Und alt fühle ich mich schon. Eben so alt, wie ich tatsächlich bin, auch wenn mir das gar nicht gefällt, wo wir doch heute alle fit und schlank und schön sein müssen.«

Eveline, 50, lesbisch, in einer Partnerschaft lebend: »Wechseljahresbeschwerden kenne ich nicht, oder wenn doch, sind sie so gering, dass das für mich normal ist. Außerdem habe ich keine Angst vorm Altwerden. Eine Frau bleibe ich dennoch.«

Annette, 52, in einer Partnerschaft lebend: »Ich nehme seit einigen Jahren Mönchspfeffer. Meine Schlafprobleme und Hitzewallungen haben sich gebessert, sind aber nicht weg. Allerdings habe ich keine Lust auf Sex. Was aber die Henne, was das Ei ist, was die Wechseljahre, was die Beziehungskonflikte ausmachen, darüber bin ich mir nicht im Klaren.«

Sonja, 54: »Auf Anraten meiner Gynäkologin habe ich eine Hormonsubstitutionstherapie gemacht. Nachdem aber die fatalen

Ergebnisse aus den USA kamen, dass die Wahrscheinlichkeit für Brustkrebs und andere Krebsarten dadurch erhöht wird, hat die Ärztin die Hormone schlagartig abgesetzt und ich bleibe zurück mit meinen Ängsten ... Jetzt nehme ich nur noch pflanzliche Präparate. Seit ich übrigens verliebt bin, fühle ich mich wie 20 und die Wechseljahresbeschwerden sind mir egal.«

Wenn einem eine Frage besonders nachgeht, verfällt man manchmal irrtümlich in den Glauben, dass allen anderen diese Frage auch besonders wichtig sein müsste. Obwohl wir uns alle in dieser durch körperliche Veränderungen gekennzeichneten Lebensphase befinden, wurde die Bedeutung dieses Themas und seiner Folgen für das Selbstbild als Frau von meinen Freundinnen unterschiedlich eingeschätzt. Bei Ursula und Annette etwa stehen andere Lebensthemen wie Geldverdienen und Beziehungskonflikte im Vordergrund. Bei Marianne geht es um das schwierige Thema der Partnersuche. Annette und Sonja sind dagegen von verschiedenen Beschwerden beeinträchtigt und berichten über ihren Umgang damit.

Wenn es einen groben Nenner unter uns Frauen gibt, zum Teil mehr, zum Teil weniger deutlich ausgesprochen, dann noch am ehesten in der Gleichung, dass wir Angst davor haben, als »alte« und damit unattraktive Frauen abgewertet zu werden, im Extremfall vielleicht unser Frausein abgesprochen zu bekommen. Interessanterweise bildet aber Eveline, die lesbisch ist, eine Ausnahme. Befragt danach, warum das so sei, antwortet sie mir, dass lesbische Frauen ihre Attraktivitätsstandards weniger auf jugendliche Schönheit einengen und in die erotische Anziehung deutlicher Kriterien persönlicher Ausstrahlung einfließen.

Meine kleine Umfrage unter befreundeten Männern (»Bemerkst du an dir Anzeichen der Wechseljahre, und wenn ja, was bedeutet dir das als Mann?«) ergab ganz andere Perspektiven:

Achim, 44, verheiratet: »Wie, gibt's das überhaupt? Ich glaube nicht, dass meine Hormone schon im Abbau begriffen sind. Bis jetzt habe ich keine Probleme.«

Bernd, 46, geschieden, Single: »Darüber habe ich bereits gelesen. Ich glaube aber nicht, dass es bei Männern den Frauen vergleichbare Wechseljahre gibt. Bei Frauen sind doch die Veränderungen durch die Hormonumstellung drastischer, die fruchtbaren Jahre sind ja dann vorbei. Bei uns Männern geht der Alterungsprozess viel schleichender vonstatten. Deshalb kann ich dir nur sagen, dass diese Zeit für mich jetzt keine besonderen Auswirkungen auf mein Selbstkonzept hat.«

Thomas, 49, verheiratet: »Natürlich beobachte ich an mir, wie sich meine körperliche und geistige Leistungsfähigkeit ändert. Leider! Ob das jetzt aber Alters- oder Wechseljahresprozesse sind – keine Ahnung. Gibt es überhaupt die männlichen Wechseljahre?«

Alle drei Männer bemerken altersgemäße Veränderungen. Da sie jedoch keine plötzlichen, in der Intensität gravierenden oder auf eine Endgültigkeit zustrebenden Prozesse erleben und verkraften müssen, scheint diese Phase des Übergangs eher einem ruhigen, gemächlich dahintreibenden Fluss vergleichbar. Auch von sozialen Bewertungsprozessen, denen Frauen unterliegen, sind sie als Männer traditionell weniger betroffen, auch wenn dieser Unterschied durch den Jugendlichkeitskult der letzten Jahre zunehmend relativiert wird. Dennoch, es bleibt ein gewisser Unterschied: Die Attraktivität der Männer wird anscheinend durch Falten, Doppelkinn, Tränensäcke, welkende Haut und Schmerbauch immer noch weniger beeinträchtigt.

Wie immer, wenn ich mit der Ungerechtigkeit zwischen Männern und Frauen befasst bin, werde ich neidisch, frustriert und wütend. Mit dem Unterschied, dass ich mich im Gegensatz zu früher weniger mit Störendem aufhalte und mich viel mehr den Ressourcen widme. Zunächst erfasste mich auch hier die Neugierde, das Besondere dieser Zeit zu verstehen. Ich kam endlich an den Punkt, wo ich zu lesen begann, was andere sich bereits vor mir gedacht hatten, und empfand viele Sätze als Geschenk. Mein Augenmerk galt dabei folgenden Fragen:

Was genau meint der Begriff der »Wechseljahre«? Wie kommt es, dass den weiblichen Wechseljahren der Ruch von Krankheit, Verfall, Asexualität und sogar »Entweiblichung« anhängt? Gibt es neben den unbestrittenen weiblichen Wechseljahren auch die männlichen? Und wenn uns schon die Wechseljahre an den »Wechsel der Jahre« erinnern sollen, was kann der persönliche Gewinn dabei sein?

## Frauen in den Wechseljahren

Das Älterwerden von Frauen ist in den mittleren Lebensjahren durch eine Reihe von Faktoren geprägt. Einer davon ist das Durchleben der Wechseljahre. Aber auch andere Umstände können das Leben tief greifend verändern: Die Kinder verlassen das Haus, die Eltern sind gebrechlich oder pflegebedürftig, der Körper baut merklich ab, die Jugend ist endgültig vorbei, die eigene Sterblichkeit rückt an den Rand des Horizonts etc. Einige spezifische Körpersymptome sind den Wechseljahren zuzuordnen, die meisten jedoch sind normale Begleiterscheinungen des Alterns.

Eine Untersuchung an Männern und Frauen in den mittleren Jahren, die eine Liste von Symptomen vorgab, die normalerweise den weiblichen Wechseljahren zugeordnet werden, diesen Hintergrund aber nicht explizit erwähnte, förderte Erstaunliches zutage: Spezifisch weiblich waren einzig und allein Hitzewallungen und vaginale Trockenheit, alle anderen Symptome wurden auch von den männlichen Probanden beklagt – und sie waren genauso oft oder sogar noch häufiger als Frauen davon betroffen. Sowohl Frauen als auch Männer berichteten über eine krisenhafte Zuspitzung um die Lebensmitte, die mit einem Verlust an Selbstvertrauen und Entscheidungsschwierigkeiten einherging. Interessanterweise litten aber die Frauen, die sich zum Befragungszeitpunkt in der Perimenopause befanden, also etwa zwei Jahre vor bis zwei Jahre nach der letzten Menstruation, stärker unter diesen psychischen Symptomen als Männer oder Frauen in der Postmenopause. (Love 2000, S. 79)

In der Literatur wird selten deutlich zwischen normalen Symptomen des Älterwerdens und Symptomen der Wechseljahre unterschieden. Es gibt aufgrund der vielen Belastungsfaktoren auch viele psychosomatische Überlagerungen, so dass beispielsweise die häufig beklagten depressiven Verstimmungen eine Folge der zum Teil heftigen Hormonschwankungen als auch der Lebenssituation sein können – oder auch beides. Letztlich kann man zu einer deutlichen Einschätzung nur dann gelangen, wenn man alle vorhandenen Einflussfaktoren sorgfältig abwägt.

Viele Symptome werden deshalb unkritisch den weiblichen Wechseljahren zugeordnet, was den Eindruck eines spezifisch weiblichen Syndroms, einer Krankheit also, erweckt. Dies hat wahrscheinlich mehr mit der sozialen Bewertung von Frauen als dem »schwachen Geschlecht« zu tun, einem Bild, das vor dem Hintergrund einer jahrhundertealten, männerdominierten Medizin zu sehen ist. Und, nicht zu unterschätzen, diese Entwicklung erfuhr eine Fortsetzung in den 90er-Jahren, als Frauen als »Hormonmangelwesen« für die Pharmaindustrie zu einer überaus attraktiven Zielgruppe avancierten – wir werden darauf noch zurückkommen. Unser Blick geht also immer in zwei Richtungen, bemüht, die Wechseljahresanzeichen und die des Alters zu differenzieren.

Zunächst aber will ich versuchen, die »Wechseljahre« und damit verbundene zentrale Begriffe zu definieren:

Die »Wechseljahre« bezeichnen keine Krankheit, sondern einen natürlichen Übergangsprozess in den mittleren Lebensjahren einer Frau. »Klimakterium« meint nichts anderes, dies ist nur der entsprechende medizinische Fachbegriff. Ebenso meint »Menopause« im umgangssprachlichen Sinne die Wechseljahre, auch wenn Menopause genau genommen die letzte Menstruation benennt, die durchschnittlich gesehen mit 50 Jahren eintritt. Umgangssprachlich unscharf und verwirrend wird Menopause jedoch oft auch mit der Postmenopause gleichgesetzt, der Zeit nach dem endgültigen Ausbleiben der Menstruation. Als Übergangsprozess ereilen die Wechseljahre eine Frau nicht als plötzliches, über sie hereinbrechendes Schicksal, sondern sie sind eine natürliche Weiterentwicklung, die bereits ab dem 30. bis 35. Lebensjahr vorbereitet wird. Die Zeichen, auch wenn individuell sehr schwankend, sind zuerst kaum wahrnehmbar. Aber die Wahrscheinlichkeit, schwanger zu werden, nimmt ab, die Zyklen werden unregelmäßiger und die »hormonelle Symphonie der Frau«, die »dynamische Wechselwirkung zwischen den Hormonausschüttungen der Gebärmutter, der Eierstöcke, des Gehirns und der Hirnanhangdrüse« (Cutler 1994, S. 81 ff.), gewinnt in dieser Zeit ihr für die Wechseljahre charakteristisches Muster. Nimmt eine Frau diese Veränderungen aufmerksam wahr, so ist es ein eindrückliches Erlebnis, von einem ins andere hormonelle Stadium überzuwechseln, mit all den körperlichen und seelischen Begleiterscheinungen, die sowohl die Fortpflanzungsanatomie als auch die spezifischen Hormone und damit die Sexualität prägen.

Es gibt Autorinnen, die die Wechseljahre mit der Pubertät vergleichen, ebenso eine Übergangsphase, die von großen hormonellen Veränderungen und damit einhergehenden auffälligen Begleiterscheinungen körperlicher und seelischer Art geprägt ist. In der Lebensspanne einer Frau kann man fünf hormonelle Stadien unterscheiden: die Kindheit vor der Menarche (ca. 13 Jahre), Pubertät und Adoleszenz (bis zum 20. Lebensjahr), die Fruchtbarkeitsphase (bis etwa zum 43. Lebensjahr), die Wechseljahre (bis ca. 50 Jahre) und die Postmenopause (danach). Dass Frauen in die Wechseljahre kommen, ist demnach keine besondere Lebensphase, sondern nur ein weiterer Abschnitt in einem kontinuierlichen Entwicklungsgeschehen, mit dem Vorteil, dass Frauen es schon gewohnt sind, mit hormonellen Schwankungen umzugehen, wie sie ja auch in der Pubertät, der Schwangerschaft und nach der Geburt eines Kindes auftreten.

Die Wechseljahre selbst unterscheidet man in drei Stadien, beginnend mit der Prämenopause. In den ersten Jahren nimmt die Hormonproduktion ab, wird unregelmäßig und verursacht verschiedene Symptome wie Hitzewallungen und Stimmungsschwankungen, während die Periodenblutung zunächst noch anhält. Danach folgt die Menopause, die letzte Menstruation, wobei Frauen erst im Nachhinein festlegen können, genauer ein Jahr nach Ausbleiben der letzten Periodenblutung, wann diese tatsächlich stattgefunden hat. Anschließend befinden sich Frauen in der Postmenopause. Auch wenn Frauen jetzt weiterhin Anzeichen der Wechseljahre haben, so unterscheiden sich diese doch charakteristisch von jenen der Prämenopause.

Die Intensität der Wechseljahreszeichen ist bei Frauen unterschiedlich stark ausgeprägt und variiert auch über den Zeitraum hinweg. Genauso wie die Menstruation selbst, die Pubertät und das Schwangersein individuell verschieden erlebt werden, so beeinflussen auch die Wechseljahre jede Frau in einzigartiger Weise. Nicht zu verwechseln sind im Übrigen Symptome mit Beschwerden: Zu Letzteren werden sie erst, wenn Frauen darunter leiden. (Love 2000, S. 22)

Welche Beschwerden werden den Wechseljahren gemeinhin zugeordnet? Zu unterscheiden sind:

- organische Beschwerden wie Trockenheit der Vaginalschleimhaut, Osteoporose, Arteriosklerose und Erkrankungen der Herzkranzgefäße;
- vasomotorisch-vegetative Beschwerden wie Hitzewallungen, Schweißausbrüche, Herzklopfen, Schwindelgefühle und Blutdruckschwankungen;
- psychosomatische Symptome wie Schlafstörungen und Müdigkeit, Kopfschmerzen, Reizblase und Harninkontinenz, Gewichtzunahme, seltener -abnahme, Verstopfung, sexuelle Probleme;
- psychische Symptome wie depressive Verstimmungen, Angstzustände und Versagensängste, Angst vor Krankheiten, Leistungsminderung, Antriebsstörungen, Reizbarkeit, Vergesslichkeit, Konzentrationsprobleme, Einsamkeit;
- soziale Symptome: Rückzug und Isolation. (Olbricht 2002, S. 261 ff.)

Diese Liste erhebt keinen Anspruch auf Vollständigkeit, die Spannbreite kann erheblich variieren. Und seien Sie nicht verunsichert, wenn bei Ihnen keine Symptome auftreten! 10 % aller Frauen verspüren keine dieser oder anderer Begleiterscheinungen. Bei diesen Frauen bleibt einfach die Periode aus. Ein Grund, warum Wechseljahre oftmals als kritisches Lebensereignis eingestuft werden, ist, dass man klinische Gruppen erforschte, also Frauen, die sich wegen entsprechender Beschwerden in ärztliche Obhut begaben. Frauen jedoch, die sich nicht oder nur unerheblich beeinträchtigt fühlen, sind nur selten »Forschungsgegenstand«.

Im Folgenden setze ich mich mit den häufigsten und bekanntesten »Wechseljahressymptomen« auseinander und versuche zu unterscheiden, was daran spezifisch wechseljahres- und was altersbedingt ist (vgl. Olbricht 2002, S. 261 ff.; Love 2000, S. 98 ff.):

*Vaginale Trockenheit* wird allen sich in den Wechseljahren befindenden Frauen zugeschrieben, was so aber nicht stimmt. Verschiedene Studien haben gezeigt, dass eher postmenopausale Frauen mit niedrigem Östrogenspiegel davon betroffen sind. Sowohl die Vagina als auch das sie umgebende Bindegewebe verlieren dabei an Elastizität, was wiederum die Verletzlichkeit der Vagina erhöht.

Tatsächlich ist die vaginale Trockenheit ein recht häufiges und zum Teil vorübergehendes Phänomen von Frauen verschiedenen Alters. Manche geben an, dadurch sexuell beeinträchtigt zu sein, andere wiederum nicht. Während beispielsweise 19,3 % aller 18- bis 24-jährigen Frauen und 15,9 % aller 40- bis 44-Jährigen in einer Untersuchung darüber klagten, waren es nur wenige Prozent mehr bei den Frauen, die prä-, peri- oder postmenopausal waren, nämlich 22,6 % der 45- bis 49-Jährigen, 21,4 % der 50- bis 54-Jährigen und 24,8 % der 55- bis 59-Jährigen. (Lauman u.a. 1994, zitiert nach Sigusch 2001b) Vaginale Trockenheit geht häufig mit Schmerzen während des Geschlechtsverkehrs einher. Aber die Gruppe der Frauen in den Wechseljahren klagte über bedeutend weniger Schmerzen (im Durchschnitt weniger als 10 %) als 18- bis 24-Jährige (21,5 %) und 40- bis 44-Jährige (12,5 %).

Die Ursachen sind keineswegs auf einen erniedrigten Östrogenspiegel einzuengen, vielmehr hängt eine gute Durchblutung der Scheide von weiteren körperlichen und seelischen Faktoren ab. Eine Frau in den Wechseljahren etwa mit einer empfindlicheren Scheide, die vorausgehende schlechte sexuelle Erfahrungen gemacht hat oder sich in einer unbefriedigenden Partnerschaft befindet, ist verständlicherweise eher geneigt, die Sexualität einzustellen, als eine Frau, die Sexualität als bereichernd erlebt hat.

*Osteoporose*, die Reduktion der Knochenmasse, ist eine Alterserscheinung und beginnt schon lange vor den Wechseljahren bei Männern wie Frauen. Da sie sich aber erst später im Alter bemerkbar macht, in dem Zeitraum, in dem üblicherweise die Wechseljahre auftreten, und weil sie bei vorzeitigem Abbau von Knochenmasse gut mit Östrogengaben behandelt werden kann und als

»Östrogenmangelkrankheit« betrachtet wird, wird Osteoporose in unzulässig verkürzter Weise und einseitig den Wechseljahresbeschwerden zugeordnet. Denn neben den Sexualhormonen beeinflussen weitere Faktoren den Knochenaufbau, zum Beispiel eine gesunde Ernährung (Kalcium, Vitamin D, Fluoride), eine gute Gefäßversorgung, eine gute Durchblutung, seelische Belastungen und andere Hormone. Da Jungen in ihrer Kindheit und Jugend häufig zu mehr Bewegung angehalten werden, haben sie bereits am Ende der Pubertät einen höheren Mineralgehalt in den Knochen als Mädchen, also bessere Ausgangswerte für die später beginnende, altersgemäße Rückbildung.

*Hitzewallungen*, die bekanntesten und häufigsten Symptome, die Zeichen des »Feuers«, werden von bestimmten Regionen des Gehirns gesteuert, welche die Kerntemperatur des Körpers regeln. Sie treten besonders bei prä- und perimenopausalen Frauen auf. Vier Jahre nach der letzten Menstruation haben noch 20 % der Frauen Hitzewallungen. Jedoch berichten 50 %, überhaupt keine Hitzewallungen gehabt zu haben.

Weiterhin sind Dauer und Intensität sehr unterschiedlich. Im Durchschnitt dauert eine Hitzewallung dreieinhalb Minuten, sie variiert jedoch von fünf Sekunden bis zu 60 Minuten. Unklar ist, ob die Hitzewallungen zu bestimmten Zeitpunkten im Tages-Nacht-Rhythmus auftreten, ebenso unterliegen die betroffenen Körperstellen einer großen Variationsbreite. Wenn Frauen über Hitzewallungen klagen, so ist in der Regel weniger die Hitze das Problem, außer wenn sie nachts wach werden und schlecht wieder einschlafen. Unangenehm ist ihnen häufiger die soziale Situation, in der die Hitzewallungen, die ja eine intime Reaktion sind, sie überkommen und Alter und Lebensphase offenbaren – ob sie wollen oder nicht.

Auch *Schlafstörungen* sind keine spezifischen Wechseljahresbeschwerden, sieht man davon ab, dass sie im Gefolge nächtlicher Hitzewallungen auftreten können.

*Migräneanfälle* und einige andere Arten von *Kopfschmerz* hängen mit hormonellen Einflüssen zusammen, wie jedoch genau und warum, ist nicht bekannt. Manche Migränearten, die an den Menstruationszyklus gebunden sind, können nach der Menopause verschwinden, manche Frauen leiden aber erstmals in der Perimenopause unter Migräne. Bei anderen Frauen können sich Migräne oder andere Kopfschmerzarten während des Zeitraums der letzten Menstruation verschlimmern.

Mit *Gewichtszunahme* haben viele Frauen während der Wechseljahre zu kämpfen, wobei die Ursachen vielfältig sein können. Tatsache ist, dass man mit zunehmendem Alter weniger Kalorien braucht, um das Körpergewicht aufrechtzuerhalten. Essen Sie also wie gewohnt weiter, so nehmen Sie automatisch ein bis zwei Kilo jährlich zu. Reduzieren Sie überdies Ihr Bewegungsverhalten, wie das viele mit dem Älterwerden tun, so bleiben die Pfunde »kleben«. Das Gewicht zu halten oder gar abzunehmen wird immer schwerer und mit zunehmenden Rundungen, Orangenhaut und Falten wird die Diskrepanz zum gesellschaftlichen Idealbild der jugendlichen Frau immer größer. Ein dieser Lebensphase entsprechendes, realistisches und wertgeschätztes Frauenbild gibt es (noch) nicht. Nimmt eine Frau in den Wechseljahren an Gewicht zu, so sollte man dieses Ereignis eher unter einem psychosomatischen Blickwinkel betrachten, die Belastungssituationen in Augenschein nehmen, das Ernährungs- und Bewegungsverhalten analysieren oder aber, bei nur mäßiger Gewichtszunahme, das Problem relativieren.

Die Wechseljahre werden gemeinhin mit *depressiven Verstimmungen* assoziiert. Selbst im Diagnosethesaurus der ICD-10, einer Sammlung von Krankheitsbegriffen, wie sie Psychologen und Mediziner benutzen, wird mit der so genannten Involutionsdepression oder -melancholie ein eigenes Krankheitsbild angenommen. Tatsächlich treten in den Wechseljahren Stimmungsschwankungen auf, die mit Hormonschwankungen in Zusammenhang stehen können. Doch nicht jede Frau bekommt sie, und wenn, dann können die meisten Frauen damit umgehen, etwa wenn diese kurz vor der Periode auftauchen – schließlich ist das ja nichts Neues, viele Frauen haben den Umgang damit schon lange geübt.

Verschiedene Untersuchungen bestätigen die Annahme, dass es keine überdurchschnittliche Zunahme psychischer Störungen während der Wechseljahre gibt. (Love 2000, S. 91 f.) Dennoch sind bestimmte Frauen in dieser Phase anfälliger für psychische Probleme, etwa solche, die bereits unter dem prämenstruellen Syndrom (PMS) leiden und deren Gehirn empfindlicher auf Hormonschwankungen reagiert. Dies hängt jedoch nicht allein mit dieser spezifischen körperlichen Empfindlichkeit zusammen. Zum Ausbruch einer Depression kommt es erst dann, wenn eine zusätzliche innere oder äußere Belastung hinzukommt, die eine Frau in Phasen des hormonellen Gleichgewichts zwar hätte bewältigen können, die aber nun gerade der Tropfen zu viel ist, der das Fass zum Überlaufen bringt. Eine beispielsweise durch Beziehungs- oder gesundheitliche Probleme belastete Frau, die jetzt auch noch mit Hitzewallungen zu kämpfen hat und schlechter schläft, kann plötzlich schnell an den Rand ihrer Kompensationsmöglichkeiten gelangen. Eine ausschließlich medikamentöse Lösung, entweder mit stimmungsaufhellenden Antidepressiva oder einem Östrogenpräparat zur Eindämmung der Hitzewallungen, würde sie vielleicht kurzfristig entlasten, längerfristig jedoch ihren Bedürfnissen nicht gerecht werden.

Frauen, bei denen die Wechseljahre abrupt statt allmählich eintreten, neigen im Übrigen häufiger zu Depressionen, zum Beispiel nach einer Hysterektomie, der Entfernung der Gebärmutter. Etwa jede sechste Frau über 35 Jahre ist heute davon betroffen, wobei in vielen Fällen der Eingriff medizinisch nicht notwendig wäre. Unzweifelhafte Indikationen sind sehr große Myome, erhebliche Gebärmuttersenkungen und bösartige Erkrankungen wie Eierstocktumore. Eine Reihe von Beschwerden, die von sexuellen

Empfindungsstörungen über Unterleibs-, Rücken- und Kopfschmerzen bis hin zu depressiven Verstimmungen reichen, können nach der Operation auftreten.

*Gedächtnisprobleme* beginnen für viele Frauen (und Männer) in den Vierzigern spürbar zu werden. Das Zusammenfallen dieser Zeit mit den Wechseljahren verleitet manche zur Annahme, die Hormone könnten dafür verantwortlich sein. Das sind sie nicht. Es handelt sich vielmehr um Alterserscheinungen, die erst in den mittleren Lebensjahren nach einem kontinuierlichen Prozess des Abbaus so prägnant werden, dass wir sie als Veränderungen identifizieren können. Auch für das Auftreten von *Konzentrationsstörungen* gibt es keine Hinweise auf einen ursächlichen Zusammenhang.

Nach diesen letzten Seiten werden Sie vielleicht überrascht feststellen, wie wenig originäre Wechseljahresbeschwerden es wirklich gibt, genau genommen nur zwei: vaginale Trockenheit (die aber auch andere Ursachen haben kann) und Hitzewallungen. Der große Rest ist den allgemeinen Altersbeschwerden, von denen Frauen wie Männer betroffen sind, zuzurechnen. Wodurch aber kommt es, dass man Frauen in den Wechseljahren diese Beschwerden zuordnet, sie damit als kränker, anfälliger, seelisch und körperlich schwächer stigmatisiert und ihnen überdies den Verfall ihrer Attraktivität, ihrer Sexualität und selbst ihrer Weiblichkeit nachsagt? Mehrere Aspekte wirken zusammen:

Germaine Greer, eine amerikanische Feministin, hat für ihr Buch *Wechseljahre* Romane, Biographien und Memoiren durchforstet, um herauszufinden, wie Schriftstellerinnen über die Wechseljahre ihrer weiblichen Protagonistinnen und über ihre eigenen schreiben. Sie hat wenig gefunden, und das lag nicht nur allein daran, dass viele englisch schreibende Schriftstellerinnen des 19. und 20. Jahrhunderts gestorben waren, bevor sie die Wechseljahre erreichten. Selbst für die Stimmgewaltigsten unter ihnen, so schlussfolgert Greer, waren dies »stille Jahre«. (Glücklicherweise ist in dieser Hinsicht ein Wandel zum Positiven zu beobachten. Es gibt heute viel gute Literatur über die weiblichen Wechseljahre.)

In den 60er-Jahren des 20. Jahrhunderts konnten sich dann männliche Mediziner leicht und widerstandslos in fruchtbarer Zusammenarbeit mit den Pharmakonzernen den Weltmarkt für die Hormontherapien als lukrative Antwort auf die »unbeschriebene Erfahrung« erobern. Die Wechseljahre wurden zwar enttabuisiert, aber gleichzeitig zur Hormonmangelkrankheit umdefiniert, was eine Behandlungsbedürftigkeit suggerierte, und das just zu dem Zeitpunkt, als auch die Pharmaindustrie die ersten synthetischen Hormone produzieren konnte. Die damalige Fachliteratur war, wie nicht anders zu erwarten, tendenziös. Die pharmainitiierten oder -gesponserten Untersuchungen lieferten die erwartete Antwort auf Wechseljahresanzeichen mit und ohne Beschwerden: die Verabreichung einer Hormonersatztherapie. Die Erforschung von Alternativen wurde dabei schändlich vernachlässigt. (Greer 1991, S. 21 ff.)

Werner Bartens, auf dessen Recherchen ich mich im Folgenden stütze, hat sich in zwei Artikeln in der *ZEIT* mit dieser Problematik auseinander gesetzt (Bartens 2002/2003):

In Deutschland wurden bis 2002 den verfügbaren Zahlen zu Verkauf und Verschreibung zufolge den Frauen durchschnittlich acht Jahre lang Hormonersatzpräparate verordnet. In der Altersgruppe der zwischen 50 und 60 Jahre alten Frauen schluckte fast die Hälfte diese Präparate, welche die Krankenkassen 500 Millionen Euro jährlich kosteten – ein lukrativer Leckerbissen für die Pharmaindustrie. Nachdem aber die bis dato gründlichste Studie, die Women Health Initiative (WHI) in den USA, die eigentlich die vorbeugende Wirkung der Hormonersatztherapie auf Herz und Kreislauf beweisen sollte, zu gegenteiligen Ergebnissen gekommen war und im Juli 2002 abgebrochen wurde, wurden die Gynäkologen gründlich aufgerüttelt. (Die US-Wissenschaftler hatten festgestellt, dass von den Frauen, welche die Präparate eingenommen hatten, 26 % mehr an Brustkrebs, 29 % mehr an Herzinfarkten, 41 % mehr an Schlaganfällen und 100 % mehr an Thrombosen erkrankten!)

Die Lehren, die Frauen daraus ziehen müssen, sind, dass sie letztlich die Verantwortung für ihren Körper selbst zu tragen haben, auch wenn sie Laien sind, und dass sie ihre Informationen aus unterschiedlichen Quellen speisen müssen, auch deshalb, um sich gegebenenfalls ein Bild über die Motive der Informanten zu machen.

Auch wenn sich hinsichtlich der Hormonersatztherapie eine kritische Wende vollzogen hat, schlägt sich bis heute die Pathologisierung einer ganzen Lebensphase im medizinischen Fachvokabular nieder, wenn von Degeneration der Eierstöcke, dem Östrogendefizit, der Ovarialdysfunktion, der Dystrophie der Scheidenschleimhaut, dem Knochenabbau usw. gesprochen und geschrieben wird. Dieses Bild spiegelt sich auch in den Medien wider, die sich am besten verkaufen und die höchsten Quoten verzeichnen, wenn sie das Spektakuläre betonen. So ist das öffentliche Bild der Wechseljahre eher von Angst und Abwertung als von Mut und Wertschätzung geprägt. Dies provoziert zum Teil wiederum genau die Beschwerden (depressive Verstimmungen, Müdigkeit, Verlust sexueller Lust etc.), die man Frauen in den Wechseljahren nachsagt. Wie stark die soziale Bewertung der Wechseljahre die Befindlichkeit der Frauen beeinflusst, illustrieren kulturvergleichende Studien. In Ländern, in denen die Wechseljahre abschätzig bewertet werden, leiden die Frauen mehr, in Ländern, die sie aufwerten, dagegen kaum. (Olbricht 2002, S. 262) Um eine positive Sichtweise der weiblichen Wechseljahre zu erreichen, ist noch viel zu tun. Vielleicht war der Schock um den »Jungbrunnen« Hormonersatztherapie zumindest dazu gut, das Ausmaß der Pathologisierung transparent zu machen, der Frauen in den Wechseljahren zum Opfer fallen.

Es scheint mir unabdingbar, das Konzept der weiblichen Wechseljahre »abzuspecken«, es von der pharma- und medienmotivierten Aufgeblähtheit zu befreien und die Wechseljahre auf das zu reduzieren, was sie wirklich sind: ein Übergangsprozess im Leben einer Frau, für den nur wenige Körpersymptome (Hitzewallungen, vaginale Trockenheit) charakteristisch sind. Er kann eine Weiterentwicklung auf geistiger, gefühlsmäßiger und körperlicher Ebene stimulieren. Und er kann dazu beitragen, den Wandel in der weiblichen Identität besser zu verstehen.

## Die Frage nach den männlichen Wechseljahren

Die Debatte um die männlichen Wechseljahre, auch Klimakterium virile, Andropause, Partielles Androgendefizit des Alternden Mannes (PADAM) oder Andropenie genannt, wird sehr kontrovers geführt: Das eine »Lager« behauptet, es gäbe keine männlichen Wechseljahre, während das andere sehr wohl davon ausgeht, dass Männer Wechseljahre durchleben. Beide Fraktionen erkennen folgende Veränderungen an:

- Der *Testosteronspiegel* sinkt: »Die mittleren Testosteronspiegel werden mit dem Alter zwischen dem 40. und 70. Lebensjahr um rund 1 % pro Jahr niedriger, dabei die des Gesamttestosterons um 0,4 %, die des freien Testosterons um 1,2 % pro Jahr, dagegen wird das SHBG (Sexualhormon bindendes Globulin) um 1,2 % pro Jahr höher«. (Krause 1998, S. 138)
- Etwa ab dem 40. bis 45. Lebensjahr kann bei Männern eine *Reihe von Symptomen* auftreten, die *denen der weiblichen Wechseljahre ähneln*, wobei die Liste keinen Anspruch auf Vollständigkeit erhebt: Schwächegefühl, Abnahme der Aktivität, Reizbarkeit, Gefühlsschwankungen, innere Unruhe, nachlas-

sende Konzentrationsfähigkeit, nachlassende sexuelle Lust, Erektionsstörungen, Nachlassen der Muskelkraft, Glieder- und Gelenkschmerzen, Schweißausbrüche, Schlafstörungen, Gewichtszunahme ohne Veränderung der Lebensgewohnheiten etc.

Die Schlussfolgerungen, die Befürworter und Gegner aus diesen grundsätzlichen Phänomenen ziehen, sind jedoch verschieden.

Die Gegner des Konzepts »männliche Wechseljahre« verweisen darauf, dass die Frage danach, wann ein Testosteronspiegel »ausreichend« ist oder nicht, nicht wirklich geklärt sei. Denn, so ihre Argumentation, es gebe zwar Richtwerte, diese seien jedoch insofern untauglich, als es mangels Langzeitstudien keine altersentsprechenden Normalwerte gebe. Die Orientierung an Normalwerten junger Männer lasse deshalb die Abweichungen älterer Männer in einem falschen Licht erscheinen, die wahrscheinlich keine Abweichungen im Sinne einer Krankheit darstellten. Vielmehr handle es sich um Altersveränderungen, die kontinuierlich und linear bereits ab dem 40. Lebensjahr beginnen. Außerdem, so ein weiteres Argument, werde oft nicht unterschieden, ob sich ein erniedrigter Testosteronspiegel als Nebenwirkung bestimmter Medikamente einstelle, wobei ja bekanntlich mit zunehmendem Alter vermehrt Krankheiten aufträten, die eine medikamentöse Behandlung notwendig machten. Selbst wenn aber ein Mann nach den geltenden Richtlinien die Normalgrenze von Testosteron unterschreite (zum Beispiel nach Vermeulen bei 11 ng/ml), und das betrifft 15 bis 20 % der Männer über 50, dann bedürfe er nicht automatisch einer Hormonbehandlung.

Die Durchschnittswerte sind sehr von äußeren Faktoren abhängig, beispielsweise, zu welcher Tageszeit der Testosteronspiegel bestimmt wird, da Testosteron pulsartig ausgeschüttet wird, ebenso von Faktoren wie Ernährung, körperlicher Bewegung und emotionalen Belastungen. Insgesamt schließen die Gegner daraus, dass der Testosteronstatus nur ein schwacher Indikator sei, um ein Phänomen wie die männlichen Wechseljahre dingfest zu machen. Erhärtet wird diese Einschätzung dadurch, dass bei den so genannten Wechseljahresbeschwerden (wie auch schon bei den weiblichen Wechseljahren kritisch angemerkt) nicht unterschieden wird, ob es sich um originäre Wechseljahres- oder allgemeine Alterssymptome handelt. Unbestritten ist zwar, dass diese mit dem Alter zunehmen. Folgendes Argument wirft aber ein interessantes Licht auf die Frage der biologischen bzw. der psychosozialen Verursachung: Obwohl die Intensität der Beschwerden mit zunehmendem Alter steigt, ergibt sich noch kein Zusammenhang mit dem Testosteronspiegel im Sinne von »je weniger Testosteron, desto stärker die Beschwerden«. Gerade Probanden mit überdurchschnittlichem Testosteronstatus erleben eine stärkere Beeinträchtigung im Bereich Sexualität und Potenz. Besonders ausgeprägt trifft dies für die Gruppe der 55- bis 64-jährigen Männer zu.

Die Psychologen Degenhardt und Thiele (2004) vermuten die Ursache in spezifischen psychischen Bewertungsprozessen. Glaubt ein Mann an seine körperlichen Ressourcen, dass er also seinen körperlichen Zustand positiv beeinflussen kann und darin auch erfolgreich ist, so geht damit in der Regel auch die positive Einstellung einher, dass er seine Vergangenheit gut bewältigt hat und auch seine Zukunft gut bewältigen wird. Dieser Bewertungsstil bewährt sich auch in höherem Alter.

Jedoch gibt es offensichtlich noch eine weitere Einflussgröße: eben den Testosteronwert. Verheiratete oder in einer festen Partnerschaft lebende 35 bis 44 Jahre alte Männer mit einem niedrigen Testosteronwert sind im Bereich Familie, Partnerschaft und Sexualität zufriedener als solche mit einem hohen Testosteronspiegel. Möglicherweise hat der Testosteronstatus insofern einen Einfluss, als Jugendliche und junge Männer mit hohem Testosteronstatus der eigenen Potenz, der körperlichen Attraktivität und Fitness eine hohe Bewertung einräumen. Bleibt diese Wertigkeit trotz sexueller und körperlicher Alterungsprozesse bestehen, so erleben alternde Männer mit überdurchschnittlichem Testosteronspiegel die nachlassende Potenz als besonders beeinträchtigend. Männer mit einem niedrigen Hormonstatus dagegen gründen ihre männliche Identität und ihren männlichen Selbstwert wahrscheinlich auf ein breiteres Spektrum an Eigenschaften und Kompetenzen.

Die Befürworter leiten allein aus dem Auftreten bestimmter Beschwerden im fünften Lebensjahrzehnt parallel zu den weiblichen Beschwerden (die ja auch oft keine typischen Wechseljahresbeschwerden sind) die Existenz männlicher Wechseljahre ab und führen die Beschwerden (fälschlicherweise) auf die Abnahme des Testosterons zurück – insgesamt keine überzeugende Argumentation. Selbst wenn man psychosoziale Veränderungen mit einbezieht, wie sie typisch sind für die mittleren Jahre (Karrierezenit erreicht bzw. überschritten, Familiengründung abgeschlossen, Trennungs- und Scheidungsprobleme durchlebt, Bilanzierungsfragen etc.), deuten diese eher darauf hin, dass es zwar Krisen geben kann, diese in ihrem Verlauf jedoch stark von der Verfügbarkeit entsprechender Bewältigungsstrategien abhängen.

Keine guten Karten für die Pharmaindustrie, die sich bereits mit Testosteronpillen, -spritzen, -pflastern und zuletzt -gels um die angeblich 2,8 Millionen betroffenen Männer mit »Testosteron-Mangel-Syndrom« in Deutschland bemühte. In der PR-Kampagne einer großen Pharmafirma wurde unter anderem Folgendes propagiert: »Alter: 58. Gefühltes Alter: 48«. Dazu präsentierte man ein Testosterongel als Gegenmittel, das gegen das Altern helfen soll. Was verschwiegen wurde, sind die Nebenwirkungen, die bei Männern, die genug körpereigenes Testosteron produzieren und eine Extradosis erhalten, beträchtlich sein können: Sie reichen von Schrumpfhoden über Akne, das Wachsen weiblicher Brüste, Durchfall, Haarausfall, Vergesslichkeit, Herzinfarkt bis hin zu Prostatakrebs. (Blech 2003)

## Die Lust in der Lebensmitte

Körperliche und psychische Symptome, von denen manche den Wechseljahren, die meisten dem Alterungsprozess zugeschrieben werden können, gewinnen an Einfluss auf die Lebensführung und auch auf die Sexualität. Nur wenige Studien versuchten die Besonderheiten der Sexualität dieser Jahre zu erkunden – ein krasser Widerspruch zur Bedeutung dieser Bevölkerungsgruppe aufgrund der demographischen Verhältnisse, die sich in den kommenden Jahrzehnten erwartungsgemäß noch zuspitzen werden. Manche Studien gewannen ihre Ergebnisse über klinische, nicht repräsentative Gruppen, zum Beispiel Frauen, die sich wegen Wechseljahresbeschwerden in ärztlicher Behandlung befanden, so dass die Ergebnisse nicht generalisierbar sind. Andere Untersuchungen mit der gleichen Thematik unterscheiden sich gravierend in den Untersuchungsmethoden, dem Untersuchungszeitraum oder den Fragestellungen. Ich beschränke mich deshalb darauf, Ihnen die Ergebnisse einer aktuellen Studie zu den Aspekten sexuelles Interesse, partnerschaftliche Sexualität und sexuelle Zufriedenheit vorzustellen (Bucher u.a. 2003), verweise aber für Interessierte auf eine weitere Untersuchung (Lauman u.a. 1994, zitiert nach Sigusch 2001b), die sexuelle Probleme und Störungen von Frauen und Männern erhebt.

Generell lassen sich zwei wesentliche Ergebnisse vorausschicken:

- Die Mehrheit der 45- bis 54-jährigen Männer (64,5 %) und Frauen (61,2 %) geben eine *allgemeine Zufriedenheit mit ihrem Sexualleben* an.
- Der Faktor *Gesundheit* bzw. *körperliche Beschwerden*, der Alters- und Wechseljahresbeschwerden miteinschließt, beeinflusst gemäß subjektiver Einschätzung der Befragten nur schwach deren sexuelle Aktivität. Dies verwundert nicht,

wenn Sie sich daran erinnern, dass im Prinzip nur Hitzewallungen und vaginale Trockenheit als weibliche Wechseljahresbeschwerden aufzufassen sind und dass Frauen in den mittleren Jahren nicht wesentlich häufiger über vaginale Trockenheit berichten als beispielsweise 18- bis 24-Jährige. Im Gegenteil leiden die Jüngeren viel häufiger unter Schmerzen beim Geschlechtsverkehr, die unter anderem durch vaginale Trockenheit mit verursacht werden können. Auch bei Männern haben wir gehört, dass die altersbedingt nachlassende Testosteronproduktion nur schwach mit der sexuellen Potenz korreliert.

*Sexuelles Interesse* meint mehr als nur Interesse am Geschlechtsverkehr. Es umfasst den Wunsch nach Zärtlichkeiten im Alltag, nach Petting und natürlich auch nach Geschlechtsverkehr. In der oben genannten Studie wurden Menschen ab 45 Jahren danach befragt, wie häufig sie sich in den vergangenen drei Monaten Zärtlichkeiten im Alltag, Petting und Geschlechtsverkehr wünschten und wie häufig sie sexuelle Gedanken und sexuelle Träume hatten und sexuelles Verlangen verspürten. In der Gruppe der 45- bis 55-jährigen Frauen gaben 0,3 % an, solche Wünsche nicht verspürt zu haben, im Gegensatz zu den Männern, die alle den einen oder anderen sexuellen Wunsch oder Impuls verspürt hatten. Weniger als einmal im Monat bzw. einmal gaben 4,5 % der Frauen und 0,5 % der Männer an, weniger als einmal pro Woche oder einmal 35,4 % der Frauen und 14,2 % der Männer. Die Mehrzahl der Frauen (59,8 %) und Männer (85,3 %) dagegen berichteten, mehrmals pro Woche solche Wünsche zu hegen und entsprechende Impulse zu verspüren.

Da die Untersuchung sich an Männer und Frauen ab 45 Jahren richtete, gibt es keine Vergleichsdaten mit Jüngeren. Im Vergleich zu den Älteren bis 75 und mehr Jahren wird allerdings deutlich, dass sich das sexuelle Verlangen mit steigendem Alter zunächst wenig, dann stärker verringert, und zwar besonders bei den 75-Jährigen und Älteren. Während sich das sexuelle Interesse der Männer überwiegend auf sexuelle Phantasien, Gedanken und Träume sowie ein Verlangen nach Geschlechtsverkehr und Selbstbefriedigung bezieht, geben die Frauen ein etwas stärkeres Bedürfnis nach Zärtlichkeiten an. Der Wunsch nach Petting und Geschlechtsverkehr differiert bei Männern und Frauen hingegen nur wenig.

Was das sexuelle Verlangen am meisten prägt und mitbestimmt, ist in dieser Lebensphase das gegenwärtige Alter selbst (denn mit zunehmendem Alter verringert sich das Interesse) und die Wichtigkeit von Sexualität in früheren Jahren. Letzteres unterliegt nicht nur der biographischen Prägung in Kindheit und Jugend, sondern auch den weiteren Erfahrungen mit Beziehungen und Sexualität im jüngeren und späteren Erwachsenenalter. Bei beiden Geschlechtern wirkt sich ein aktiver Lebensstil positiv auf das sexuelle Interesse aus. Bei Frauen jedoch hängt das sexuelle Verlangen viel stärker vom Vorhandensein eines Partners ab, während es bei Männern davon nicht beeinflusst wird. Dies ist ein interessanter Aspekt, der die unterschiedliche Häufigkeit des sexuellen Verlangens bei Frauen und Männern – wenigstens zum Teil – erklären kann und das Vorurteil des geringeren sexuellen Interesses bei Frauen mit zunehmendem Alter relativiert. Da relativ viele Frauen in den mittleren Jahren ohne Partner auskommen müssen, würde sie ein starkes sexuelles Verlangen nur frustrieren. Eine Anpassung an die realen Möglichkeiten ist vielleicht unbefriedigend, aber immer noch weniger schmerzlich, als dem Unerfüllbaren hinterherzutrauern.

In einer anderen Untersuchung kam die Sexualforscherin Beate Schultz-Zehden, die Frauen im Alter von 50 bis 70 Jahren zu ihrer Sexualität befragte, nicht nur zu dem Ergebnis, dass die Hormonumstellung in den Wechseljahren die sexuelle Lust nicht beeinträchtigt. Sie glaubt überdies, dass das Sexualverhalten älterer Frauen im Wandel begriffen ist. Anlass dafür gibt ihr eine kleinere Gruppe sexuell emanzipierter Frauen, die besonders aktiv ihre Sexualität gestaltet, indem sie offen und kommunikativ ist und häufiger die Initiative zu sexuellen Begegnungen ergreift. Diese Frauen beschreiben ihr Sexualleben als sehr erfüllt und befriedigend. Schultz-Zehden ist optimistisch, dass sich diese Gruppe sexuell Aktiver in Zukunft noch erweitern wird. (Sonnenmoser 2004, S. 18)

Während in der Gruppe der 45- bis 54-jährigen Frauen 11,5 % angaben, in den letzten drei Monaten keine *partnerschaftliche Sexualität* erlebt zu haben, berichtete nur knapp die Hälfte der gleichaltrigen Männer (6,1 %) dasselbe. Partnerschaftliche Sexualität ist hierbei nicht auf den Geschlechtsverkehr beschränkt, sondern umfasst sexuelle Interaktionen, die Zärtlichkeiten, Petting oder Geschlechtsverkehr oder eine Kombination dieser drei Varianten meinen. Weniger als einmal oder einmal im Monat erlebten 16 % der weiblichen und 8,6 % der männlichen Befragten Sexualität mit einem Partner, weniger als einmal oder einmal pro Woche 40,1 % der Frauen und 39,1 % der Männer. Über partnerschaftliche Sexualität mehrmals in der Woche berichteten 32,4 % der Frauen und 46,2 % der Männer. Mit jeder weiteren Altersgruppe verminderten sich die Häufigkeitsangaben sowohl bei der weiblichen als auch der männlichen Stichprobe. Auffallend war jedoch, dass der Anstieg der Frauen ohne partnerschaftliche Sexualität viel steiler verlief als bei den Männern. Befragte man die Frauen nach den Gründen für das Fehlen der partnerschaftlichen Sexualität, so wurde deutlich, dass die wichtigste Ursache darin bestand, keinen Partner zu haben, gefolgt vom Mangel an sexuellem Verlangen. Bei Männern galt die umgekehrte Reihenfolge, das heißt, die sexuelle Unlust war der häufigste Grund, während erst in zweiter Linie das Fehlen einer Partnerin genannt wurde.

Ich habe bereits darauf hingewiesen, dass Männer viel leichter eine Partnerin finden, wenn sie sexuelles Verlangen verspüren, und folglich eher Sexualität mit einer Partnerin erleben können. Dagegen haben es Frauen in der zweiten Lebenshälfte deutlich schwerer, was sich mit zunehmendem Alter noch weiter verschärft.

Hinsichtlich der *sexuellen Zufriedenheit* äußerten sich 15,7 % der 45- bis 54-jährigen Frauen als eher oder sehr unzufrieden, wobei die Männer mit 18,3 % die Frauen in ihrer Unzufriedenheit noch übertrumpften. 23,2 % der weiblichen Befragten schätzten sich als weder zufrieden noch unzufrieden ein, während dies 17,3 % der gleichaltrigen männlichen Befragten von sich behaupteten. Die Mehrheit war jedoch mit ihrem Sexualleben eher oder sehr zufrieden, 61,2 % der Frauen und 64,5 % der Männer sagten dies von sich. Mit zunehmendem Alter jedoch wurden die Männer vergleichsweise unzufriedener, während die Zahl der unzufriedenen Frauen relativ stabil blieb.

Vergleicht man jedoch die Entwicklung der sexuellen Zufriedenheit über verschiedene Altersgruppen hinweg mit der sexuellen Aktivität oder dem sexuellen Interesse, so bleibt Erstere im Mittel verhältnismäßig konstant. Ein Grund dürfte darin liegen, dass die Erwartungen den Möglichkeiten angeglichen werden, ein anderer, besonders bei Frauen, dass die sexuelle Zufriedenheit nicht nur von der Häufigkeit der sexuellen Aktivitäten bedingt wird. Die sexuelle Zufriedenheit beider Partner hängt an erster Stelle von der Möglichkeit partnerschaftlicher Sexualität ab, das heißt, ist keine Beziehung vorhanden, so sinkt sie umgehend. Darüber hinaus erhöht sich die sexuelle Zufriedenheit, wenn die Sexualität eingebunden ist in eine emotionale Verbundenheit.

Interessanterweise ist die Häufigkeit von Selbstbefriedigung kein Indikator für eine höhere sexuelle Zufriedenheit. Im Gegenteil, je häufiger sie vorkommt, desto sexuell unzufriedener sind Männer wie Frauen. Offenbar wird sie eher als Ersatz für eine fehlende partnerschaftliche Sexualität ausgeübt. Sie erinnern sich, dass dies bei jungen Erwachsenen anders ist. Sie sehen Selbstbefriedigung als eine der partnerschaftlichen Sexualität gleichwertige Form der Sexualität an.

## Über die (Un-)Sicherheit des weiblichen Begehrens

Wie Sie lesen konnten, ist eine Mehrheit der 45- bis 54-jährigen Männer wie Frauen mit ihrem Sexualleben zufrieden, auch wenn die vorgestellte Studie zwei Aspekte vernachlässigt: Die Dauer der Partnerschaften, von der wir ja wissen, dass gerade sie einen entscheidenden Einflussfaktor darstellt, wird nicht differenziert. Ferner werden Singles und Paare »in einen Topf geworfen«, obwohl sich doch der Faktor »Vorhandensein eines Partners« sehr auf das sexuelle Interesse auswirkt, bei Frauen mehr noch als bei Männern.

Eine größere Minderheit ist aber sexuell eher oder sehr unzufrieden, immerhin 15,7 % der weiblichen und 18,3 % der männlichen Befragten, wobei allerdings die Gründe hierfür nur sehr global interpretiert werden und keine Hilfestellungen für die therapeutische Praxis liefern.

Ich möchte mich daher einem in der Sexualtherapie häufiger vorkommenden Problem bei lang andauernden Partnerschaften widmen: einer seit Jahren bestehenden sexuellen Lustlosigkeit bei einem der beiden Partner, einhergehend mit dem Abbruch der sexuellen Aktivitäten. Da diese Frage in keiner mir bekannten Untersuchung erforscht wurde, solche Paare jedoch häufig psychotherapeutische Hilfe aufsuchen, weil die Existenz ihrer Partnerschaft gefährdet ist, bin ich auf meine klinischen Erfahrungen und meine eigenen Schlussfolgerungen angewiesen.

Die Ausgangssituation, wie sie sich bei Herrn und Frau D., einem Paar Ende 40 bzw. Anfang 50, darstellt, ist denen vieler anderer Paare ähnlich, wobei häufiger die Frau die »Lustlose« ist, seltener der Mann: Beide Partner sind beruflich etabliert, ein Haus ist gebaut oder eine Eigentumswohnung erworben, die Finanzen sind geregelt und die Kinder halbwüchsig oder schon außer Haus. Wenn ich die Empfehlungen prominenter PsychotherapeutInnen im Umgang mit sexueller Langeweile, wie ich sie im Kapitel »Sexuelle Zufriedenheit in dauerhaften Beziehungen« (s. S. 41 ff.) beschrieben habe, als eine Art Checkliste zugrunde lege, so schneiden diese Paare nicht schlecht ab und es gibt außerdem viele Kompetenzen und Ressourcen: Selten geht es um das Normalisieren und Akzeptieren überhöhter Ansprüche. Eine für beide Seiten mehr oder weniger befriedigende Sexualität wurde bereits früher gelebt. Es gab wiederholt Phasen von sexueller Lustlosigkeit, die aber bewältigt werden konnten. Sind die Frauen die »Symptomträgerinnen«, dann berichten sie über Orgasmusprobleme (entweder nie erlebt oder nur selten und unter schwierigen Umständen). Männer als »Symptomträger« berichten über das wiederkehrende Auftreten von Erektionsproblemen oder vorzeitigem Samenerguss. Es gibt gemeinsame Interessen, häufig ist eine gute Gesprächskultur vorhanden, auch wenn das Sprechen über die gemeinsame Sexualität schwierig, manchmal tabuisiert ist. Teilweise gibt es alte Verletzungen, die noch nicht aufgearbeitet sind, dies ist jedoch nicht bei allen diesem Typus zugehörigen Paaren der Fall. Die Abgrenzung des Paares von den Kindern, Eltern oder den Anforderungen des Berufs ist teilweise oder gut bewerkstelligt. Manchmal sind sexuelle Versuchungen außerhalb der Beziehung ein Problem, das heißt, es gab bei einigen Paaren außersexuelle Kontakte oder Nebenbeziehungen. Jedoch ist dies bei vielen Paaren auch nicht der Fall, sondern liegt höchstens als mehr oder weniger konkrete Drohung »in der Luft«. Diese Paare haben sich mit eigenen biographischen Altlasten durchaus befasst, sind recht autonom und Alternsängste sind nicht über Gebühr vorhanden. Über die Jahre hinweg haben die Partner und Partnerinnen unterschiedliche Umgangsstrategien ausprobiert (Fremdgehen, geheime Zweitbeziehung, passives Ertragen, aktives Kämpfen, Selbstbefriedigung, zeitweilige Trennung etc.), die weitere, oft negative Wirkungen zur Folge hatten – letztlich um eine Trennung zu umgehen.

Woran also mangelt es diesen Paaren, die von sich sagen, dass sie sich lieben und doch nicht zueinander finden?

Im Zentrum steht die Idee der *Aneignung des sexuellen Binnenraumes*. Darin enthalten sind alle sexuellen Gefühle, Gedanken, Phantasien, Körperempfindungen und das sexuelle Tun. Dieser Binnenraum gehört jedem selbst und deshalb darf man/frau ihn »in Besitz« nehmen, ihn mit Phantasien und Gefühlen anreichern und mit ihm experimentieren. Sexualität zu zweit schafft einen gemeinsamen Binnenraum. Dieser verbindet die sexuellen Gefühle, Gedanken, Phantasien, Körperempfindungen und das Tun beider. Auch er muss gestaltet werden und erlaubt Experimente.

Die Existenz des sexuellen Binnenraums erlaubt eine *sichere Aneignung des sexuellen Begehrens*, einen Prozess, von dem ich glaube, dass er Frauen viel schwerer fällt als Männern. Dabei müssen verschiedene Lernschritte vollzogen werden: Man/frau muss

- sich im eigenen sexuellen Begehren und den sexuellen Vorlieben kennen lernen;
- sich des Begehrens und persönlicher Vorlieben sicher sein;
- sexuelles Begehren ausdrücken und umsetzen können;
- sich bezüglich der sexuellen Orientierung sicher sein;
- sich sicher gegen Versuchungen abgrenzen können;
- eine sichere Einstellung gewinnen bzw. haben, ob man/frau Sexualität (noch) leben will oder nicht.

Zunächst das Fallbeispiel: Herr und Frau D. wünschen eine Sexualtherapie, nachdem die partnerschaftliche Sexualität seit der Geburt des zweiten Kindes zunächst nur sehr schleppend wieder begann und schließlich ganz zum Erliegen kam. Herrn D.s Versuche, seine Frau zu verführen, blieben größtenteils erfolglos, bis er entmutigt aufgab. Seit die Sexualität zwischen beiden erloschen ist, hat auch der zärtliche Körperkontakt merklich abgenommen und

Herr D. beschreibt sich als mit den Jahren zunehmend unglücklicher. »Wir haben oft darüber geredet und gestritten, warum wir es nicht mehr hinkriegen, miteinander Sex zu haben. Wir haben sämtliche Gründe durchgespielt, falsches Streicheln meinerseits, zu viel Stress, zu wenig Gespräche, zu wenig Zeit, negative Kindheitserfahrungen, Verlust meiner sexuellen Attraktivität für sie, Mangel an Liebe, der fehlende Orgasmus ... Sie hat zwar nicht alles verneint, meinen Bauchansatz zum Beispiel findet sie nicht toll, aber alles als nicht zentral abgetan. Wenn ich mir die nächsten 15 oder 20 Jahre ohne Sex vorstelle, wenn ich überhaupt noch so lange kann, fühle ich mich todunglücklich. Das wäre nicht nur verlorene Lebensqualität, dann würde ich mich als Mann aufgeben. Und das will ich nicht, das kann ich auch nicht ...« Herr D. schaut seine Frau verzweifelt und Hilfe suchend an.

»Ich kann aber nicht mit dir schlafen, wenn ich keine Lust darauf habe ...« Frau D. wirkt genervt, offensichtlich gab es Gespräche dieser Art schon häufiger. Nachdem Herr D. bekräftigt, dass er das weder erwartet noch will, beginnt Frau D. über ihre sexuelle Unlust zu berichten:

»Vielleicht war ich meiner Lust nie so sicher. Jedenfalls nicht so wie du.« Sie nickt ihrem Mann zu. »Anfangs, vor 20 Jahren, war Sex super mit dir. Es hat mir gefallen, wie toll du mich fandest und wie gern du Sex mit mir hattest. Dass ich keinen Orgasmus bekam, fand ich nicht so schlimm, es war dafür gefühlsmäßig sehr intensiv. Dann nahm meine Lust langsam ab, während deine immer noch genauso stark blieb. Aber das haben wir ja irgendwie hingekriegt, wir haben immer noch oft genug miteinander Sex gehabt, dass es für uns beide ging. Nach der Großen hat es lange gedauert, vielleicht ein- bis eineinhalb Jahre, bis ich wieder mal Lust hatte. Dann war das Leben ja auch sehr dicht: Hausbau, Leben mit einem Kleinkind, du hast zu viel gearbeitet, meine Mutter wurde krank ... Oft waren wir beide zu erschöpft für Sex – ich jedenfalls. Ich habe wieder zu arbeiten begonnen, dann die zweite Schwangerschaft und unser Kleiner kam. Ja, hinterher, das sehe ich auch so, da war der Ofen irgendwie aus. Alles andere lief zwar gut. Die Kinder entwickelten sich prima, du konntest beruflich zurückschrauben, die Schulden wurden übersichtlich, ich begann wieder zu arbeiten, habe eine gute, befriedigende Position ... nur auf Sex könnte ich ganz und gar verzichten. Vielleicht hängt es an den Wechseljahren? Ich habe mich mal bei meinen Freundinnen vorsichtig umgehört, die alle in meinem Alter sind. Meinem Eindruck nach wollen sie alle eigentlich nicht mehr recht. Habe ich vielleicht gar kein Problem? Meine Lust ist launisch. Ich kann sie nicht festhalten, sie führt eine Art Eigenleben. Ich habe keine Kontrolle, und wenn ich soll, dann kann ich noch weniger, verstehen Sie mich ...? Und jetzt möchte ich nicht mehr, möchte den ganzen Sex nicht mehr. (Weint.) Ich möchte ihn in eine Schublade ablegen, die Schublade und den Schrank verschließen, das Zimmer verlassen, das Zimmer hinter mir abschließen und an einen reißenden Fluss gehen, wo ich den Schlüssel hineinwerfe, wo er auf Nimmerwiedersehen verschwindet ...«

Die Analyse des Problems nach verhaltensanalytischen Gesichtspunkten zeigt durchaus einige nennenswerte Anhaltspunkte auf, die therapierelevant sind, wie etwa die Stimuli (zum Beispiel geht Herr D. auf seine Frau in zärtlicher Absicht zu), die bei Frau D. eine Abwehrreaktion hervorrufen oder ungünstige gedankliche (Selbst-)Kommentierungen bewirken (zum Beispiel: »Ich bin unfähig als Frau«, »Ich mag seine Berührungen nicht mehr, wahrscheinlich will er sowieso mehr«). Wir können diesen Teufelskreis offen legen: Je mehr Herr D. seine Frau begehrt, desto stärker wird sie sich unter Druck fühlen und ihn abweisen. Je öfter sie ihn abweist, desto frustrierter wird Herr D. sein und sich zurückhalten, wodurch sie sich nicht mehr geliebt fühlt.

Wir können uns fragen, welche Funktion ihr Verhalten innerhalb der Paardynamik hat, was uns weitere Denkanstöße eröffnet (sexuelle Verweigerung als indirekte Form der Machtausübung, Abgrenzung gegenüber einem von männlichen Bedürfnissen geleiteten sexuellen Ablauf mit dem unvermeidlichen Ziel des Koitus etc.). Wir dürfen dabei aber nicht übersehen, dass die früheren Motivationsquellen Frau D.s nicht mehr oder nur in abgeschwächter Form zur Verfügung stehen: Ihr Partner begehrt sie nicht mehr so stürmisch, was es früher leicht machte, sich selbst als begehrenswert zu erleben und das eigene Begehren zu steigern. Seine anfängliche Anziehungskraft hat sich verringert. Die sexuellen Variationen der gemeinsamen Sexualität sind an Grenzen gestoßen. Eine Orgasmusfähigkeit hat sich bei Frau D. als körperliche und emotionale »Belohnung«, auch beim Koitus, nicht eingestellt. Äußere Belastungen sind auf ein relativ gut zu bewältigendes Maß gesunken, Gründe für weniger sexuelle Aktivitäten entfallen damit eigentlich. Und die Kinderwünsche sind befriedigt.

Frau D. ist nun auf ihre eigene, intrinsische Motivation angewiesen, ihre sexuelle Kraft nicht versiegen zu lassen. Die Tatsache, dass ein Sexualpartner zur Verfügung steht, ist eine günstige, aber keine hinreichende Voraussetzung. Daneben kommt dem Willen, ihre Erotik nicht versiegen lassen, sie stattdessen hegen und pflegen zu wollen, wie auch dem Aspekt, ob sich Frau D. ihr sexuelles Begehren sicher aneignen konnte, hohe Bedeutung zu.

Welche therapeutische Unterstützung kann Frau D. erhalten, wenn sie Hilfe darin braucht, sich ihres sexuellen Begehrens bewusster zu werden und es sich sicher anzueignen? Hat Frau D. einen solchen sexuellen Binnenraum, in dem sie sexuelles Begehren erleben kann? Wie ist er beschaffen, wie sind seine Grenzen?

Interessanterweise beschreibt Frau D. ihren sexuellen Binnenraum sehr gut: Sie wolle, sagt sie, ihre Sexualität in einer Schublade ablegen, Schublade und Schrank schließen, das Zimmer verlassen, die Tür verschließen, an einen reißenden Fluss gehen etc. Ihre Botschaft ist klar und deutlich, sie möchte den Schlüssel, den Zugang zu ihrer Sexualität, wegwerfen. Was aber befindet sich in der Schublade, was soll weggeschlossen werden und verschwinden?

An therapeutischer Intervention schlage ich Frau D. in einer Einzelsitzung vor, den Inhalt der Schublade, ihre Sexualität, symbolhaft auf einen großen Bogen Papier mit Jaxonkreiden zu malen.

Ein buntes Bild entsteht, in dem sie positive und negative Erinnerungen, wichtige Sexualpartner, »das erste Mal«, den Eintritt der Menstruation, aber auch die letzte Menstruation, die Kinder als Frucht der Sexualität, die »gefangene« Sexualität, die Mauer ihrem Mann gegenüber etc. malt.

Nachdem sie ihr Bild eingehend betrachtet hat, ist sie über sich selbst erstaunt: »Ich habe angenommen, dass ich alles, was ich meiner Sexualität zuordne, ablehne. Ich sehe aber, dass es durchaus eine ganze Reihe positiver Erinnerungen gibt, die ich nicht missen will, wie zum Beispiel die Früchte der Sexualität, meine zwei Kinder. Ich habe mich mit Liebe und viel Begehren schwängern lassen.« Sie lächelt. »Da gibt es aber auch Dinge, die ich nicht mag: Ich will keine Mauer in meiner Schublade haben, obwohl sie notwendig ist. Ich will keine mütterlichen Verbote, die mir das Leben noch immer schwer machen. Ich will meine Sexualität nicht einsperren wie in einem Käfig. Ich will erfahren, ob ich noch mehr Gefühle erleben kann, auch einen Orgasmus haben kann ... Und ich will den Schlüssel eigentlich behalten. Aber keiner soll mir dann sagen, dass ich ihn benutzen muss. Das soll meine Entscheidung bleiben.« Nach einigem Zögern fügt sie hinzu: »Zwar besitze ich den Schlüssel, aber andere bestimmen darüber, wann ich aufschließen darf und was ich da drinnen zu tun habe. Das ist wie mit der Sexualität: Sie gehört zwar mir, aber ich kann nicht bestimmen, was ich mit ihr tun will. Deshalb werfe ich lieber den Schlüssel ganz weg. Dann können da auch andere nicht hinein.«

Wir erarbeiten nach und nach, wie es kam, dass sie den Schlüssel zu dieser Tür ehemals besaß, dann aber durch mütterliche Regeln (»Sich hingeben heißt sich was vergeben«) nach und nach die »Hausmacht« verlor. Zwar konnte sie diese später mithilfe ihres Mannes zurückgewinnen. Seit Jahren aber verfolgt sie das Gefühl, dass es immer noch nicht ihr Schlüssel ist. Schließlich kann sie sich entscheiden, den Schlüssel eigenhändig und bewusst zur Hand zu nehmen, die Schublade aufzuschließen, um den sexuellen Binnenraum kennen zu lernen. Sie möchte umherwandern und lokalisieren, wo sich ihre Lust verbirgt. Und sie entdeckt ihre Mängel, Erfahrungen mit Selbstbefriedigung und einen weißen Fleck auf der Landkarte der sexuellen Phantasien, das Fehlen einer Phantasie, in der sie sich als erotische Frau richtig und würdig widergespiegelt fühlt. Hierzu macht sie verschiedene Körperübungen (»Den eigenen Körper entdecken«, »Erogene Zonen erforschen«, »Meine Klitoris schreibt mir einen Brief«, »Phantasiespiel«, s. Kapitel »Für mich allein«, S. 232 ff.).

Diese Erfahrungen verändern auch das Bild des sexuellen Binnenraums: zunächst in der Weise, dass sie einen Schlüssel und ein Schloss mit Schlüsselloch malt. Dann ergänzt sie die Inhalte um die Erfahrungen mit den Körperübungen, wobei das Wesentliche ist, mehr Eigenes, mehr »Ich« zu hinterlassen, enthalten in einem transparenten Orange, das den ganzen Binnenraum durchwirkt.

Erst jetzt, wo Frau D. den Eindruck gewonnen hat, dass der sexuelle Binnenraum und der Zutritt dazu wirklich ihrer geworden ist, können Paarsitzungen ins Auge gefasst werden. Sie orientieren sich im Wesentlichen am »Hamburger Modell« (s. S. 250 ff.). Der Fokus unserer Aufmerksamkeit liegt auf dem gemeinsamen sexuellen Binnenraum, der nun entsteht und gestaltet werden will. Wie er sich anfühlt, welche Gedanken und Phantasien er hervorbringt, zu welchem Verhalten er motiviert etc., ist fortwährender Gegenstand der Paarsitzungen.

# Horizont in Sicht – ein persönliches Resümee

Während der Arbeit an diesem Kapitel über mehrere Wochen hinweg durchlebte auch ich einen inneren Prozess des Wandels, der meine Einstellung zu den Wechseljahren als Bestandteil der mittleren Lebensjahre, aber auch einige Einstellungsaspekte mir selbst gegenüber veränderte. Das vielleicht wichtigste Resultat war die Erfahrung, hilfreiche Wegweiser gefunden zu haben, die mich durch die Wechseljahre hindurch und hinein in die Postmenopause begleiten können. Ich möchte gerne die Schwerpunkte dieses Prozesses skizzieren:

Die *erste* wichtige *Erfahrung* bestand darin zu *registrieren*, in welcher Art und Weise mich das Thema beschäftigt. Der Hauptimpuls war: »Ich habe überhaupt keine Lust, mich mit diesem Thema auseinander zu setzen, ich will es aus meinem Leben streichen.« Zeitdruck, aber auch ein zunächst zarter Impuls der Neugierde trieben mich zur Handlung »Literatur beschaffen«. Die Buchtitel, die mich nun täglich herausfordernd »anstarrten«, kitzelten doch erheblich das Fünkchen Neugier. Meine Angst blieb aber unverändert und ich suchte Unterstützung bei Freunden und Freundinnen. Sie gaben mir nicht immer die Antworten, die ich hören wollte, aber sie machten mir Mut, die Frage, die ich ihnen gestellt hatte, auch mir selbst zu stellen. Und so begann ich zu lesen und fand es ungemein beruhigend, dass sich bereits andere kluge Frauen und Männer zu diesem Thema Gedanken gemacht hatten, dass sie mir Worte schenkten für Dinge, die ich selbst höchstens erahnt, aber noch nicht ganz erfasst und formuliert hatte.

Mit zunehmendem Wissen – und dies war der *zweite Schritt* – konnte ich erkennen, wie ich bereits im Vorfeld von der medial inszenierten »Krankheit« Wechseljahre infiziert und den sozialen Zuschreibungen, die im Verlust attraktiver Weiblichkeit gipfeln, erlegen war. Ein Großteil dieser Angst, die sich vor der Schwelle zum Thema Wechseljahre aufgetürmt hatte, das verstand ich jetzt, war gar nicht meine eigene. Ich musste diese Zuschreibungen, denen eine Frau in den Wechseljahren ausgesetzt ist, *identifizieren* und überprüfen, ob ich sie teilte oder nicht. Deutlich wurde mir, dass zwar die jugendliche Schönheit verblüht, sie aber abgelöst wird von einer anderen, vielleicht einer am Leben gereiften Schönheit. Denn wie sich der Blickwinkel mit zunehmender Erfahrung auf die Welt und das Leben weiten kann, kann sich auch das Bild der Schönheit wandeln.

Zum *dritten Schritt*, zu einer *eigenen Definition* zu gelangen, was denn die Wechseljahre inklusive meiner eigenen ausmacht, halfen mir verschiedene Wege: Ich fand heraus, dass die Charakteristika, die typischerweise als Beschwerden formuliert werden, in der Mehrzahl der Fälle dem normalen Alterungsprozess zuzuschreiben sind. Diese Erkenntnis war insofern entlastend, als das Gewicht des Stigmas, welches den wechseljährigen Frauen anhaftet, erheblich schrumpfte. Und ich verstand, wer warum ein Interesse daran hat, dass die Wechseljahre so schwierig, beschwerlich, ja krank machend sein sollen. Jetzt konnte ich mir sagen: »Mit mir nicht! Ich lasse mir keine Angst mehr machen. Hormonelle Umschwünge habe ich schon mehrfach erlebt. Ich kenne mich da aus. Ich kenne mich.«

Ein weiterer Meilenstein auf dem Weg, meine Gedanken zu sortieren, waren viele hilfreiche Gedanken anderer Autorinnen, von denen ich hier nur einige ansprechen möchte: Germaine Greer bezeichnet die Wechseljahre als die *unbeschriebene Erfahrung* und macht sich in ihrem Buch *Wechseljahre* auf, dieser Erfahrung, die sie aus unterschiedlichen Perspektiven (medizinhistorisch, schul- und alternativmedizinisch, literaturhistorisch etc.) ausleuchtet, ihre Worte zu verleihen. Der Prozess des Lesens allein bewirkte Heilsames: Das Phänomen Wechseljahre rückte aus einem vagen, noch konturarmen Hintergrund in den Fokus der Aufmerksamkeit, wo es, in Worte gefasst, an Wirklichkeit gewann. Jetzt konnte es ausdifferenziert und inhaltlich gefüllt werden und Austausch wurde möglich. Das Phänomen der zunehmenden *Unsichtbarkeit* älterer Frauen in der öffentlichen Wahrnehmung konnte identifiziert und kritisch reflektiert werden.

Wie grausam sich das Leben in dieser Unsichtbarkeit abspielen kann, schildert Germaine Greer, den Blick aus einem Pariser Café gewandt, sehr eindrücklich am Beispiel jener alten, grauhaarigen Frau, die sie langsam und osteoporosegebeugt mit ihrer Einkaufstasche über den Markt schlurfen sieht, völlig unbeachtet von vorbeieilenden Passanten, wie nicht existent. Dieses Phänomen ist vielen älter werdenden Frauen bekannt und auch nicht selten Therapiethema. Die Blicke und Worte, die männliche Anzüglichkeit und Anerkennung ausdrückten, sind verschwunden. Nun taucht die Frage auf, wer bin ich, wenn ich in den Augen der männlichen, aber auch weiblichen Betrachter nicht mehr wahrgenommen werde?

An anderer Stelle lässt Germaine Greer die Schriftstellerin Doris Lessing sprechen, die zu dieser Frage eine Antwort weiß:

»... den Unterschied zwischen dem, was man wirklich ist, dem wahren Ich, und seiner äußeren Erscheinung entdeckt man erst, wenn man ein bisschen älter wird ... Eine ganze Dimension des Lebens entgleitet einem plötzlich, und man spürt, dass das, was man eingesetzt hat, um Aufmerksamkeit zu erregen, das eigene Aussehen war ... Es ist etwas Biologisches. Es ist etwas absolut Unpersönliches. Es ist wirklich eine äußerst heilsame und faszinierende Erfahrung, das alles abzuschütteln. Alt werden ist etwas ungemein Interessantes.« (Greer 1991, S. 68)

Das sind deutliche Worte, Worte wie Hammerschläge, die verdaut werden müssen. Doris Lessings Worte beschreiben eine heilsame Realität, die für mich erst beim wiederholten Lesen spürbar wurde.

Julia Onken, die Autorin der *Feuerzeichenfrau*, bringt eine überraschende Wendung in die Beantwortung der Frage, wer eine Frau in den Wechseljahren ist, als sie über ihre Entdeckung schreibt, dass ihr »Rabenhaar« am Kinn in Wirklichkeit ein »Engelshaar« ist, das ihr die wunderbare Botschaft überbringt, nun der geschlechtlichen Halbheit des Frauseins entkommen zu sein und in die *Ganzheit* des Menschseins eingetreten zu sein. (Onken 2003, S. 59) Dies ist ein aufregender Gedanke. Er verweist darauf, dass ein *Abschied* notwendig ist, um alte, vertraute Ideen über sich selbst loszulassen, was auch die Anerkennung eigener Grenzen impliziert, ein Schritt, der durchaus mit starken *Trauerreaktionen* einhergehen kann, bevor das andere, Neue eine Chance hat. Manchmal helfen die Kinder, die Patenkinder, die Enkel, denen ich gerne etwas einräume, was bislang »meines« war, wenn ich erkenne, dass sich der Platz im Leben verändert hat. Oft hilft auch der Blick in den Spiegel, der mir meine Wirklichkeit vorhält: Ja, es ist wirklich traurig, wieder mehr Alter zu entdecken. Ja, es ist ärgerlich und es ist unglaublich und es darf nicht sein ... und wie soll ich das weiterhin aushalten? Wie soll ich die Vorstellung ertragen, 10, 20, 30 Jahre älter zu sein? Wie soll ich mich dem ergeben?

Was ist der Gewinn, was die *Ernte*, wenn frau diesen Prozess bewusst durchlebt? Wenn zu ernten bedeutet, die Erträge seiner Arbeit zu genießen, dann bedeutet es sicherlich das Gegenteil dessen, was häufig Thema in Therapien ist, Selbstentwertung, Nichtwahrnehmung und Nichtwürdigung dessen, was man im Leben schon erreicht hat: Kinder großgezogen, was eine gewaltige Anstrengung bedeutet, einen liebenden und geliebten Menschen gefunden und vielleicht auch wieder verloren, viel gearbeitet, etwas aufgebaut zu haben etc. Frauen und Männer in den mittleren Jahren haben schon in vielfältiger Weise eine enorme Lebensleistung erbracht. Diese Ernte bewusst zu machen kann ein wichtiger Baustein in der Therapie gerade der mittleren Jahre sein. Dieser Prozess ist nicht zu Ende. Doch kann eine Zwischenbilanz helfen, überflüssig gewordene Kämpfe zu beenden, sich mit sich selbst auszusöhnen und »Ballast« abzuwerfen, um sich schließlich der Frage nach einer Neuorientierung zu widmen: Was macht Sinn in dieser zweiten Lebenshälfte, an deren Horizont Alter und Tod auftauchen?

Ich habe bereits erwähnt, dass Julia Onken die Idee der Ganzheit formuliert, die Aussicht, bisher nicht gelebten Seiten der Persönlichkeit einen Platz einzuräumen, die bislang der Leitidee von Jugendlichkeit zum Opfer gefallen sind. Germaine Greer treibt diesen Gedanken auf die Spitze, wenn sie schreibt: »Wenn die Welt dich schon zu einer alten Schachtel abgestempelt hat, dann kannst du ebenso gut eine sein.« (Greer 1991, S. 16)

Der *vierte Schritt, Austausch* mit anderen, fügte sich in einer glücklichen Art und Weise. In diesen Wochen des Schreibens stand ein kollegiales Treffen von Teilnehmern und Teilnehmerinnen meiner ehemaligen Ausbildungsgruppe zum Lehrtherapeuten bzw. zur Lehrtherapeutin des Fritz-Perls-Instituts (FPI) an. Wie gerufen kam da unser Thema »Älter werden als Mann und Frau«. In einer Atmosphäre großer Offenheit und gegenseitigen Respekts näherten wir uns, Frauen und Männer, verschiedenen Aspekten dieses Themas an. Meine eigenen Überlegungen fielen auf fruchtbaren Boden und fügten sich, wunderbar angereichert durch die Gedanken der anderen, in ein fein gewobenes Netz von »Aufgehobensein«. Vielleicht war die wichtigste Erfahrung, eine Ahnung darüber zu bekommen, dass ich den Weg in das Alter hinein nicht notwendigerweise allein durchschreiten muss, sondern mich in guter Gesellschaft befinden werde, wenn ich die Freundschaften sorgsam pflege. Denn wenn ich sie brauche, werden sie, die Älteren, mir Rede und Antwort stehen, werden »unbeschriebene Erfahrungen« aussprechen, wie ich es auch bei den Nachfolgenden tun werde, wenn sie davon hören wollen.

Kostproben davon erhielt ich bereits. Etwa bei der Frage des *Übergangsrituals*. Seine Funktion besteht darin, einer naturgegebenen Wende im Leben des Einzelnen eine Bedeutung zu verleihen, unterstützt von der Gemeinschaft, der Familie und den Freunden.

Traditionelle Übergangsriten werden – wenn überhaupt – in unserer Gesellschaft der zunehmenden Individualisierung häufig nur noch als sinnentleerte »Spaßevents« zelebriert. Und traditionelle Wechseljahresriten gibt es nicht, denn die Frauen früherer Jahrhunderte wurden selten alt genug, um das Ausbleiben des Monatszyklus zu erleben. Also müssen Frauen erfinderisch sein – und sind es auch, um diesen Übergang zu markieren, ihn »wirklich« werden zu lassen.

Madeleine aus unserer Gruppe berichtete mir, welches Übergangsritual ihr nach der letzten Menstruation den Eintritt in die Postmenopause erleichterte: »Mama«, fragte eine ihrer Töchter, »hast du die letzte Periode schon hinter dir?« Als sie bejahte, antwortete ihre Tochter: »Da müssen wir einen Spaziergang machen, wie du es mit uns getan hast, als wir die erste Periode bekamen.«

# »Die zweite Sprache der Sexualität« – Liebe, im Alter

Laut von Sydow lag die durchschnittliche Lebenserwartung von Frauen 1994 bei 77 Jahren, das sind sieben bis acht Jahre mehr als bei Männern. (Nach www.die-rente-info ist die durchschnittliche Lebenserwartung der Frauen inzwischen auf 80,5 Jahre gestiegen.) Immerhin 70 % der über 60-jährigen Frauen müssen als Witwen ihr Leben alleine verbringen. Demgegenüber trifft dieses Schicksal nur 30 % der über 60-jährigen Männer. Frauen jenseits der 60, die sich nochmals auf Partnersuche begeben, haben objektiv betrachtet einen schweren Stand, da sie überdies mit dem Ideal einer Partnerschaft sozialisiert wurden, demzufolge der Partner älter sein sollte. (von Sydow 1994, S. 92 f.)

Vor dem Hintergrund dieser Daten geht die empirische Forschung zur Sexualität im höheren Lebensalter an den tatsächlichen Gegebenheiten vorbei, wenn sie ihre Forschungsschwerpunkte auf die Paarsexualität, überdies noch auf koitale Aktivitäten, einengt. In einer repräsentativen Befragung von 450 mindestens 61-jährigen Menschen bejahten zwei Drittel der 61- bis 70-Jährigen und ein Drittel der über 70-Jährigen die Frage, ob sie innerhalb des letzten Jahres sexuell intim waren. (Brähler/Unger 1994, S. 110) Die Gültigkeit dieses Befunds ist allerdings auf in Partnerschaften lebende Menschen eingeschränkt. Da die größte Gruppe der über 60-Jährigen verwitwete Frauen sind, ist diese Gruppe hinsichtlich der Alterssexualität mindestens ebenso forschungsrelevant.

Obwohl Forscher in den letzten Jahren vermehrt ihr Interesse an der Sexualität im Alter entdeckt haben, ist die Zahl der Veröffentlichungen nicht gerade üppig. Der amerikanische Psychiater Martin Berezin erklärt dies mit der unter Ärzten, Psychiatern und Forschern verbreiteten Ansicht, dass es geradezu unanständig sei, sich für die sexuellen Gewohnheiten von Menschen im Alter der eigenen Eltern zu interessieren. (Friedan 1995, S. 334)

Glücklicherweise gibt es aber durchaus gegenteilige Bestrebungen: »Ich habe dieses Buch für mich geschrieben. Für mich und alle anderen Frauen, die wissen wollen, was sie erwartet, wenn wir im Alter unsere Sexualität leben wollen. Die Mütter haben uns wenig darüber gesagt. (...) Und so habe ich fremde Frauen befragt«, beschreibt Renate Daimler das Motiv zu ihrem Buch *Verschwiegene Lust. Frauen über 60 erzählen von Liebe und Sexualität.* (1991, S. 11) Betty Friedan, Psychologin und Sozialwissenschaftlerin, die zum Erscheinungsdatum ihres Buches *Mythos Alter* (1995) selbst schon über 70 Jahre alt war, stellt provokativ fest, dass gerontologische Experten sich mit Vorliebe den pathologischen Seiten des Alterns widmen und ihnen die positiven Aspekte offensichtlich Unbehagen bereiten. »Das Streben nach Jugend hat uns blind gemacht für die Möglichkeiten des Alters. Kann es sein«, fragt Friedan, »dass die Verdrängung des Alters jede Weiterentwicklung blockiert und dadurch verhindert, dass sich neue Lebensmöglichkeiten eröffnen, die uns sonst zur Verfügung stehen würden?« (Friedan 1995, S. 37)

Traditionelle psychologische Modelle der Lebensphasen legen eine gerade Entwicklungslinie nahe, beginnend mit Kindheit, Jugend, Erwachsenenalter, bis hin zum Höhepunkt und der Krise in der Lebensmitte, während das Alter als ein Abstieg und Verfall zum Tod hin betrachtet wird. Dementsprechend sahen auch die Verlaufskurven für Intelligenz, Kreativität, Sexualität etc. aus. Heute weiß man um die Komplexität dieser Verläufe, die von Brüchen, Plateaus und Sprüngen gekennzeichnet sind. Jedoch scheint sich diese Denkweise im Hinblick auf die Alterssexualität erst noch im Allgemeinwissen etablieren zu müssen. Vorurteile, wonach älteren Menschen Sexualität nicht mehr wichtig sei oder sie diese gar ablehnten, sind weit verbreitet und schlagen sich bei gegenteiligen Zuschreibungen diskriminierend in der Sprache nieder. Denken Sie nur an Ausdrücke wie »alter Lüstling«, »geiler Bock« oder »geile Alte«. Ein altes, Händchen haltendes Pärchen wird oft genug herablassend als »süß« oder »rührend« tituliert, als sei es nicht ganz ernst zu nehmen oder als sei sein schamloses Verhalten Ergebnis der einsetzenden Demenz.

Wann beginnt nun die Liebe im Alter?

Verschiedene Autoren haben darauf unterschiedliche Antworten gegeben. Fröhlich (1995, S. 9) datiert die »Sexualität im Alter« auf den Zeitraum zwischen dem 53. und dem 72. Lebensjahr, jenseits der 72 lässt er die »Alterssexualität« beginnen. Butler und Lewis (1996, S. 14) unterscheiden zwischen dem »frühen Alter« zwischen 65 bis 74, während jenseits der 75 für sie das »späte Alter« beginnt. Von Sydow (1994, S. 7) weist darauf hin, dass laut verschiedener Untersuchungen die koitale Aktivität von Männern durchschnittlich mit 68 Jahren beendet wird, die von Frauen zwischen 60 und 65. 46 % der Männer mit über 70 Jahren üben aber noch Geschlechtsverkehr aus, bei den gleichaltrigen Frauen sind es nur noch 16 %. Auf den ersten Blick erwecken diese Ergebnisse den Anschein, als seien die Männer im Gegensatz zu den Frauen sexuell noch viel interessierter und aktiver. Ich habe aber bereits darauf hingewiesen, dass hier mehrere Faktoren zusammenwirken: Oftmals fehlt Frauen (im Gegensatz zu den Männern) ein Partner und zudem beschränken sich die meisten wissenschaftlichen Untersuchungen auf die Erhebung koitaler Aktivitäten und vernachlässigen andere Formen von Sexualität, wie sie vielleicht gerade im Alter viel relevanter sind. Wenn es auch hinsichtlich der Definition von »Alter« Unterschiede gibt, so sind sich die Autoren hinsichtlich eines Modells von Alterssexualität tendenziell einig.

Fröhlich (1995, S. 9 f.) wendet sich gegen ein defizitäres Modell von Sexualität, das an der »Leistungssexualität« des frühen und mittleren Erwachsenenalters ausgerichtet ist und dem Alter einen »Zerfall der genitalen Organisation« bescheinigt. Butler und Lewis (1996, S. 14) finden es nicht verwunderlich, wenn sich alte Menschen hinsichtlich ihrer Sexualität verwirrt und unsicher fühlen. Während (alte) Männer häufig dem übertriebenen Anspruch lebenslanger körperlicher Höchstleistungen zum Opfer fallen, quälen sich (alte) Frauen mit jugendlichen Schönheitsstandards – in beiden Fällen handelt es sich um Rezepte, wie beide garantiert unglücklich werden. Sexualität im Alter sollte Sexualität um des Vergnügens, der Entspannung und der gemeinsamen Intimität willen sein – sofern Sexualität überhaupt gewünscht ist.

»Die zweite Sprache der Sexualität« ist im Gegensatz zur jugendlichen Sexualität weniger instinktgesteuert. »Sie muss erlernt werden und beruht auf der Fähigkeit, Gefühle zu erkennen, ihnen in Worten, Handlungen und stummen Gesten Ausdruck zu verleihen und sie in zärtlicher Rücksichtnahme mit einer anderen Person zu teilen. (...) Sie birgt unzählige Möglichkeiten neuer emotionaler Erfahrungen. Und doch ist sie eine Kunst, die sich langsam entwickeln muss und erst durch jahrelange Erfahrung um Geben und Nehmen reift. (...) An die Stelle der eher beiläufigen Erwartung einer scheinbar unbegrenzten Zukunft tritt im Alter zunehmend die Wertschätzung des gegenwärtigen Augenblicks.« (Butler/Lewis 1996, S. 219 ff.)

Auch von Sydow (1994, S. 9) orientiert sich an einer »breiten« Definition, die Sexualität als die Fähigkeit des Individuums versteht, durch intimen Körperkontakt Lustgefühle zu empfinden. Die Palette sexueller Erlebensweisen im Alter, aufgefächert von sexueller Abstinenz über sexuell-genitale oder eher zärtliche Aktivitäten bis hin zu eher sublimierten Formen wie Musik, Literatur etc., sei überdies sehr viel enger an das Gefühlsleben und die Liebe gebunden. Sie wie auch die bereits genannten Autoren tragen in ihrer offenen und gewährenden Haltung, die auch sexuelle Abstinenz als eine vollkommen legitime Möglichkeit des Umgangs mit Sexualität einschließt, zu einem neuen Denken jenseits einengender Leistungs- und Schönheitsnormen bei, einem Denken, das sich den Bedürfnissen des Individuums verschreibt.

Die Schauspielerin Lotti Huber, zum Befragungszeitpunkt 78 Jahre alt, pointiert ihre Einstellung folgendermaßen: »Die Erotik ist eine Sublimation, eine Übersetzung der Sexualität. (...) Sexualität ist die einfachere Form. Das ist, wenn der Ochs mit der Kuh es tut. Daran habe ich kein Interesse mehr. (...) Die Erotik, die hört nie auf. Die Nähe, die Berührung, die Atmosphäre, all das ist viel wichtiger. (...) Aber Erotik, das ist auch, wenn ich eine schöne Vase sehe oder einen schönen Stoff oder einen schönen Schmuck.« (Daimler 1991, S. 188 f.)

Für die Sexualtherapie mit älteren Menschen halte ich diese im Kern positiven und entwicklungsorientierten Grundgedanken für die Basis therapeutischen Denkens, trotz oder vielleicht gerade wegen des häufigen Altersgefälles zwischen TherapeutIn und KlientIn. Dabei ist Sexualtherapie – wie Psychotherapie im Alter überhaupt – immer auch eine Auseinandersetzung mit der eigenen Begrenztheit, etwa durch körperliche Einschränkungen, einen fehlenden Sexualpartner oder durch den Blick auf die eigene Endlichkeit.

## Sexuelle Veränderungen

Frau K., 63 Jahre, Hausfrau, verheiratet, drei erwachsene Kinder, befindet sich in psychotherapeutischer Behandlung, weil sie unter Depressionen und Ängsten leidet. Letztere schränken sie ein, das Haus zu verlassen und beispielsweise einkaufen zu gehen. Im Laufe der Therapie wird der Hintergrund ihrer Symptomatik deutlicher, vor allem der Zusammenhang mit der im Haus wohnenden, pflegebedürftigen Mutter, von der sich Frau K. »terrorisiert« fühlt. Nach der Erarbeitung verschiedener Strategien der Entlastung (ambulanter Pflegedienst, um in Urlaub fahren zu können, Einbezug des Bruders etc.) und Abgrenzung (nur noch einmal nachts nach der Mutter schauen statt drei- bis fünfmal, Wiederaufnahme von Kontakten, dabei für eine gewisse Zeit das Haus verlassen etc.) geht es Frau K. deutlich besser. Die Beziehung zu ihrem 65-jährigen Ehemann, die bisher nur in Zusammenhang mit Entlastung und Aufforderungen seinerseits, dass sie sich besser abgrenzen möge, Thema war, charakterisiert sie als »gute Kameradschaft«. Umso mehr zeigt sie sich überrascht, als Herr K. um ein Paargespräch bittet. »Ich kann mir beim besten Willen nicht vorstellen, warum er mit Ihnen sprechen will. Er weigert sich, mir den Grund mitzuteilen«, berichtet sie etwas gekränkt.

Herr K. ist ein sympathischer Mann, und nachdem er seine Frau hinsichtlich ihrer therapeutischen Fortschritte gelobt hat, kommt er auf sein Anliegen zu sprechen. »Frau Ecker«, beginnt er, »ich kann mit meiner Frau über alles sprechen, mit einer Ausnahme.« Er schaut sie an und Frau K. schaut wenig glücklich drein, als er fortfährt: »Meine Frau meint, unser Geschlechtsleben sei zu Ende, seit ich vor knapp drei Jahren einen Herzinfarkt erlitten habe. Zwar war unser Geschlechtsleben die Jahre zuvor auch nicht mehr so rege, wie das noch vor 10 oder 20 Jahren war, aber ich kann mich nicht damit abfinden, dass sie gar nichts mehr von mir wissen will. Ich gebe ja zu, dass für mich alles nicht mehr so einfach ist, die Erektion ist nicht mehr das, was sie mal war. Und in der Zeit vor dem Herzinfarkt hat es auch öfter mal nicht geklappt. Das hat mir sehr zu schaffen gemacht, dass das nun zu Ende sein soll. Aber meiner Frau«, er schaut zu ihr hin, »hat das alles nichts ausgemacht.«

»So stimmt das auch wieder nicht«, hakt Frau K. jetzt ein. »Ich habe mir halt gedacht, dass ich auch nicht mehr die Jüngste bin und dass das alles nicht so verwunderlich ist, dass das bei dir nicht mehr so klappt ...«

Herr K. schüttelt den Kopf. »Wie meinst du das? Willst du etwa sagen, dass es an dir hängt?«

Herr und Frau K. entwickeln ein lebhaftes Gespräch über ihre Sexualität, bei dem sich folgende zentralen Aussagen herauskristallisieren: Frau K. fühlte sich gekränkt durch seine nachlassende Erektionsfähigkeit und übernahm stillschweigend die »Schuld«. Es war ihr aber auch nicht ganz unrecht, da sie »es« zwar nicht ungern mitmachte, aber »so viel« auch nicht davon hatte. Schließlich quälte sie die Angst, dass ihr Mann sich körperlich überfordern könnte, obwohl der Arzt damals gesagt hatte, dass einem weiteren Sexualleben nichts im Wege stehe. Herr K. seinerseits schämte sich, nachdem er »versagt« hatte, obwohl seine Frau ihm das nicht übel genommen hatte. Gleichzeitig wäre es ihm lieber gewesen, sie hätte es ihm übel genommen, als Zeichen, dass ihr noch etwas an ihm liegt. Darüber sprach er aber nicht, in der Hoffnung, dass sich alles auch so noch einmal einrenken würde. Nachdem es noch weitere zwei Situationen des »Versagens« gab, fand er nicht mehr den Mut – und nach dem Herzinfarkt noch weniger –, es erneut zu probieren. Er sprach jedoch mit seinem Hausarzt nochmals darüber, woraufhin ihm dieser ein anderes Betablockerpräparat verschrieb (manche Betablocker verursachen als Nebenwirkung Potenzstörungen). Ferner ließ sich Herr K. ohne Wissen seiner Frau urologisch durchchecken, mit dem Ergebnis, dass der Urologe einen erniedrigten Testosteronspiegel diagnostizierte. »Eine Hormonbehandlung kann ich mir ersparen«, meint er seufzend, »wenn meine Frau kein Interesse mehr hat.«

Die *sexuelle Reaktion*, damit sind die Prozesse von Erregung und Orgasmus gemeint, ist bei Männern stärkeren Veränderungen unterworfen als bei Frauen. Hinsichtlich der hormonellen Einflüsse sind die Studien uneinheitlich: Zwischen Testosteronspiegel und sexueller Lust bzw. sexueller Aktivität scheint der Zusammenhang nur schwach ausgeprägt zu sein, eine Hormonbehandlung alleine dürfte nicht ausreichen, die sexuellen Aktivitäten und im Falle Herrn K.s die Erektionsstörung zu beheben. Jedoch müssen die organischen Anteile auf jeden Fall abgeklärt werden, und Herrn K.s Initiative, die entsprechenden Ärzte aufzusuchen, ist sehr begrüßenswert. Die Sorge Frau K.s vor einer neuen Herzattacke ihres Mannes, hervorgerufen durch Sexualität, ist weitgehend unbegründet. Als Faustregel gilt: Wer mittelschwere körperliche Belastungen wie rasches Gehen ohne abnorme Pulsraten bewältigt, ohne dass Bluthochdruck oder Veränderungen im EKG diagnostizierbar sind, kann sein früheres Sexualleben wieder aufnehmen. (Selbstverständlich sollten Sie, wenn Sie von dieser Problematik betroffen sind, dennoch mit Ihrem behandelnden Arzt Rücksprache halten.)

Todesfälle durch sexuelle Anstrengungen sind sehr selten und treten eher in außerehelichen Beziehungen als Folge von Stress auf. Die Einnahme von Betablockern kann tatsächlich die sexuelle Reaktion beeinträchtigen, insofern ist der Versuch eines Präparatwechsels (zum Beispiel Kalziumblocker) lohnenswert.

Daneben gibt es noch weitere altersbedingte Veränderungen: Ein älterer Mann braucht länger, um zu einer Erektion zu gelangen. Gewöhnlich lässt auch die Größe und Steifigkeit nach, wobei dann ein aktiver Beitrag der Partnerin umso wichtiger wird. Die Erektion ohne Samenerguss kann jedoch vergleichsweise länger aufrechterhalten werden, wobei das Wiedererlangen nach Verlieren einer

Erektion (ohne Samenerguss) viel schwieriger wird. Indem die Menge der Samenflüssigkeit abnimmt, reduziert sich auch der Ejakulationsdrang. Während des Orgasmus ergießt sich das Sperma weniger heftig, die Kontraktionen sind vermindert, wodurch das Erleben selbst als weniger explosiv, dafür aber nicht minder befriedigend wahrgenommen wird. (Butler/Lewis 1996, S. 40 f.)

Bei der Frau werden infolge der verminderten Ausschüttung weiblicher Hormone, besonders des Östrogens, in der Regel zwischen dem 45. und 55. Lebensjahr die Wechseljahre eingeleitet, ein Prozess, der mehrere Jahre andauert – ich habe im vorhergehenden Kapitel ausführlich über diese Thematik geschrieben. Die Scheidenwände werden dünner und reizempfindlicher und die Scheide produziert trotz sexueller Erregung weniger Feuchtigkeit. Wenn sich auch die Länge, Breite und Elastizität der Vagina verringern, die Geschwindigkeit herabgesetzt ist, mit der die Feuchtigkeit produziert wird, so darf nicht irrtümlich daraus geschlossen werden, dass die Empfindungsfähigkeit darunter leidet. Vielmehr gewinnt die Phase der Erregung an Bedeutung – wie ja bei Männern auch –, also wie aufmerksam und sorgfältig sich ein Paar gegenseitig auf den Geschlechtsverkehr vorbereitet. Allerdings sind ältere Frauen auch anfälliger für Blasenentzündungen. Zwei Faktoren spielen hier eine Rolle: zum einen der plötzliche Kontakt nach einer längeren abstinenten Phase mit Spermien und Bakterien, zum anderen Druck- und Stoßbewegungen während des Geschlechtsverkehrs auf die dünner gewordenen Scheidenwände, die Blase und Harnröhre nicht mehr so gut schützen können.

Die charakteristischen Reaktionen während des Orgasmus sind bei älteren Frauen gleich bleibend. Festgestellt hat man jedoch eine leichte Verkürzung der Orgasmusphase. Nach dem Orgasmus klingen die Erregungsanzeichen relativ schnell wieder ab. Trotz der genannten physiologischen Veränderungen bleibt die sexuelle Reaktionsfähigkeit bei Frauen also auch nach den Wechseljahren bis ins hohe Alter erhalten. (von Sydow 1994, S. 16 ff.)

Frau K. kann sich an altersentsprechende Veränderungen, wie hier beschrieben, nicht erinnern, wobei sie sich unsicher ist, ob sie jemals einen Höhepunkt erlebt hat. Charakteristisch seien jedoch längere Phasen sexueller Unlust. Ihren Umgang damit beschreibt sie so: »Ich habe ihn dann abgelenkt mit etwas, was er gern tut«, erklärt sie. »Und habe mich ansonsten ermuntert, dass es ja mal wieder Zeit ist und so übel auch nicht. Wissen Sie, es hat mir ja auch immer wieder Spaß gemacht, es war ja nicht nur lästige Pflicht.«

Die sexuelle Biographie älterer Menschen ist durch eine Reihe besonderer Bedingungen eingefärbt, wie sie den jüngeren Generationen in dieser Form und Ausprägung erspart geblieben ist. Eingehen will ich auf vier Aspekte: unzureichende sexuelle Aufklärung, religiöse Gebote, Verhütung und eine sexuell dominante bzw. unterwürfige Rollenverteilung.

Frau K. berichtet über ihre Erfahrungen mit der (nicht stattgefundenen) *Sexualaufklärung*: »Als wir klein waren, goss Mutter im Sommer Wasser in einen Blechbottich. Wenn er sich in der Sonne erwärmt hatte, durften mein Bruder und ich darin baden. Er war drei Jahre jünger und nackt, wodurch ich wusste, was die Jungen so zwischen den Beinen hatten (lacht). Als ich aber später zum ersten Mal einen nackten Mann sah, heute würde man sagen, das war ein Exhibitionist, da bekam ich einen gehörigen Schrecken. Es sah einfach eklig aus und ich bin weggelaufen.«

Über die erste Menstruation befragt, antwortet sie: »Nein, nein, ich habe nicht gewusst, was mit mir ist, als das Blut die Beine herunterfloss. Ich dachte, ich bin krank, ging zu meiner Mutter und sie drückte mir ohne Erklärungen eine Art Lappen in die Hand. Ich war ganz verdattert, wischte mir das Blut ab und warf das Ding weg. Sie hat mich geschimpft, als sie mich später fragte, ob ich das Ding angezogen hätte. Aber woher hätte ich das denn wissen sollen? Später verriet mir ein Nachbarsmädchen, dass ich nun Kinder kriegen kann. Aber das war nur ein weiteres Rätsel. Wo die Kälbchen herauskommen, das wusste man ja als Kind, aber wie die da hineinkommen und was nun diese Blutung damit zu tun hat, nein, darüber sagte einem niemand Bescheid!«

Herr K., vaterlos aufgewachsen, nachdem der Vater im Zweiten Weltkrieg gefallen war, erhielt einige nicht sehr kindgerecht vermittelte Informationen vom Dorfarzt, die ihn lange irritierten: »Dr. I. hatte ein Auge auf unsere Mutter geworfen und kam öfter, als unser Gesundheitszustand es erforderte. Einmal spielte ich mit den neugeborenen Welpen. Er fragte mich, ob ich wisse, wie denn die Kinder entstünden. Ich antwortete mit Ja und er lachte, denn er wusste genauso gut wie ich, dass ich überhaupt keine Ahnung hatte. Dann erzählte er mir von den Samen, die Rüden beim Besteigen der Weibchen absondern und dass die Samen die Eier der Weibchen befruchten. Über die Eier habe ich mich sehr gewundert, denn Hunde legen doch keine Eier, aber ich habe mich nicht zu fragen getraut. Wenn du groß bist, schloss er, musst du aufpassen, dass du deinem Mädchen keine Samen in den Schoss legst, sonst machst du ihr ein Kind. Über seine Worte habe ich lange Jahre nachgedacht und nach und nach habe ich mir so einiges zusammengereimt, wie er das gemeint haben könnte. Leider gab es keine Fortsetzung, denn meine Mutter erteilte ihm einen Korb.«

Sexualerziehung ist eine moderne Erfindung. Von Ausnahmen abgesehen fand sie früher einfach nicht statt. Entweder waren die Informationen der Eltern selbst völlig unzulänglich oder aber das hohe Maß an Tabuisierung, wozu die Kirche ein gerütteltes Maß beitrug, war unüberwindbar. Laut einer Studie (von Sydow 1994, S. 47) haben 44 % der befragten Frauen der Jahrgänge 1895 bis 1936 ihre Eltern und Geschwister niemals nackt gesehen. 1 % stuften die Sexualaufklärung als gut, 15 % als unzureichend, 54 % als unzulänglich ein. 30 % erhielten keinerlei Informationen.

Zu Beginn des 20. Jahrhunderts waren die *religiösen Gebote* und Moralvorstellungen der katholischen Kirche erzkonservativ. Man orientierte sich immer noch an den Schriften des Kirchentheologen Alfons von Liguori (gest. 1787), der bezüglich sexueller Aktivitäten von Eheleuten folgende Ansichten vertrat: Grundsätzlich sollte Enthaltsamkeit geübt werden. Ehelicher Verkehr sollte ausschließlich dem Ziel der Fortpflanzung dienen. Man durfte dabei Lust empfinden, sie sollte jedoch nicht das Hauptmotiv sein. Die Verweigerung der ehelichen Pflichten war der Ehefrau nicht erlaubt, auch nicht bei Armut und drohendem körperlichen Schaden. Die Anwendung anderer Verhütungsmittel als der Enthaltsamkeit, auch der Gebrauch von Kondomen oder die Anwendung des Koitus interruptus, galt als Todsünde, da das Verhindern von Leben mit seiner Zerstörung gleichgesetzt wurde. Durch den Nationalsozialismus sah sich die Kirche in ihren Auffassungen unterstützt, etwa in der Idee der Keuschheit und der Idee, dass der Samen heilig sei und nicht vergeudet werden dürfe. (Ecker/Scheidt 1998, S. 16 f.)

Unwissenheit, Halbwissen gepaart mit einem Bündel mehr oder weniger ausgesprochener Verbote überformten die sexuellen Gefühle und Verhaltensweisen. »Natürlich war das nicht erwünscht (Koitus interruptus), aber wir haben das wohl alle so gemacht, wenn wir unseren Frauen keine Kinder machen wollten«, lacht Herr K.

»Einmal kam er mit so einem Gummiding an«, erzählt Frau K. »Ich fragte ihn, was ist das und er erklärte es mir. Ich sagte, nein, das ist ja absonderlich. Aber später haben wir es dann doch immer mal wieder benutzt, denn ich wollte keine Kinder mehr. Aber das schlechte Gewissen, dass wir da was machen, was eigentlich eine Sünde war, hat mich immer bedrückt. Später in den Sechzigern, da war ich noch keine 40, überredete mich der Frauenarzt zur Pille. Die nahm ich dann und ich kann sagen, die Sicherheit, die war eine wahre Befreiung, auch wenn ich nie die Angst ganz loswurde, ob da nicht Krebs hinterherkommt.«

Untersuchungen, die Zusammenhänge von kirchlichem Engagement und sexueller Aktivität erforschten, kamen zu dem Ergebnis, dass Menschen mit großem religiösem Engagement tatsächlich außerhalb der Ehe sexuell weniger aktiv sind. Das heißt, sie üben seltener Selbstbefriedigung, voreheliches Petting, vor-, außer- und nachehelichen Geschlechtsverkehr aus und haben seltener homosexuelle Kontakte. Ebenso fand man heraus, dass sehr religiöse Frauen häufiger Orgasmusprobleme haben und mit zunehmendem Alter sexuell desinteressierter sind als weniger religiös engagierte Frauen. (von Sydow 1994, S. 50) Obwohl Herr und Frau K. keine Kinder mehr zeugen wollten und grundsätzlich Kondome als *Verhütungsmittel* zur Verfügung standen, waren ihre Verbreitung, die Anschaffung und Benutzung nicht selbstverständlich. Im Hintergrund wirkte die religiöse Erziehung fort, die untergründig für Frau K.s schlechtes Gewissen mitverantwortlich war.

Alternativ zu den Kondomen gab es die Temperaturmethode, Diaphragmen und Intrauterinpessare. Der katholische Pfarrer Hildebrandt regte 1934 an, Frauen an die Praxis der Temperaturmethode heranzuführen, um nach den Schwankungen der Basaltemperatur die unfruchtbaren Tage zu bestimmen. Weiteren Bevölkerungskreisen wurde diese Methode aber erst Mitte der 50er-Jahre bekannt. Diaphragmen gab es zwar, sie waren aber ebenso weitgehend unbekannt und setzten einen aufgeschlossenen Arzt voraus, der dieses Verhütungsmittel zu verschreiben bereit war. Überdies erforderte die Anwendung eine überaus selbstbewusste aktive Rolle der Frau, die es während des Koitus einsetzen und danach wieder herausnehmen musste. Das Einlegen von Intrauterinpessaren (»Spiralen«) galt in den 30er-Jahren als fahrlässig, nachdem 1935 körperliche Schädigungen und Todesfälle bekannt geworden waren. (Ecker/Scheidt 1998, S. 20 f.)

Herr und Frau K. wussten von diesen Möglichkeiten nichts. In den 60er-Jahren gehörte Frau K. zur ersten Generation von Frauen, denen die Antibabypille verschrieben wurde. Verständlich, wie zwiespältig sie ihre Gefühle beschreibt, einerseits als wahre Befreiung, andererseits jedoch mit Angst vor den körperlichen Folgen, die damals noch nicht überschaubar waren.

Bis zu dem Zeitpunkt jedoch, als sie die Pille nahm, war jeder Geschlechtsverkehr »bedrohlich«, jedes Mal konnte er zu einer erneuten, nicht mehr erwünschten Schwangerschaft führen. Und selbst der Beginn der Pilleneinnahme bedeutete für Frau K. noch nicht sofort ein Gefühl von Sicherheit. »Zunächst konnte ich mir gar nicht vorstellen, dass diese Pille wirklich wirkt. Meine Anspannung loszuwerden hat noch einige Jahre gedauert.«

»Und«, fährt sie fort, »das hat mir nach und nach das Gefühl gegeben, nicht nur ein Opfer zu sein, das dem Vergnügen meines Mannes ausgeliefert ist.« Frau K. spricht damit den Aspekt der Rollenverteilung von *männlicher Dominanz vs. weiblicher Untergebenheit* an. Diese ist nicht naturgegeben durch die weibliche Empfängnisfähigkeit, sondern ist ein gesellschaftlich konstruiertes Phänomen. Wenn auch in den letzten Jahrzehnten diese fixierten Rollenverteilungen aufgeweicht wurden, so sind Herr und Frau K. mit der Leitidee des dominanten Vaters, Ehemannes und Brotverdieners aufgewachsen. Für Frauen war die Rolle der aufopferungsvollen Mutter, Ehefrau und Hausfrau vorgesehen. Dementsprechend gestaltete sich auch die eheliche Sexualität.

Herr K. formuliert es so: »Meine Frau ging als Jungfrau in die Ehe. Nicht dass ich die große Erfahrung gehabt hätte! Aber sie erwartete von mir, dass ich wusste, wie das alles sein soll. Eine Blöße wollte ich mir auch nicht geben. Also habe ich halt so getan, als wüsste ich genau, wo's langgeht. Sicherlich habe ich da nicht immer alles richtig gemacht. Sie hat aber auch nichts gesagt.« Frau K. seufzt: »Wie dumm waren wir doch damals! Ich wusste wirklich nicht, wie das alles so geht. Aber ich bin auch gar nicht auf die Idee gekommen, da in irgendeiner Weise mitzubestimmen. Das kam erst, als ich schon weit über 40 war. Da habe ich mir gedacht, so kann das doch nicht weitergehen. Und habe ihm mal gezeigt, wie er mich streicheln soll.«

Wie es Herrn und Frau K. in diesem festgeschriebenen Muster von Dominanz und Unterlegenheit erging, ist kein Einzelfall. Viele

Beziehungen waren (und sind noch) nach diesem Muster gestrickt. Kein Wunder, dass Sexualität oft eine freudlose Erfahrung war, bei Frauen sicherlich ausgeprägter als bei Männern, zumal laut Kinsey immerhin 10 bis 20 % aller Frauen nie zum Orgasmus kamen.

Eine besondere Herausforderung jahrzehntelanger Beziehungen ist das Meistern von *Unterschieden in der männlichen und weiblichen Sexualentwicklung* und von *sexueller Langeweile*.

Wie bereits erwähnt, ist das sexuelle Interesse am Anfang einer Beziehung stark ausgeprägt und nimmt danach ab, bei Frauen zunächst schneller als bei Männern. Die sexuelle Initiative liegt anfangs in der Regel beim Mann und orientiert sich insgesamt mehr an den Bedürfnissen der Männer. Im mittleren Lebensalter jedoch sinken das sexuelle Interesse der Männer sowie ihre sexuelle Reaktionsfähigkeit, während Frauen den Zenit ihres sexuellen Interesses in den mittleren Jahren erst erreichen. Männer und Frauen bewegen sich zunächst aufeinander zu. Mit zunehmendem Alter allerdings müssen sich Paare auf die veränderte sexuelle Reaktion des Mannes einstellen, während sich die Frauen in Bezug auf ihr körperliches Vermögen kaum verändern. Demzufolge wird die Beendigung des Geschlechtsverkehrs überwiegend durch die Männer eingeleitet (in 65 bis 90 % aller Fälle). Gründe, die die Männer selbst angeben, reichen von Krankheit über Erektionsstörungen bis zum Verlust des sexuellen Interesses. Nur 10 bis 35 % der Frauen geben an, den Geschlechtsverkehr beendet zu haben. (von Sydow 1994, S. 79)

Offensichtlich nahm Frau K. den Herzinfarkt ihres Mannes zum Anlass, den Geschlechtsverkehr einzustellen, wobei ihre Motive in einer Mischung aus sexueller Unlust und Gekränktheit gründeten, Letztere darüber, dass sie seine Erektionsstörungen insgeheim auf ihre mangelnde Attraktivität zurückführte. Erst nachdem Herr K. ihren Irrtum korrigierte, stand zur Debatte, ob sich Frau K. nochmals für Sexualität interessieren könnte. Frau K.

ihrerseits verlieh ihrer Unzufriedenheit Ausdruck darüber, dass es immer »das Gleiche« sei.

Näher befragt, schildert sie den Ablauf so: »Wenn mein Mann kam und mich mit einem bestimmten Blick ansah, dann wusste ich schon, was er wollte. Ich habe nie nein gesagt, aber auch nie ja. Er musste sich schon etwas Mühe geben. Wenn wir dann abends ins Bett gegangen sind, nahm er mich in den Arm, küsste mich und ich habe innerlich mit mir gerungen. Er streichelte mich am ganzen Körper, aber nicht lange. Selbst habe ich ihn nicht gestreichelt, zumindest nicht am Penis. Er hat seinen Penis an mir gerieben und ist dann eingedrungen.«

Herr K. ergänzt ihre Schilderungen um zwei Aspekte: Zunächst, wie verunsichert er sei über ihre »freudlosen« Formulierungen, und dann frage er sich, welche »Rechte« er als Mann habe, auch mal sagen zu dürfen, »dass die Frau einen liebevoll streicheln soll, überall«.

Die zentralen sexualtherapeutischen Interventionen, die während der fünf Paarsitzungen stattfinden, bestehen darin, Herrn und Frau K. über die veränderte sexuelle Reaktion der Männer im Alter *aufzuklären*, insbesondere die längere Dauer bis zu einer Erektion. Schließlich experimentieren Herr und Frau K. mit den *Streichelübungen* (nicht erregend/erregend) bei verteilten Rollen. Das oft benannte Dilemma langjähriger Beziehungen, dass Vertrautsein und Gewöhnung die sexuelle Spannung reduzieren, wird durch diese Interventionen nicht gelöst – diesen Anspruch verfolgen Herr und Frau K. auch nicht, wie auch Frau K. sich nicht bemüßigt fühlt, einen Orgasmus erlangen zu müssen. Was Butler und Lewis »Die zweite Sprache der Sexualität« nennen, Sexualität als Intimität, Entspannung und des Vergnügens wegen, gelingt Herrn und Frau K. in einer für sie befriedigenden Art und Weise. Auch nehmen sie in ihrem Alltag wieder mehr Körperkontakt miteinander auf, ein »Nebenprodukt«, das beiden sehr wichtig ist.

## Späte Erotik ohne Partner

Frau W., 67 Jahre alt, wünscht eine Therapie, nachdem ihr Ehemann sie nach 35-jähriger Ehe verlassen hat. Die Trennung liegt allerdings schon gut fünf Jahre zurück. Trotz guter Sozialkontakte und gutem Kontakt zu den erwachsenen Kindern fühlt sie sich depressiv, einsam und ohne Perspektive. »Ob man das jemals verarbeiten kann, wegen einer Jüngeren verlassen zu werden, weiß ich nicht. Ich will aber zu einem Abschluss kommen, nicht mehr nur in der Vergangenheit leben, dafür ist mein Leben zu kurz«, sagt Frau W. »Meine Kinder würden das zwar nicht verstehen, wenn ich nochmals einen Mann kennen und lieben lernen würde. Für sie bin ich die Oma, die Enkel hütet und mit ihren Freundinnen Kaffee trinkt und ins Theater geht. Aber sie sehen mich, wie sie mich gerne haben wollen. Was sie nicht wahrhaben wollen, ist, dass ich noch immer eine Frau bin, wenn auch grau, faltig und übergewichtig, die noch immer neugierig auf das Leben ist. Mit meinem Mann habe ich zwar nicht die große Leidenschaft erlebt, ich meine im Bett, aber manchmal wünsche ich mir, noch mal geküsst und gestreichelt zu werden, dass es mir ganz anders wird. Ich will aber nie wieder heiraten oder mit einem Mann eine Wohnung teilen. Dazu habe ich viel zu sehr meine Freiheit schätzen gelernt. Manchmal, wenn ich abends im Bett liege und ich mir so meine Vorstellungen mache, dann wird mir ganz kribbelig, dann könnte ich losgehen, auf einen Ball oder so und mir den Schönsten schnappen. Aber dann lenke ich mich ab, mache den Fernseher an, sage mir, dass das doch nichts mehr wird, dass alles vorbei ist ...«

Allein stehenden älteren Frauen stellt sich eine Reihe von Herausforderungen, wenn sie sich von ihren Sehnsüchten nach Partnerschaft und/oder Sexualität nicht verabschieden, sondern sie leben wollen, etwa der Umgang mit der *Doppelmoral des Alterns*, die *Form der Partnerschaft* bzw. *Partnerlosigkeit* und schließlich die *sexuellen Optionen*.

Betty Friedan beschreibt eines von mehreren Stadien ihrer persönlichen Auseinandersetzung mit ihren Sehnsüchten: »Irgendwann kam für mich der Punkt, an dem ich einfach aufhörte, sexuelle Phantasien zu haben. Ich träumte nicht einmal mehr davon, wieder zu heiraten. Ich kannte die Fakten und Zahlen nur zu gut. Ich ließ sie gar nicht hochkommen, diese Panik: Würde ich je wieder echte Nähe erleben, würde ich mich noch einmal ganz ausziehen, rückhaltlos mit einem anderen Menschen zusammensein? Und manchmal überkam mich eine solche Sehnsucht, ein solches Gefühl des Verlusts, dass ich verzweifelt versuchte, das alte Spiel noch einmal zu spielen. Aber es ging nicht mehr. (...) Und ich akzeptierte mit leisem Bedauern (den Schmerz ließ ich nicht zu), dass ich nicht länger ein sexuelles Wesen war.« (Friedan 1995, S. 332 f.)

Ich habe bereits darauf hingewiesen, dass 70 % der über 60-jährigen Frauen verwitwet sind. Demgegenüber stehen laut von Sydows Untersuchung 97 % allein stehende Frauen zwischen 50 und 91 Jahren mit einem Partnerwunsch. Bis auf eine einzige Frau wünschen sich alle eine Beziehung, in der beide Partner die eigene Wohnung beibehalten. Während knapp die Hälfte der Frauen eine rein kameradschaftliche Beziehung bevorzugt, wünscht sich jeweils ein Viertel eine romantisch-zärtliche ohne genitale bzw. mit genitaler Sexualität. (von Sydow 1994, S. 93)

Frau W. steht also mit ihrem Wunsch nach Partnerschaft nicht allein da, die Konkurrenz ist aber tatsächlich sehr groß. In der Therapie ist es wichtig, sich diesem Fakt zu stellen, wobei Frau W. zunächst völlig entmutigt ist, unterstützt durch Kommentare von Freundinnen und Bekannten, dass die Besten eh verheiratet oder schon im Grab sind. Wir schauen uns ihren Umgang mit anderen existenziell wichtigen Lebenssituationen an, etwa die Trennung und Scheidung von ihrem Mann, den Tod der Eltern, den Auszug der Kinder etc. Während sie in den ersten Stadien depressiv und verzweifelt reagiert, schafft sie es, sich jeweils wieder »zu fangen«, wobei ihr der Wille hilft, sich nicht unterkriegen zu lassen (»Ich war schon immer als Sturkopf bekannt«), sowie »gute Worte von Freunden«.

Betty Friedans persönlicher Entwicklungsprozess gipfelt in folgender Erkenntnis: »Ich sah, dass Nähe und leidenschaftliches sexuelles Sein/Erkennen – jenseits der Träume unserer Jugend – notwendig und möglich sind.« Es gilt, »immer aufs Neue existenzielle Selbstverantwortung in der Liebe zu übernehmen und immer wieder diese existenzielle Pein, Wut und Scham zu riskieren, solange wir uns für das Leben entscheiden«. (Friedan 1995, S. 333)

»Die Männer, die ich kenne, sind entweder wirklich ›alt‹ und verknöchert, suchen nur eine Köchin und Putzfrau, oder sind nicht auszuhalten. Es fällt mir zwar ein Zacken aus meiner Krone, und das ist nicht der erste, aber ich tue es trotzdem und schreibe eine Annonce.« Dies war Frau W.s persönliche Schlussfolgerung in ihrer Lage. Es sei erwähnt, dass Frau W. wirklich ein »Sturkopf« ist, nicht leicht aufgibt und auch lebensgeschichtlich mit dieser Strategie erfolgreich war. Möglicherweise muss sie sich aber damit auseinander setzen, dass in diesem Fall auch Sturheit und Konsequenz an ihre Grenzen stoßen und dass sie scheitert, weil die objektiven Umstände ihren Bedürfnissen zu sehr entgegenstehen. In der Therapie ist diese Befürchtung ausgesprochen und sie weiß um die Gefahr des Scheiterns.

Andere Klientinnen waren zu sehr entmutigt angesichts des kleinen Häufleins der »letzten Männerbastion«, wie es eine Frau einmal formulierte. Meistens beinhaltet diese Entscheidung auch eine Beendigung des sexuellen Lebens. »Das entscheidende Kriterium für die sexuelle Aktivität im Alter ist (...) die Tatsache, noch einen Ehe- oder Lebenspartner und somit einen möglichen Intimpartner zu haben. Allein lebende ältere Menschen (geben) unabhängig vom Geschlecht kaum sexuelle Aktivitäten an«. (Brähler/Unger 1994, S. 112)

Was Frau W. bereits vor ihrer Entscheidung, sich nochmals auf Partnersuche zu begeben, sehr beschäftigt, ist ihr Aussehen. Sie beschreibt sich wenig schmeichelhaft als »grau, faltig und übergewichtig«. »Habe ich überhaupt noch eine Chance, dass mich einer will?«, fragt sich Frau W., die erlebt, dass kein Mann mehr einen Blick auf sie wirft.

Einige meiner jungen Klientinnen, die sehr unter ihrem Aussehen litten, nicht weil sie nicht hübsch gewesen wären, sondern der festen Überzeugung, dass sie nicht hübsch *genug* seien und »der Liebe wert« (wobei sie attraktiv mit liebenswert gleichsetzten), beneideten mich um mein Alter. Mit 40 spätestens, so ihre Annahme, sei die Schlacht um die Schönheit eh vorbei und verloren. Der körperliche Verfall, sichtbar an Falten, Zellulitis, grauen Haaren, »Schwabbelbauch« und »Schwimmringen« um die Hüften, schreite ja unaufhaltsam voran. Aber, so ihre Hoffnung, vielleicht gebe es einen Lichtblick? Vielleicht gebe es eine Art seelische Reife, Souveränität oder so, die frei mache, weil frau dann »ihren« Weg, »ihre« Position, »ihre« innere Freiheit gewonnen habe?

Der Markt um die Schönheit ist ein Milliardengeschäft. Viele verdienen an den Sehnsüchten von Mädchen und Frauen und weil sich alles (Mode, Kosmetik, Schönheitsoperationen etc.) so prima verkauft, sollen nun auch die Männer schöner werden ... Die Geschlechterfront weicht auf, nicht aus emanzipatorischen, sondern aus wirtschaftlichen Gründen. Mit ihnen weichen auch die Altersfronten. »Man« hat erkannt, dass auch jenseits der 50 bei Schönheit und Erotik noch nicht Hopfen und Malz verloren sind, wie bestimmte Frauen, etwa Iris Berben, propagieren dürfen. Ganz selten nur wird auch mal eine Frau über 60, wie Tina Turner eine ist, in ihrer erotischen Ausstrahlung präsentiert.

Frau W. sieht aber nicht aus wie Tina Turner, sie hat auch keine entsprechenden Stylisten an ihrer Seite. Beide sind aber mit der *Doppelmoral des Alterns* konfrontiert. Verschiedene Studien erforschten das Phänomen Schönheit und kamen zum Ergebnis, dass sowohl innerhalb einer Kultur sowie zwischen verschiedenen Kulturen das Schönheitsideal eine hohe Übereinstimmung erreicht. Es ist assoziiert mit jung, gesund und fruchtbar, aus evolutionspsychologischer Sicht durchaus sinnvoll und das Überleben der Menschheit sichernd. Schönheit ist deshalb kein gesellschaftliches Konstrukt allein und auch nicht unwichtig. (Meywald 2001, S. 64 f.)

Nicht nur junge Männer können schön sein, auch ältere, man denke zum Beispiel an Mario Adorf. Im Gegensatz zu ihm sind allerdings Hannelore Elsner und Iris Berben schön, weil ihre *jugendliche Schönheit* ins Alter hinüberreicht. Einer Untersuchung zufolge ist denn auch das Bild männlicher Attraktivität breiter gefächert als das weibliche. (von Sydow 1994, S. 35) Dies wirft ein Licht auf das Phänomen, dass es den Typus des gut aussehenden reifen, älteren Mannes schon lange gibt, während der Typus einer älteren und alten erotischen »Schönen« im öffentlichen Bild recht neu ist – doch lassen die genannten Entwicklungen hoffen. Im stillen, privaten Raum allerdings gibt es bereits länger Stimmen von Frauen, die zuversichtlich und positiv mit ihrem körperlichen Altern umgehen können: »Ich bin nackt einfach nicht mehr so schön wie früher. Aber für einen Gleichaltrigen reicht es noch lange. Ein Mann mit 75 oder 80 ist ja auch kein Adonis. Entweder hat er einen Bauch oder Krampfadern ...« (Daimler 1991, S. 19)

Viele, vielleicht die meisten älteren Frauen in ihrer Situation würden Frau W.s Unsicherheit über ihr Aussehen teilen, weil die weibliche Schönheit engeren Normen unterliegt und für Frauen überhaupt – gleich welchen Alters – Aussehen wichtiger ist als für Männer. Ein Thema in Frau W.s Therapie ist somit die Frage, wie sie mit ihrem Aussehen zufriedener sein kann, nicht zuletzt deshalb, um für ihr Vorhaben innerlich besser gerüstet zu sein. Es wird bald deutlich, dass die äußeren Veränderungen nicht spektakulär sein müssen, um ihr Zufriedenheit zu bereiten. »Ich will schöner werden und ich will mich daran erinnern, dass ich eine

Frau bin«, findet sie heraus. »Ich brauche eine tägliche Gymnastik, um meine Beweglichkeit zu trainieren, damit ich wieder wie ein leichtfüßiges Reh über die Wiesen springen kann«, meint sie lachend. Und sie möchte ihre Haare tönen, einen »unaufdringlichen« Lippenstift auflegen und ihre Augen mehr zum »Leuchten« bringen. Ihr Fazit lautet: »Ich bin zwar nicht so schön wie früher, aber passabel und fraulich und kann es mit einem passablen Mann mit Bauchansatz aufnehmen.«

Sich per Annonce auf Partnersuche zu begeben, betrachtet Frau W. als Experiment mit ungewissem Ausgang. In diesem Zusammenhang spürt sie noch einmal, dass sie zärtlichen Körperkontakt einerseits oft schmerzlich vermisst, andererseits jedoch auch in ihren Phantasien einer zukünftigen Partnerschaft als befremdlich und verunsichernd erlebt. Sexualität dagegen vermisst sie nur selten. Welche *erotischen Quellen* mit und ohne Körperkontakt stehen Frau W. als Single zur Verfügung?

Zunächst entscheidet sich Frau W., sich die Option auf Erotik im weiteren Sinne offen zu halten und partnerschaftliche Sexualität nicht aus ihrem Leben auszuschließen. Dies unterscheidet sie von einer Vielzahl anderer älterer Frauen, die sich für eine selbstbestimmte sexuelle Abstinenz entscheiden, sei es, weil Sexualität ein Leben lang bedeutungslos war, weil sie ungute Erfahrungen gemacht haben, sich nicht mehr für einen neuen Partner öffnen wollen oder sich auch keine Chancen ausrechnen. Allzu oft wird sexuelle Abstinenz mit Verzicht assoziiert, wobei viele Frauen dies gerade nicht so empfinden und sich im Gegenteil erleichtert fühlen, nicht mehr der »ehelichen Pflicht« Genüge leisten zu müssen. Sexuelle Abstinenz ist ferner weder Defizit noch Makel, wie so oft gesellschaftlich dargestellt. Vielmehr ist sexuelle Abstinenz eine völlig legitime, freie Entscheidung und niemand, gleich welchen Alters, muss sexuell aktiv sein! Laut einer Studie waren 32 % der allein stehenden Befragten und 24 % aller älteren Frauen nicht an Sexualität interessiert. (von Sydow 1994, S. 100)

Möglicherweise spielt bei diesem Umgang mit Sexualität Verdrängung eine Rolle. Gleichzeitig ist ein ausweichender Umgang in Form von Verdrängung, Ablenkung und Sublimierung (Umwandlung der sexuellen Energie in kreative Tätigkeiten) unabhängig von Alter und Geschlecht eine gängige Strategie. Laut oben genannter Befragung bewältigen 44 % der älteren Frauen und 21 % der älteren Männer mit Ablenkung und Selbstbeherrschung ihre sexuellen Wünsche. Auch Frau W. berichtet darüber, dass sie sich mit Fernsehen ablenkt, wenn Wünsche nach zärtlichem Körperkontakt aufsteigen.

Dennoch sind erotische Begegnungen und Flirts auch manchen hochbetagten Frauen durchaus willkommen. Frau W. betont, wie ihr männliche Blicke als Rückmeldung darüber, dass sie als Frau noch wahrgenommen wird, fehlen. Sie ist aber auch darüber enttäuscht, wie sehr Freundinnen und Bekannte erotische Momente löschen, statt sie zu genießen: »Wenn ich von Dr. X in der Serie Z schwärme, dann will ich doch nicht hören, dass das alles vorbei und vorüber ist, dann will ich doch, dass sie mit mir schwärmen!« Nur mit einer entfernt wohnenden Bekannten kann sich Frau W. auch mal über schöne erotische Literatur austauschen. »Dann weiß ich, dass ich nicht allein so fühle, das ist beruhigend.«

Dabei ist Frau W. wahrlich keine Ausnahmeerscheinung. 56 % der älteren Männer und 37 % der älteren Frauen haben laut einer Befragung in letzter Zeit erotische Literatur gelesen. Auch das Ansehen erotischer Filme ist weit verbreitet. (von Sydow 1994, S. 106) Frau W. sind außerdem Erinnerungen an einzelne sexuelle Erlebnisse sehr wichtig, in denen sie es sich hin und wieder gönnt zu schwelgen: »Ich bin noch jung und schön, vielleicht sogar ein bisschen schöner, als ich es jemals war. Ich denke an meine erste Liebe, an seinen Körper, wie er ausgesehen und sich angefühlt haben könnte, denn das habe ich ja nie wirklich erfahren ... Und ich stelle mir vor, wie er mich küsst ... Manchmal lese ich seine Briefe oder schaue mir seine Photos an ... Und diese Erinnerungen gehören ganz allein mir.«

Selbstbefriedigung als erotische Quelle ist mittlerweile gesellschaftlich weitgehend akzeptiert. Auch ältere Menschen bewerten Selbstbefriedigung positiver, wobei ca. 10 bis 15 % der älteren Frauen und 43 bis 66 % der älteren Männer Selbstbefriedigung praktizieren. (von Sydow 1994, S. 108) Viele Frauen können sich aber dennoch nicht vorstellen, sich selbst zu befriedigen, was auf dem Hintergrund der skizzierten sexuellen Sozialisationsbedingungen nicht groß verwundert. Auch Frau W. meint: »Das habe ich nie gemacht und in diesem Leben werde ich das auch nicht mehr ausprobieren.« Dagegen wünscht sie sich Zärtlichkeit, die sie mangels eines Gegenübers so nicht leben kann.

Aufgrund der Anregung einer Bekannten hat sie sich durchgerungen, eine nicht medizinische, sanfte Körpermassage zur Entspannung auszuprobieren. Ihre ersten Erfahrungen fasst sie zusammen als »ängstigend«, »sich selbst abwertend« und »taub an Körper und Seele«, obwohl sie sich hinterher jedes Mal wie »neugeboren« gefühlt habe. Erst allmählich habe »der respektvolle Umgang der Masseurin mit meinem Körper« ihr »die Selbstachtung zurückgegeben« und ihr erlaubt, seit langem brachliegende, schöne Empfindungen zurückzugewinnen.

Frau W.s Aussagen verdeutlichen, wie irreführend es wäre, Alterssexualität an jugendlichen Standards zu messen, statt den subjektiven Möglichkeiten entsprechend die körperlichen Erlebensweisen zu wertschätzen. Erst das Denken über die traditionellen Grenzen hinweg wird dem körperlichen und erotischen Vakuum, in dem viele ältere Frauen leben, Einhalt gebieten.

# Die Glut in der Asche schüren – ein Leitfaden zur Selbsthilfe

In den vergangenen Kapiteln habe ich den Wandel in der Sexualität während der letzten ca. 40 Jahren geschildert, der keinen von uns unberührt lässt. Ich habe den Forschungsstand zur schwierigen Frage der sexuellen Zufriedenheit in dauerhaften Beziehungen skizziert und schließlich typische sexuelle Schwierigkeiten, die einem Paar in den unterschiedlichen Phasen des gemeinsamen Lebens begegnen können, beschrieben. Nicht alle sexuellen Fragen oder Probleme bedürfen jedoch einer Paarberatung oder -therapie. Manchmal reicht es aus, wenn ein Paar sein Spektrum an zärtlichen oder sexuellen Umgangsweisen wiedererweckt, wiederentdeckt oder erweitert. Dieses Kapitel soll Ihnen in dieser Richtung Impulse geben.

Dazu möchte ich Ihnen Übungen zu verschiedenen thematischen Schwerpunkten vorstellen. Orientiert habe ich mich an den

Ergebnissen der Sexualforschung, auch wenn diese wegen ihrer großen Lücken, wie im Kapitel »Sexuelle Zufriedenheit in dauerhaften Beziehungen« ausgeführt, nur zum Teil weiterhelfen. Ergänzungen, die sich nach meiner therapeutischen Erfahrung bewährt haben, runden den Leitfaden ab:

1. die ersten Begegnungen und der Prozess des Sich-Kennenlernens;
2. das Auftreten von Interaktionsproblemen;
3. »Boden schaffen« durch Gespräche;
4. zärtlicher Körperkontakt;
5. erregender Körperkontakt;
6. Übungen allein.

Manche mögen durch den »künstlichen Charakter« der Übungen vielleicht irritiert sein. Sie werden jedoch die Erfahrung machen, dass Ihre Persönlichkeit die jeweilige Übung rasch ausfüllt und das »Künstliche« verdrängt, sobald erst einmal die anfängliche Hemmschwelle überwunden ist.

Selbstverständlich können Sie selbst entscheiden, ob Sie die vorgegebene Reihenfolge einhalten oder sie nach Bedarf, Lust und Laune verändern. Abhängig davon, in welcher Lebensphase Sie sich als Paar befinden, sind die Bedürfnisse, Möglichkeiten und Ziele sehr unterschiedlich. Dennoch ist es sinnvoll, sich einen gewissen verbindlichen Zeitrahmen abzustecken, vielleicht ein bis drei Monate, in denen Sie sich regelmäßig ein- bis zweimal wöchentlich verabreden, am besten zu einem zuvor festgelegten Zeitpunkt. Nur dann werden Sie auch Erfolge erzielen, spürbar freundlicher oder liebevoller miteinander umgehen und motiviert bleiben, weitere Experimente zu machen.

Solche Übungen existieren in der Psychologie seit vielen Jahren. Sie wurden wieder und wieder veröffentlicht, manche sind zu Standardübungen avanciert und keiner weiß mehr, wer die ursprünglichen Verfasser waren. Sind mir die Literaturangaben bekannt, so werde ich sie selbstverständlich angeben. Sind keine Angaben gemacht, so sind sie entweder selbst entworfen oder stammen aus der psychologischen »Sammelkiste«, die ich für meine Zwecke modifiziert habe.

## Sich (wieder) begegnen

### *Magischer Funke*

»Unbewusstes erkennt Unbewusstes irrtumslos«, schreibt der Psychoanalytiker Michael Moeller über den Moment, wenn es zwischen zwei Menschen funkt. »Von Anfang an erfasst die Partnerwahl den ganzen Menschen – auch wenn wir später zu klagen beginnen, dieses und jenes hätten wir einfach nicht gesehen.« (Moeller 2003, S. 10 f.) Die Botschaft dieser Aussage, sofern man ihr glaubt, hat etwas Überwältigendes. Demnach soll unser Unbewusstes so schnell entscheiden, dass wir mit unserem rationalen Denken nicht hinterherkommen? Wie wunderbar und beängstigend zugleich, denn bis wir die Situation erfasst haben, ist es schon passiert, der Funke ist übergesprungen. (Wie alltagstauglich das Unbewusste entschieden hat, steht allerdings auf einem anderen Blatt.)

**Zeitrahmen:** maximal 145 Minuten.

**Material:** Wachsmalstifte und sechs große Bögen Papier.

**Anmerkung:** Alle folgenden Fragen sind nur als Beispiele gedacht, die Sie nicht nacheinander abhaken sollten: Nehmen Sie sich vielmehr die Zeit, die Sie brauchen, und gewichten Sie die Aspekte, die Ihnen bedeutsam erscheinen.

**Durchführung:** entweder komplett durchgängig oder in kurzen Zeitabständen dreigeteilt.

*Erster Schritt:* In dieser Übung sollen Sie zunächst über Ihre erste Begegnung sprechen, um die Erinnerungen lebendig werden zu lassen.

Wann war das? Wie ist sie zustande gekommen? Wo war das Treffen, wie sah es da aus, wer war noch dabei? Was hatten Sie an? Was fiel Ihnen als Erstes am anderen auf? Welche spontanen Gefühle und Gedanken löste er/sie aus? Welche geheimen Phantasien? Was taten Sie, was nicht, was Sie aber gerne getan hätten? In welcher seelischen Verfassung waren Sie damals? Wie waren Ihre Lebensumstände? Usw. (10 bis 20 Minuten)

*Zweiter Schritt:* Suchen Sie sich Farben aus, die den magischen Moment, als der Funke übersprang, ausdrücken könnten. Malen Sie dann jeder für sich diesen Moment, ohne miteinander zu sprechen. Denken Sie daran, Sie sollen kein Meisterwerk malen. Malen Sie eher aus dem »Bauch« heraus als vom »Kopf« her. (Ca. 10 Minuten)

*Dritter Schritt:* Legen Sie die zwei Bilder nebeneinander und lassen Sie sie zunächst auf sich wirken, ohne miteinander zu sprechen. Registrieren Sie aufkommende Gefühle, Gedanken und Körperempfindungen. (Ca. 5 Minuten)

Danach soll eine/r von Ihnen beginnen, während die/der andere zuhört, über folgende Fragen zu sprechen: Wie erging es mir beim Malen? Was habe ich ausdrücken wollen und wie ist es mir gelungen? Wie ergeht es mir und welche Gedanken kommen mir, wenn ich jetzt auf mein Bild schaue? Wenn ich auf unser gemeinsames Bild schaue (die Summe unserer beiden Bilder)? Fehlt etwas? Was hat mich angezogen und verliebt gemacht? (Ca. 10 Minuten)

Wechseln Sie nun die Rollen. (Ca. 10 Minuten)

Tauschen Sie sich über Ihre Eindrücke aus, stellen Sie Fragen, ergänzen Sie. (Ca. 10 Minuten)

*Vierter Schritt:* Wie hat sich der magische Funke verwandelt, wie sieht er jetzt aus? Malen Sie jeder für sich ein zweites Bild. (Ca. 5 bis 10 Minuten)

Legen Sie Ihre Bilder nebeneinander und tauschen Sie sich aus. Orientieren Sie sich bitte an den Fragen zum dritten Schritt.

Wie erkläre ich mir die Verwandlung? Was habe ich dazu beigetragen? (Ca. 30 Minuten)

*Fünfter Schritt:* Wie können Sie die Kraft des magischen Funkens stärken und erneuern? Malen Sie ein drittes Bild, das Ihre Vision ausdrückt. (Ca. 5 bis 10 Minuten)

Legen Sie ihre Bilder zusammen und tauschen Sie sich aus. Orientieren Sie sich an den Fragen zum dritten Schritt.

Was kann ich dafür tun, die Kraft des magischen Funkens in den Alltag hineinzunehmen? Was ist realistisch, was Wunschtraum? Sammeln Sie Ideen, schreiben Sie diese auf und hängen Sie sie an einer markanten Stelle Ihrer Wohnung auf. Sprechen Sie darüber, wann und wie Sie die Ideen umsetzen wollen. (Ca. 30 Minuten)

## *Erstes Rendezvous*

Wissen Sie noch, wie das damals war beim ersten Rendezvous?

Ich möchte Ihnen die Gelegenheit geben, ein zweites Mal ein »erstes Rendezvous« zu erleben und Ihren Partner bzw. Ihre Partnerin mit anderen Augen zu sehen und zu erfahren. Allerdings geht es nicht darum, das wirkliche erste Rendezvous heraufzubeschwören, sondern im Hier und Jetzt ein Rendezvous zu erleben, als wäre es das erste Mal.

**Zeitrahmen:** maximal 60 Minuten.

**Anmerkung:** nette Atmosphäre (Kerzen, leise Musik etc.). Wenn Sie mögen, können Sie sich auch entsprechend anziehen.

**Durchführung**

*Erster Schritt:* Setzen Sie sich einander gegenüber und schauen Sie sich an, ohne miteinander zu sprechen. Stellen Sie sich vor, dass Sie sich zum ersten Mal treffen. Versuchen Sie sich so zu sehen, wie Sie jetzt gerade sind. Konzentrieren Sie sich dann auf Ihren Partner/Ihre Partnerin und nehmen Sie wahr: Gesicht, Körperhaltung, Gesten, Mimik, Kleidung, Gerüche etc. (Ca. 5 Minuten)

*Zweiter Schritt:* Machen Sie sich nun miteinander bekannt. Versuchen Sie bewusst zu erleben, wie Sie das tun. Worüber sprechen Sie? Wie gehen Sie vor, um die neue Person kennen zu lernen?

Lassen Sie sich etwa 15 Minuten Zeit, um in Ihr »erstes Rendezvous« einzutauchen und es zu erleben.

*Dritter Schritt:* Sprechen Sie nun miteinander über Ihr Erleben während des ersten und zweiten Teils der Übung, wobei einer zuhört und der andere spricht. Beginnen Sie zunächst mit dem ersten Schritt: Wie fühlte ich mich bei dieser Begegnung? Wie habe ich mich selbst wahrgenommen? Wie habe ich meinen Partner/meine Partnerin wahrgenommen? Dann zum zweiten Schritt des Rendezvous: Wie habe ich mich verhalten, um den anderen kennen zu lernen? In welchem Ausmaß habe ich Kontakt zum anderen gewonnen und ihn wirklich erreicht? Was habe ich enthüllt, was verborgen? War ich hierbei aktiv oder passiv? Wie habe ich mich gefühlt? (Ca. 10 Minuten)

Tauschen Sie nun die Rollen. (Ca. 10 Minuten)

Sprechen Sie sich über Ihre Erfahrungen aus. (Ca. 10 Minuten)

*Vierter Schritt:* Was kann ich in den Alltag hinübernehmen? Machen Sie sich eine Liste, die Sie an einer markanten Stelle in Ihrer Wohnung aufhängen, und überlegen Sie, wie und wann Sie diese Ideen verwirklichen können. (Ca. 10 Minuten)

## *Erwartungen an die Ehe bzw. dauerhafte Partnerschaft*

Viele Menschen wollen zwar in einer glücklichen Partnerschaft leben, haben aber Mühe, ihre diesbezüglichen Vorstellungen zu formulieren. Mit dieser Übung (Sanders 2000, S. 239 ff.) können Sie mehr Klarheit über die gegenseitigen Erwartungen gewinnen. Es gibt dabei kein »Richtig« oder »Falsch«, vielmehr kommt es darauf an, über Gemeinsamkeiten und Unterschiede in einen Austausch zu treten. Dieses Arbeitsblatt hilft aber auch eigene Widersprüche bewusster wahrzunehmen. (»Zwar will ich nicht, dass mein Partner oder meine Partnerin vor mir Geheimnisse hat, ich selber möchte mir aber dieses Recht nehmen.«) Außerdem helfen die Fragen, sich klarer darüber zu werden, wann und warum Sie manchmal von Ihren grundsätzlichen Überzeugungen abweichen. (»Grundsätzlich finde ich, man sollte sich alles verzeihen, aber ...«) Der vertiefte Austausch über Ihre Vorstellungen zur Partnerschaft kann Ihnen auch deutlicher machen, wo Sie vielleicht um mehr Übereinstimmung ringen sollten, um zukünftigen Missverständnissen vorzubeugen.

**Zeitrahmen:** ca. 90 Minuten.

**Material:** zwei Arbeitsblätter: Erwartungen an eine Partnerschaft/ Ehe.

**Anmerkung:** Bitte kopieren Sie das Arbeitsblatt der folgenden Doppelseite, damit beide Partner es gesondert ausfüllen können.

| Erwartungen an eine Partnerschaft/Ehe | | |
|---|---|---|
| **Ich erwarte von einer Partnerschaft/Ehe ...** | **ja** | **nein** |
| dass sie ein Leben lang hält | | |
| dass ich auf manches verzichten muss | | |
| dass es nur ganz selten Streit gibt | | |
| dass sexuelle Treue das Wichtigste für beide ist | | |
| dass die Partner keine Geheimnisse voreinander haben | | |
| dass ich mich auf den anderen absolut verlassen kann | | |
| dass die Partner einander alles verzeihen | | |
| dass man gerade in schlechten Tagen zusammenhält | | |
| dass ich genug Zeit und Freiraum für mich allein habe | | |
| dass man sich die Alltagsarbeit (Haushalt etc.) gerecht teilt | | |
| dass beide auch mal getrennt Urlaub machen können | | |
| dass beide viele gemeinsame Freunde haben | | |
| dass jeder auch eigene Freunde und Freundinnen hat | | |
| dass es wichtig sein kann, eine eigene Meinung zu haben, auch wenn sie der des Partners widerspricht | | |
| dass eine Mutter mit kleinen Kindern nur dann berufstätig ist, wenn die Familie auf das Geld angewiesen ist | | |
| dass ich mich selbst verwirklichen kann | | |
| dass beide viele gemeinsame Interessen und Aktivitäten haben | | |
| dass der Partner der beste Freund, die beste Freundin ist | | |
| dass ein Paar in finanziell gesicherten Verhältnissen lebt | | |
| dass die Kindererziehung Aufgabe der Mutter ist | | |
| dass ein Paar gegenüber den Verwandten (vor allem den Eltern) zusammenhält | | |
| dass gemeinsame Ideale für beide ganz wichtig sind | | |

| Erwartungen an eine Partnerschaft/Ehe | | |
|---|---|---|
| **Ich erwarte von einer Partnerschaft/Ehe …** | **ja** | **nein** |
| dass in erster Linie der Mann für den Lebensunterhalt der Familie verantwortlich ist | | |
| dass es immer wieder mal romantische Situationen gibt | | |
| dass lustvoller Sex zentral in einer gelingenden Partnerschaft ist | | |
| dass in erster Linie der Partner mich glücklich macht | | |
| dass ich auch mal zurückstecken muss, wenn der andere etwas erreichen will | | |
| dass man auch mal um den Partner kämpfen muss | | |
| dass ein Paar Schwierigkeiten und Probleme unter sich alleine klärt | | |
| dass Kinder zu einer richtigen Ehe gehören | | |
| dass beide zum Lebensunterhalt beitragen | | |
| dass die Partner öfter etwas gemeinsam unternehmen | | |
| dass man sich in finanziellen Schwierigkeiten von den Eltern helfen lässt | | |
| dass man eher Streit vermeidet und sich gütlich einigt | | |
| dass man in der Kindererziehung an einem Strang zieht | | |
| dass man voreinander begründet, wofür jeder das Geld ausgibt | | |
| dass im Großen und Ganzen der Mann das Sagen in Familienangelegenheiten hat | | |
| dass die Ehe der Eltern ein Vorbild ist, das starken Einfluss auf die eigene Beziehungsgestaltung hat | | |
| dass man möglichst häufig die Freizeit zusammen verbringt | | |
| dass Lust beim Sex ein längerer Lernprozess ist | | |
| dass die Frau für den Haushalt verantwortlich ist | | |

**Durchführung**

*Erster Schritt:* Jeder sucht sich einen Platz, an dem er ungestört das Arbeitsblatt ausfüllen kann. Kreuzen Sie zunächst Ihre grundsätzliche Einstellung an. Gehen Sie dann die Liste ein zweites Mal durch und überlegen Sie folgende Gesichtspunkte: Erwarte ich bei Frage X dasselbe von mir wie von meinem Partner/meiner Partnerin oder mache ich Unterschiede? Und: Gibt es Ausnahmen und Abweichungen bei meiner grundsätzlichen Einstellung? Markieren Sie diese Punkte gesondert, um sie später im Austausch zur Diskussion zu stellen. (Ca. 30 Minuten)

*Zweiter Schritt:* Vergleichen Sie, wo Sie Gemeinsamkeiten, wo Sie Unterschiede herausgefunden haben. Tauschen Sie sich darüber aus, wie es Ihnen damit geht, ob Sie zum Beispiel darüber überrascht waren oder das Ergebnis erwartet haben.

Vertiefen Sie einzelne Gemeinsamkeiten und Unterschiede, die Ihnen besonders wichtig sind.

Tauschen Sie sich darüber aus, wo Sie Widersprüche bei sich selbst entdeckt haben und zum Beispiel etwas von Ihrem Partner oder Ihrer Partnerin erwarten, von sich selbst aber nicht.

Sprechen Sie über Abweichungen und Ausnahmen von Ihrer grundsätzlichen Haltung. (Ca. 60 Minuten)

## Anerkennung

Oft nehmen wir an, unser Partner oder unsere Partnerin wüsste, dass wir ihn/sie lieben und schätzen. Von daher halten wir es nicht für nötig, unsere Anerkennung direkt auszusprechen. Aber auch wenn Sie wissen, dass Ihr Partner oder Ihre Partnerin Sie schätzt, wollen Sie es doch sicher hin und wieder hören, oder?!

Zum Alltagsrepertoire eines Paares gehört es in der Regel auch nicht, sich die Stärken der eigenen Beziehung vor Augen zu halten. Warum eigentlich nicht? Weil Eigenlob stinkt, wie der Volksmund sagt?

Wenn Sie sich erinnern, so werden Liebe und Glaube an die Partnerschaft als wichtige beziehungsstabilisierende Faktoren genannt. Diese Übung soll Sie ermutigen, mit anerkennenden Sätzen zu experimentieren.

**Zeitrahmen:** 30 Minuten.

**Anmerkung:** Die Übung wirkt noch positiver, wenn Sie im Anschluss an das Gespräch Ihre Sätze aufschreiben und Sie dem Partner schenken.

**Durchführung**

*Erster Schritt:* Setzen Sie sich einander gegenüber, schauen Sie sich in die Augen und sprechen Sie abwechselnd aus, was Sie am anderen schätzen. Fangen Sie jeden Satz so an: »Ich schätze an dir, dass du ...« oder »Ich liebe an dir, dass du ...« und versuchen Sie möglichst konkrete Aussagen zu machen. Danach kommt der andere dran. Wenn Ihnen nichts mehr einfällt, so beginnen Sie den Satzanfang laut auszusprechen und lassen Sie sich Zeit, um Ihren spontanen Einfällen zu folgen. (Ca. 10 Minuten)

*Zweiter Schritt:* Sprechen Sie hinterher darüber, was Sie empfanden, als Sie die Anerkennung empfingen bzw. aussprachen. (Ca. 5 Minuten)

*Dritter Schritt:* Fahren Sie abwechselnd fort mit den Satzanfängen: »Ich schätze an uns, dass wir ...«, »Ich liebe an uns, dass wir ...« Machen Sie auch hier möglichst konkrete Aussagen und schauen Sie Ihren Partner, Ihre Partnerin dabei an. (Ca. 10 Minuten)

*Vierter Schritt:* Auswertung wie unter »Zweiter Schritt«. (Ca. 5 Minuten)

## *Vertrauensspaziergang*

Wortlose Begegnungen in der Art und Weise, dass einer der beiden Partner »blind« ist, das heißt die Augen schließt und sich dem anderen als Führer anvertraut, haben eine besonders intensive Qualität. Unternehmen Sie einen Spaziergang in einer anregenden Umgebung – das kann draußen in Wald und Flur sein, aber auch drinnen in den eigenen vier Wänden. Und entscheiden Sie, wer zunächst die Rolle des Führers bzw. des Blinden übernimmt. Später werden die Rollen getauscht. Als FührerIn ist es Ihre Aufgabe, den sich Anvertrauenden an der Hand zu nehmen und ihn oder sie behutsam und sicher zu geleiten, während Sie ihm/ihr viele sinnliche Erlebnisse des Betastens, des Riechens und Hörens vermitteln.

**Zeitrahmen:** 60 Minuten.

**Anmerkung:** Zu einem erfreulichen Erlebnis wird diese Übung nur, wenn Sie sich beide innerlich bereit dazu fühlen. Keinesfalls sollten Sie den anderen dazu drängen, etwas zu tun, was er oder sie nicht möchte, auch wenn Sie von der Harmlosigkeit überzeugt sind. Besondere sinnliche Spaziergänge können Sie übrigens in Rosen- und Blumengärten, auf einer Wiese oder im Wald erleben.

**Durchführung**

Entscheiden Sie zunächst, in welcher Umgebung Sie diesen Spaziergang ausprobieren wollen und wer welche Rolle übernimmt. Der Führer nimmt den Blinden sicher an der Hand und führt ihn oder sie langsam über Stufen und andere Hindernisse. Wenn Sie an ein Objekt kommen, das der Geführte betasten soll, so legen Sie ihm oder ihr die Hände an die entsprechende Stelle und lassen Sie genug Zeit, das, womit er/sie in Kontakt gekommen ist, hinreichend zu erspüren.

Lassen Sie sich nach dem Spaziergang noch genügend Zeit, um über Ihre Erfahrungen zu berichten: Welche sinnlichen Erfahrungen habe ich gemacht? Wie erging es mir in der Rolle des Führers, der Führerin? Wie erging es mir in der Rolle des Geführten/der Geführten? Was habe ich über meinen Partner/meine Partnerin erfahren, was über unsere Beziehung?

## *»Wie schön, dass es dich gibt!«*

Die Idee zu dieser Übung verdanke ich einer Klientin, die mir über ein Geburtstagsgeschenk, das sie erhielt, berichtete, bestehend aus zehn »Wie-schön-dass-es-dich-gibt-Wunschkarten«, die ihr ihre Freundinnen geschenkt hatten. Die Wunschkarten, die in Begleitung einer bestimmten Freundin »einzulösen« waren, beinhalteten beispielsweise eine Essenseinladung in ein nettes Restaurant, einen Kinobesuch, einen gemeinsamen Saunabesuch, einen Spaziergang etc., wobei sie sich den Zeitpunkt der Wunscherfüllung entsprechend ihren Bedürfnissen aussuchen durfte.

Ihren Ideen als Partner oder Partnerin sind also (fast) keine Grenzen gesetzt. Auch erotische Wünsche sind erlaubt. Einige schöne Ideen, die mir Klienten mitteilten, will ich hier weitergeben: eine Flasche Sekt an einer landschaftlich reizvollen Stelle bei Sonnenuntergang trinken, einen gemeinsamen Spaziergang ohne Unterwäsche unternehmen, den Partner, die Partnerin waschen, einölen und massieren, eine Kopf-, Fuß- oder Handmassage verschenken, Liebesgedichte vorlesen, einen Liebesbrief schreiben oder ein Liebeslied vorsingen, eine Haarlocke oder ein Kleidungsstück mit dem körpereigenen Duft konservieren und verschenken ...

**Zeitrahmen:** Je nachdem, wie viel Zeit und Mühe Sie für die Gestaltung der Wunschkarten investieren wollen.

**Material:** gekaufte oder selbst gestaltete Wunschkarten.

## Beziehungsprobleme gemeinsam lösen

### *Waffenkammer*

Sie können sich mit dieser Übung (Vopel/Vopel 1975, S. 118) darüber austauschen, welche Möglichkeiten jeder von Ihnen hat, dem anderen auf die Nerven zu gehen, ihn zu ärgern oder ihn sogar zeitweise »verrückt« zu machen. Hinter jeder Streitigkeit steckt aber ein enttäuschter Wunsch, den Sie herausfinden und ausdrücken können. Denn viele kleine »Nervereien« vermiesen den Alltag und vertreiben die sexuelle Lust.

**Zeitrahmen:** ca. 60 Minuten.

**Material:** zwei Stifte, Papier zum Schreiben.

**Durchführung**
*Erster Schritt:* Setzen Sie sich zusammen und schauen Sie einander an. Und nun denken Sie zunächst schweigend darüber nach, wie Sie es immer wieder schaffen, Ihren Partner ärgerlich zu machen. In jeder Beziehung haben sich die Partner im Laufe der Zeit eine »Waffenkammer« eingerichtet, die recht unterschiedliche Kampfmittel enthält: Giftpfeile, Stinkbomben, Nebelwerfer, kleine Kanonen, große Kanonen etc. Schauen Sie sich Ihre Waffenkammer an, konzentrieren Sie sich auf die Standardwaffen, die Sie im Alltag einsetzen, und schreiben Sie sich konkret mindestens zwölf Beispiele auf. (»Ich gehe dir auf den Wecker, weil ich mich nach der Arbeit erst mal zurückziehe und Zeitung lese, statt mit dir zu sprechen.« »Ich mache dich wütend, indem ich vor gemeinsamen Terminen noch kurz aufräume, kurz zur Toilette gehe, mich kurz schminke oder kämme, statt rechtzeitig aufzuhören und loszugehen.« »Ich frustriere dich, weil ich nicht genügend bei der Hausarbeit helfe und von selber die Geschirrspülmaschine ausräume, den Tisch abräume oder mal Getränke hole.«) (10 Minuten)

*Zweiter Schritt:* Nun beginnen Sie abwechselnd zu erzählen, wie Sie den Partner frustrieren, ärgerlich oder wütend machen. Diskutieren Sie aber an dieser Stelle noch keine Inhalte. (5 Minuten)

*Dritter Schritt:* Gehen Sie noch einmal, jeder für sich, Ihre Notizen über Ihre Waffenkammer durch und gehen Sie von folgender Annahme aus: Hinter jedem Ärgernis, das ich bereite, steht eine enttäuschte Forderung, die ich nicht ausdrücke. Was will ich wirklich von meinem Partner oder meiner Partnerin? Versuchen Sie, zu Ihrem Ärgernis die entsprechende Forderung oder den Wunsch an den Partner/die Partnerin zu formulieren. (»Nach der Arbeit bin ich müde und möchte weder erzählen noch zuhören: Lass mir bitte eine halbe Stunde Zeit, um zu mir zu kommen.« »Ich vertrage es nicht gut, wenn ich die Wohnung unaufgeräumt verlasse oder wenn mich andere müde und unordentlich sehen: Hilf mir, die Wohnung besser aufzuräumen und sag mir, dass ich in Ordnung bin oder gut genug aussehe.« »Auf mir lastet schon so viel Verantwortung, da will ich nicht im Haushalt noch mitdenken müssen.«) (10 Minuten)

*Vierter Schritt:* Tauschen Sie sich abwechselnd darüber aus, was Sie über sich herausgefunden haben. Diskutieren Sie dann folgende Fragen: Mit welcher Ärgerstrategie treffe ich meinen Partner/meine Partnerin am härtesten? Welche Ärgerstrategien kann ich als direkte Bitte oder als Forderung formulieren? Brauche ich Gegenleistungen? Welche? Halten Sie Ihr Ergebnis schriftlich fest und geben Sie Ihrem Partner/Ihrer Partnerin eine Kopie davon. (30 Minuten)

## Zeitkuchen

»Wir haben keine oder zu wenig Zeit füreinander« ist die mittlerweile klassisch zu nennende Klage von Paaren. Frauen sind häufig darüber frustriert, wie viel ihre Männer arbeiten oder ihren Hobbys nachgehen und wie wenig Familien- oder Paarzeit bleibt. Männer sind häufig darüber frustriert, wie viel Zeit Frauen mit Hausarbeit oder mit den Kindern verbringen. Sowohl Frauen als auch Männer fühlen sich vernachlässigt und geben oft dem anderen die Schuld daran. Besonders Frauen reagieren sehr sensibel auf die aus ihrer Sicht ungerechte Verteilung der Hausarbeit, was sich indirekt auch negativ auf die sexuelle Lust auswirkt (s. Kapitel »Sexuelle Zufriedenheit in dauerhaften Beziehungen«, S. 37). Eine günstige Zeitverteilung, in der Sie als Paar genügend und »gute« Zeit zur Verfügung haben, ist einer der Grundpfeiler einer gelingenden Beziehung und die Voraussetzung dafür, dass der erotische Funke »zündet«.

Außerdem mein Appell an die Männer: Überlegen Sie sich, welche Hausarbeit Sie in Ihren Zeitkuchen hineinnehmen wollen, und sei das Kuchenstück auch noch so klein. Damit entlasten Sie nicht nur Ihre Partnerin, sondern leisten ihr auch einen wahren »Liebesdienst«.

Diese Übung kann Ihnen helfen, Ihre Zeitverteilung kritisch unter die Lupe zu nehmen und konkrete Umstrukturierungen einzuleiten.

**Zeitrahmen:** ca. 65 Minuten.

**Material:** fünf Blätter Papier (DIN-A-4), Stifte.

**Durchführung**

*Erster Schritt:* Jeder nimmt sich ein Blatt Papier und malt einen großen Kreis. Rechnen Sie zunächst aus, wie viele Wachstunden Ihr Tag hat, und unterteilen Sie diese verbleibenden Stunden in »Kuchenstücke«, die Sie jeweils so groß zeichnen, wie bestimmte Tätigkeiten Sie beanspruchen. Wenn Sie beispielsweise acht Stunden täglich arbeiten, ist die Hälfte des Zeitkuchens damit vergeben. Schreiben Sie diese Tätigkeit in das zugehörige Kuchenstück. Fahren Sie nun fort, Ihre Zeit zu verteilen, bis der ganze Kuchen aufgeteilt ist. (10 Minuten)

*Zweiter Schritt:* Stellen Sie Ihrem Partner/Ihrer Partnerin Ihren Zeitkuchen vor. Sprechen Sie darüber, wie zufrieden Sie damit sind und was Sie gerne ändern möchten. Was müssten Sie konkret tun, um diese Veränderungen zu realisieren? (20 Minuten)

*Dritter Schritt:* Zeichnen Sie jeder für sich Ihren Wunsch-Zeitkuchen. (5 Minuten)

*Vierter Schritt:* Tauschen Sie sich abwechselnd über Ihren Wunsch-Zeitkuchen aus. (10 Minuten)

*Fünfter Schritt:* Beschäftigen Sie sich jetzt besonders mit der Frage, wie Sie sich auf einen Kompromiss hinsichtlich einer gemeinsamen täglichen Zeit einigen können. Zeichnen Sie auf den letzten Bogen Papier Ihr Ergebnis. Diskutieren Sie abschließend, was Sie konkret in Ihrer gemeinsamen »Paarzeit« tun können, und schreiben Sie Ihre Ideen auf. (20 Minuten)

## *Mit deinen Augen*

Wie sieht der Alltag aus Sicht Ihres Partners/Ihrer Partnerin aus, wie der Blick auf Ihre Beziehung? Diese Übung (Vopel/Vopel 1975, S. 102) ist eine Gelegenheit, Ihre Perspektive zu wechseln und einmal so zu tun, als ob Sie in seiner/ihrer Haut steckten. Und Sie erfahren außerdem, wie Ihr Partner/Ihre Partnerin Sie erlebt.

**Zeitrahmen:** 40 Minuten.

**Durchführung**

*Erster Schritt:* Setzen Sie sich einander gegenüber und schauen Sie sich an. Lassen Sie vor Ihrem inneren geistigen Auge die letzte Woche vorüberziehen. Was haben Sie miteinander erlebt? Was war schön, angenehm, was schwierig, unangenehm? Was haben Sie ohneeinander erlebt? (5 Minuten)

*Zweiter Schritt:* Wechseln Sie bitte die Plätze, setzen Sie sich auf den Stuhl Ihres Partners/Ihrer Partnerin. Versuchen Sie seine/ihre

Körperhaltung einzunehmen. Stellen Sie sich seine/ihre Gedanken, Gefühle, Reaktionen und Wünsche vor. Sprechen Sie als Ihr Partner/Ihre Partnerin in Ich-Form über Ihre Beziehung: Drücken Sie alles Positive, Glückliche, Erfreuliche aus und alle Irritationen, Ärgernisse und Versäumnisse. Jeder hat 10 Minuten Zeit.

*Dritter Schritt:* Werten Sie gemeinsam Ihre Erfahrungen aus: Wie gut konnte ich mich in die Rolle meines Partners/meiner Partnerin versetzen? Wie erging es mir damit? Was würde es für mich bedeuten, wenn ich einen Tag, eine Woche, ein Jahr das Leben meines Partners führen würde? Und: Wie gut ist es meinem Partner/meiner Partnerin gelungen, meine Innenwelt zum Ausdruck zu bringen? Was hat er/sie angemessen, was verzerrt dargestellt? (15 Minuten)

## *In deiner Haut*

Nicht einfach ist es, sich in die »Haut« seines Partners zu begeben, wenn es um das sexuelle Empfinden geht. Sie fühlen sich nicht nur in einen Ihnen vertrauten Menschen ein, sondern Sie brauchen auch ein gerütteltes Maß an Phantasie, um einen inneren Geschlechtsrollenwechsel zu vollziehen. Hierzu möchte ich Sie aber ermutigen. Sie können Erfahrungen damit sammeln, welche Vor- und Nachteile Ihre eigene sexuelle Rolle hat, Sie können erleben, wie das bei Ihrem Partner/Ihrer Partnerin der Fall ist, und können sich überlegen, wo Sie vielleicht flexibler sein möchten.

**Zeitrahmen:** 40 Minuten.

**Durchführung**

*Erster Schritt:* Setzen Sie sich einander gegenüber und schauen Sie sich an. Nehmen Sie wahr, wie es Ihnen augenblicklich geht. Gehen Sie nun in Gedanken zu der letzten sexuellen Begegnung, die Sie miteinander hatten. Stellen Sie sich nochmals den ganzen Ablauf vor: Wer die Initiative ergriff, wie der Partner/die Partnerin darauf reagierte, wer die nächsten Schritte einleitete und das Tempo bestimmte, was Ihnen am Verhalten Ihres Partners gefiel, was Sie an Ihrem eigenen Verhalten gut fanden, was Ihnen weder an sich selbst noch am anderen gut gefiel, wie Sie mit Ihrer Erregung und eventuell mit dem Orgasmus zufrieden waren, wie es Ihnen hinterher ging ... (5 Minuten)

*Zweiter Schritt:* Erzählen Sie Ihrem Partner/Ihrer Partnerin Ihre Erfahrungen. Stellen Sie bitte keine Fragen, geben Sie keine Kommentare ab. Wechseln Sie dann die Rollen. (10 Minuten)

*Dritter Schritt:* Tauschen Sie die Plätze, nehmen Sie die entsprechende Körperhaltung ein. Stellen Sie sich ihre/seine Gefühle, Gedanken, Reaktionen und Wünsche vor. Sprechen Sie in der Ich-Form über die letzte sexuelle Begegnung, als ob Sie in ihrer/seiner Haut stecken würden. (10 Minuten)

*Vierter Schritt:* Analog zu den Fragen in der Übung »Mit deinen Augen«, dort dritter Schritt (S. 208).

## »Du verstehst mich nicht«

Oft klappt die Verständigung bei einem Paar deshalb nicht, weil der Empfänger eine andere Botschaft hört als die, die der Sender ihm übermitteln wollte. Das ist besonders dann der Fall, wenn beide Partner in einer Auseinandersetzung stecken: Während der andere spricht, sind beide in einer Verteidigungshaltung und bereits damit beschäftigt, wie sie sich verteidigen oder angreifen können. Das Zuhören kommt dann zu kurz. Besonders bei heiklen Themen wie der Sexualität entsteht nach vergeblichen Konfliktgesprächen leicht die Schlussfolgerung: »Er/sie versteht mich nicht«.

Deshalb möchte ich Ihnen einige grundlegende Aspekte der Kommunikation nahe bringen, um einen kontrollierten Dialog bei sexuellen Verständigungsproblemen zu ermöglichen (Schulz von Thun 1983, S. 25 ff.):

1. Eine Botschaft, die ein Sender vermittelt, hat vier Teilaspekte: Sie besteht aus einem Sach-, einem Beziehungs-, einem Selbstoffenbarungs- und einem Appellaspekt.
2. Der Sachaspekt meint den sachlichen Inhalt, der klar und verständlich formuliert werden sollte.
3. Durch den Beziehungsaspekt, also wie ich jemanden anspreche, vermittle ich, wie ich zu ihm stehe und was ich von ihm halte.
4. Der Selbstoffenbarungsaspekt teilt etwas über den Sender mit, ist also quasi eine kleine Kostprobe seiner Persönlichkeit.
5. Wenn einer etwas von sich gibt, möchte er in der Regel auch etwas bewirken – dies entspricht dem Appellaspekt.
6. Nicht nur der Sender teilt vier Aspekte in einer Botschaft mit, der Hörer muss diese auch hören und verstehen können.
7. Der Hörer/die Hörerin fragt sich bezüglich des Sachaspekts: »Wie ist der Sachverhalt zu verstehen?« Er/sie überprüft den Beziehungsaspekt mit den Fragen: »Wie steht der Sender zu mir? Was hält er von mir? Wen glaubt er vor sich zu haben?« Den Selbstoffenbarungsaspekt klopft der Hörer/die Hörerin daraufhin ab, was das überhaupt für einer/eine ist und was mit ihm/ihr los ist. Schließlich wertet er/sie den Appell des Senders/der Senderin aus und fragt sich: »Wo will der/die mich hinhaben? Was meint er/sie, dass ich jetzt tun soll, nachdem er/sie mir das gesagt hat?«
8. Es gibt sowohl Sender- als auch Hörergewohnheiten, die nicht immer vorteilhaft sind: Es gibt beispielsweise Sender, die bevorzugt appellieren, dass andere etwas für sie tun sollen, oder Sender, die ständig nur über sich erzählen, ohne sich wirklich für die Beziehung, die sie dadurch herstellen, zu interessieren. Umgekehrt gibt es Hörer, die nur die Sachinformationen hören, ohne sensibel zu sein für Beziehungs- oder Appellaspekte. Ferner gibt es Hörer, die überwiegend die Beziehungsbotschaften vernehmen. (»Er liebt mich nicht, sie findet mich zu unmännlich« etc.)

Was bedeuten nun diese theoretischen Vorüberlegungen für sexuelle Verständigungsprobleme?

Dazu möchte ich Ihnen, bevor Sie in einem Rollenspiel experimentieren können, ein Beispiel geben:

Frau X (Sender) sagt: »Ich habe keine sexuelle Lust.«

Herr X (Hörer) kann nun Folgendes verstehen:

1. Meine Frau hat keine Lust, weil sie zu müde ist und zu viel anderes im Kopf hat. (Sachaspekt)
2. Meine Frau hat keine Lust, weil sie mich nicht mehr sexuell attraktiv findet oder weil sie mich nicht mehr liebt. (Beziehungsaspekt)
3. Meine Frau hat keine Lust und sie hat damit keine Probleme. So, wie sie das sagt, findet sie es normal, nicht immer Lust zu haben, wenn ich Lust habe. Meine Frau hat keine Lust, sie spricht etwas gedrückt, sie hat wohl Schuldgefühle und findet das nicht in Ordnung. (Selbstoffenbarungsaspekt)
4. Meine Frau hat keine Lust und sie sagt das so, dass ich verstehe, dass ich ihr Lust machen darf. (Appellaspekt)

Wie Sie sehen, ist Herr X in keiner beneidenswerten Lage. Wie soll er nun wissen, welchen Kommunikationsaspekt ihm seine Frau bevorzugt schicken will?

Psychologen haben für solche Fälle den so genannten *kontrollierten Dialog* erfunden. Damit ist gemeint, dass Herr X fragt: »Habe ich dich richtig verstanden, dass du heute zu müde bist?« (Er fragt also den Selbstoffenbarungsaspekt ab.) Er könnte aber auch den Beziehungsaspekt abfragen, wenn er meint, irgendwelche Untertöne gehört zu haben: »Hast du keine Lust (mehr) auf mich?«

Frau X bestätigt oder verwirft die Richtigkeit seiner Rückmeldung: »Ja, du hast Recht, es war so anstrengend heute, ich kann nur noch ins Bett fallen.« Oder: »Wie kommst du darauf, dass ich keine Lust mehr auf dich habe? Ich bin einfach nur zu müde.«

**Zeitrahmen:** 30 Minuten.

**Anmerkung:** Diese Übung müssen Sie einige Male ausprobieren, damit Sie sie flüssig in Ihren Alltag übertragen können.

**Durchführung**

*Erster Schritt:* Einigen Sie sich auf ein Problem aus dem weiten Feld der Sexualität, bei dem sich einer vom anderen nicht verstanden fühlt. Formulieren Sie (A) dieses Problem klar und verständlich. (5 Minuten)

*Zweiter Schritt:* Der Partner/die Partnerin (B) formuliert nun eine Frage, um zu überprüfen, ob er/sie die Botschaft richtig verstanden hat: »Ist meine Vermutung richtig, dass du mir sagen willst ...?«, »Habe ich das richtig verstanden, du ...?«, »Stimmt es, dass du ...?«

*Dritter Schritt:* A gibt eine Rückmeldung, ob er/sie sich verstanden fühlt oder nicht. Verneint A die Frage, so muss B eine erneute Frage stellen und weitere Aspekte der Botschaft überprüfen. Fahren Sie so lange fort, bis A eine Bestätigung gibt und sich verstanden fühlt. (5 Minuten)

*Vierter Schritt:* Führen Sie 10 Minuten eine Unterhaltung über ein sexuelles Thema, bei der jede Botschaft nach den drei Schritten des kontrollierten Dialogs (Botschaft – Rückmeldung – Bestätigung) verarbeitet werden muss. Ein neues Thema darf erst dann eingebracht werden, wenn die Bestätigung der Rückmeldung erfolgt ist.

*Fünfter Schritt:* Tauschen Sie die Rollen und üben Sie nochmals. (10 Minuten)

## Miteinander sprechen

### *Den Namen aussprechen*

Diese Übung (Stevens 1983, S. 197) verdeutlicht, dass die Art, wie ein Partner den Namen des anderen ausspricht (Lautstärke, Tonfall, Rhythmus, Mimik, Art des Blickkontakts), mit ausschlaggebend dafür ist, ob er sie/ihn gefühlsmäßig erreicht.

**Zeitrahmen:** 15 Minuten.

**Durchführung**
Erster Schritt: Setzen Sie sich einander schweigend gegenüber. Einer der Partner versucht nun dadurch Kontakt herzustellen, dass er/sie den Namen des anderen nennt. Solange der/die Angesprochene noch keinen emotionalen Kontakt fühlt, schüttelt er/sie den Kopf. Versuchen Sie dann den Namen in einer anderen Weise auszusprechen, bis Sie Ihren Partner/Ihre Partnerin erreichen. Achten Sie dabei auf Ihr Gefühl und registrieren Sie, durch welche Art der Namensnennung Sie Kontakt erreichen. (Ca. 5 Minuten)

*Zweiter Schritt:* Tauschen Sie die Rollen. (Ca. 5 Minuten)

*Dritter Schritt:* Erzählen Sie einander, was Sie während dieser Übung wahrgenommen haben. Wodurch haben Sie einander zu erreichen versucht? Welche Versuche, den Namen zu nennen, haben Sie gemacht, welche waren erfolgreich, welche nicht? Wodurch hat Ihr Partner/Ihre Partnerin Sie schließlich erreicht? (Ca. 5 Minuten)

### *Zwiegespräche*

»Zwiegespräche dienen dem Austausch von Selbstporträts.« So benennt Moeller den Zweck dieser Übung. (Moeller 1997, S. 28 ff.) Während die häufig fruchtlosen Beziehungsdiskussionen deshalb scheitern, weil ein Partner dem anderen weismachen will, wie dieser wirklich ist, liegt der Schwerpunkt des Zwiegesprächs darin, darüber zu sprechen, wie ich mich selbst erlebe. Paare, die bereits lange zusammen sind, glauben zwar häufig, den Partner in- und auswendig zu kennen. Bei den Zwiegesprächen stellen sie jedoch oft fest, wie überraschend anders oder um wie viel reicher als erwartet das Innenleben des Partners oder der Partnerin ist. Nicht nur nahe liegende Informationen werden ausgetauscht. Das Gespräch gewinnt zunehmend an Tiefe, wozu auch wiederkehrendes Schweigen beiträgt – dann, wenn Ihnen zunächst nichts mehr einfällt, bis Sie schließlich doch auf Themen stoßen, die Sie eher untergründig beschäftigen.

**Zeitrahmen:** einmal wöchentlich ca. 100 Minuten.

**Anmerkung:** Vereinbaren Sie den Termin und den Ort für das Zwiegespräch gemeinsam. Tipp: Bei einem Spaziergang spricht es sich leichter. Legen Sie auch einen Zeitraum fest, zum Beispiel die Dauer eines Monats, um den Effekt mehrerer Zwiegespräche zu erleben. Ziehen Sie dann eine erste Bilanz, um zu entscheiden, ob Sie weitermachen wollen.

**Durchführung**
*Erster Schritt:* Entscheiden Sie gemeinsam, wer damit beginnt, die ersten 45 Minuten über sich zu sprechen. Beginnen Sie Ihre Sätze häufig mit »Ich denke ...«, »Ich mache mir Gedanken darum ...«, »Mich beschäftigt ...«, »Ich fühle ...« etc. Sprechen Sie nicht über Ihren Partner oder Ihre Partnerin, indem Sie zwar den Satz mit »Ich denke ...« beginnen, aber fortfahren mit »... dass du ...« Lassen Sie sich nicht dadurch irritieren, dass Ihnen nichts mehr einfällt – weitere Gedanken stellen sich wie von selbst ein. Es kommt nur darauf an, ob Sie diese auch äußern wollen, und seien sie noch so banal, intim oder »verrückt«. Das Schweigen, das ab und zu entsteht, ist im Übrigen keine »verlorene Zeit«. Im Schweigen kann sich eine eigene Intimität entfalten. (45 Minuten)

*Zweiter Schritt:* Tauschen Sie die Rollen. (45 Minuten)

*Dritter Schritt:* Tauschen Sie sich, wenn Sie mögen, noch über die Frage aus, wie es Ihnen in der Erzähler-, wie in der Zuhörerrolle ergangen ist. (Ca. 10 Minuten)

## *Erotische Zwiegespräche*

»Erotische Zwiegespräche sind ein ungestörtes Gespräch zweier Menschen – nicht notwendigerweise eines Paares, es können auch gute Freunde oder Freundinnen sein – von etwa anderthalb Stunden, in denen das eigene erotische Erleben sich am goldenen Faden der freien Einfälle zu einer Art Selbstbildnis für den anderen entfaltet. Sie können einmalig vereinbart werden oder in einer Art Serie stattfinden, die noch mehr entschlüsselt. Es kann um die Lebensliebesgeschichte gehen, sich auf besondere glückliche oder unglückliche Episoden beziehen, delikate Details und die Variationen der Vorlieben zur Sprache bringen und – wo ein Liebespaar miteinander spricht – natürlich auch das Innenbild des eigenen erotischen Zusammenseins offen legen. Thema ist stets die Antwort auf die Frage: Was bewegt mich erotisch im Moment am stärksten?« (Moeller 2000, S. 22)

**Zeitrahmen:** ca. 100 Minuten.

**Anmerkung:** Sie können, wenn Sie mögen, ein bestimmtes erotisches Thema vorgeben, etwa die wichtigen Geliebten, die schönsten sexuellen Erlebnisse, negative sexuelle Erlebnisse, die besten Lustbedingungen etc. In einer Serie von freien erotischen Zwiegesprächen können auch tiefere Schichten angesprochen werden und Lustentwicklungen in Gang kommen.

**Durchführung**
Setzen Sie sich so, dass Sie sich wechselseitig sehen können. Versuchen Sie gemeinsam, Reden und Zuhören nach freiem Rhythmus über die anderthalb Stunden ungefähr gleich zu verteilen.

Wenn Sie mögen, tauschen Sie sich abschließend noch darüber aus, wie es Ihnen in der Erzähler-, wie in der Zuhörerrolle ergangen ist. (10 Minuten)

## *Adam und Eva*

In diesem Experiment (Vopel/Vopel 1975, S. 106) können Sie einander sagen, was Sie an der Art und Weise genießen, wie Ihr Partner/Ihre Partnerin Zärtlichkeiten und sexuelle Gefühle ausdrückt. Außerdem können Sie Ihren Partner/Ihre Partnerin wissen lassen, was Sie anders haben möchten, wenn Sie zärtlich sind und miteinander schlafen.

**Zeitrahmen:** ca. 85 Minuten.

**Durchführung**

*Erster Schritt:* Setzen Sie sich einander gegenüber und schauen Sie sich an. Nehmen Sie sich ein paar Augenblicke Zeit, um sich Ihrer Gefühle für Ihren Partner/Ihre Partnerin bewusst zu werden. Konzentrieren Sie sich dann auf die Erwartungen, die Sie im Hinblick auf dieses Experiment haben. Sagen Sie danach einander abwechselnd einen Satz, der mit den Worten beginnt: »Im Augenblick fürchte ich, dass du ...« Sprechen Sie alle Ihre Befürchtungen an, geben Sie aber keine Kommentare ab, nehmen Sie vielmehr aufmerksam wahr, was Ihnen Ihr Partner/Ihre Partnerin mitteilt. (5 Minuten)

*Zweiter Schritt:* Formulieren Sie nun bitte Sätze, beginnend mit »Ich vertraue dir, dass du ...«, und nehmen Sie die Sätze Ihres Partners/Ihrer Partnerin aufmerksam wahr. (5 Minuten)

*Dritter Schritt:* Setzen Sie sich nun mit geschlossenen Augen und in bequemer Position hin. Denken Sie an die letzte Zeit Ihrer Beziehung und lassen Sie Situationen wieder in sich lebendig werden, in denen Sie mit dem Partner/der Partnerin besonders glücklich waren. Dann konzentrieren Sie sich auf die Frage: Was war die lebhafteste und beglückendste sexuelle Erfahrung, die ich in letzter Zeit mit meinem Partner/meiner Partnerin hatte?

Versuchen Sie sich an möglichst viele Details dieser Erfahrung zu erinnern: Wie war die Atmosphäre? Wie verhielten Sie sich, wie verhielt er/sie sich? Was sagten Sie einander? In welchen Rahmen war diese Erfahrung eingebettet? (5 Minuten)

*Vierter Schritt:* Teilen Sie einander nun mit, an welche außergewöhnlich schöne sexuelle Erfahrung Sie gedacht haben. Berichten Sie dem Partner/der Partnerin in der Gegenwartsform, wie Sie diese Situation erleben, was er/sie tut, was Sie beide tun. (5 Minuten)

Tauschen Sie dann die Rollen. (5 Minuten)

Sprechen Sie nun abwechselnd darüber, was Sie beim Erzählen des Partners/der Partnerin empfunden haben. (10 Minuten)

*Fünfter Schritt:* Nun gehen Sie weiter. Teilen Sie einander abwechselnd mit, was Sie an der Art Ihres Partners/Ihrer Partnerin, zärtlich zu sein und seine/ihre sexuelle Lust auszudrücken, alles schätzen. Drücken Sie sich so konkret wie möglich aus, greifen Sie auf Beispiele zurück, was Sie alles mögen, dann haben Sie am meisten von diesem Teil der Übung. Geben Sie als ZuhörerIn keine Kommentare ab, stellen Sie auch keine Fragen. (5 Minuten)

Tauschen Sie dann die Rollen. (5 Minuten)

*Sechster Schritt:* Kommen Sie jetzt zu dem Teil der Sexualität, der verbesserungsbedürftig ist. Hier haben Sie die Gelegenheit, Wünsche möglichst konkret zu äußern. Beginnen Sie Ihre Sätze mit: »Ich wünsche mir ...« Der Zuhörer/die Zuhörerin bleibt auch hier wieder passiv. (5 Minuten)

Wechseln Sie anschließend die Rollen. (5 Minuten)

*Siebter Schritt:* Nehmen Sie sich nun viel Zeit für den Austausch. Beschäftigen Sie sich mit folgenden Fragen: Was habe ich bei dem Experiment empfunden? Wie geht es mir damit, was mein Partner/meine Partnerin an mir gerühmt hat? Wie geht es mir mit den Veränderungswünschen meines Partners/meiner Partnerin? Gibt es Wünsche, die ich nicht mag oder die für mich in irgendeiner Weise schwierig sind? Auf welche Veränderungen möchte ich mich einlassen? (30 Minuten)

## *Sexuelle Phantasien austauschen*

Häufig scheuen sich Paare, sich gegenseitig ihre sexuellen Phantasien zu berichten, aus Angst, von ihrem Partner abgelehnt zu werden. Dabei können sexuelle Phantasien ein starkes Aphrodisiakum sein, entweder indem man sich die sexuellen Phantasien gegenseitig berichtet oder sie umsetzt.

In dieser Übung geht es darum, sich über eine sexuelle Lieblingsphantasie auszutauschen. Diese Übung verlangt viel gegenseitiges Vertrauen, denn Sie offenbaren sich möglicherweise in einer für Ihren Partner bzw. Ihre Partnerin unerwarteten Weise. Möglicherweise haben Sie aber auch keine sexuellen Phantasien. Dann möchte ich Sie ermuntern, sich eine Szene auszudenken, in der Sie entweder aktiv (handelnd) oder passiv (beobachtend) dabei sind. Wenn Sie wollen, können Sie sich an einer besonders erregenden Erfahrung orientieren und diese gegebenenfalls ausmalen.

**Zeitrahmen:** 50 Minuten.

**Durchführung**

*Erster Schritt:* Setzen Sie sich einander gegenüber und schauen Sie sich an. Werden Sie sich Ihrer Gefühle für den Partner/die Partnerin bewusst. Konzentrieren Sie sich dann auf die Erwartungen – positive wie negative –, die Sie im Hinblick auf das Experiment haben.

Sagen Sie einander abwechselnd einen Satz, der mit den Worten beginnt: »Ich befürchte im Augenblick, dass du ...« Vervollständigen Sie beide diesen Satz, geben Sie aber keine Kommentare dazu, und nehmen Sie aufmerksam auf, was Ihr Partner/Ihre Partnerin Ihnen sagt. (5 Minuten)

*Zweiter Schritt:* Fahren Sie nun damit fort, dass jeder noch den folgenden Satz komplettiert: »Ich vertraue dir, dass du …« Nehmen Sie die Antwort Ihres Partners/Ihrer Partnerin bewusst in sich auf. (5 Minuten)

*Dritter Schritt:* Entscheiden Sie nun, wer mit dem Erzählen seiner sexuellen Phantasie beginnen will. Als ZuhörerIn sollten Sie keine Fragen stellen und unterbrechen. Als ErzählerIn sollten Sie Ich-Sätze bilden und möglichst viele Details beschreiben, zum Beispiel wie es in der Situation aussieht, wie die Personen aussehen, wie die Atmosphäre ist, wer was tut etc. (10 Minuten)

*Vierter Schritt:* Tauschen Sie die Rollen. (10 Minuten)

*Fünfter Schritt:* Teilen Sie einander nun mit, was Sie beim Erzählen empfunden haben, was Sie beim Zuhören empfunden haben und was aus Ihren anfänglichen Befürchtungen und Ihrem Vertrauen geworden ist. (20 Minuten)

## Zärtliche Berührungen

### *Das Gesicht des anderen*

Wenn man verliebt ist, so sagt man, dann hängt man mit den Augen an den Lippen des Angebeteten oder man verschlingt die Liebste mit den Augen oder man könnte sie/ihn die ganze Zeit nur ansehen und sonst nichts. Diese Übung (Stevens 1983, S. 179) bietet Ihnen eine wunderbare Möglichkeit, das Gesicht Ihres Partners bzw. Ihrer Partnerin bewusst und wie am Anfang zu genießen.

**Zeitrahmen:** 40 Minuten.

**Durchführung**

*Erster Schritt:* Setzen Sie sich einander in einer Entfernung gegenüber, die es Ihnen erlauben würde, die Hand des einen Partners auf die Schulter des anderen zu legen. Einigen Sie sich darüber, wer zunächst in die Rolle des Betrachters, wer in die Rolle des Betrachteten geht. Letzterer kann nun die Augen schließen.

Der Betrachter soll dann anfangen, das Gesicht des Partners anzuschauen, und sich bewusst werden, was er sieht: all die Gesichtszüge, Linien, Rundungen, Höhen und Tiefen. Schauen Sie genau hin, als wollten Sie eine Zeichnung anfertigen. (5 Minuten)

*Zweiter Schritt:* Ohne zu sprechen und ohne das Gesicht zu berühren, beginnen Sie Ihre Finger über das Gesicht zu führen. Währenddessen versuchen Sie herauszufinden, welche Seite des Gesichts weniger dominant wirkt. Machen Sie in Gedanken eine ausführliche Zeichnung der weniger dominanten Seite des Gesichts. Gehen Sie allen Umrissen und Linien nach, ohne das Gesicht selbst zu berühren. Erst wenn Ihre Skizze der weicheren Gesichtshälfte fertig ist, fangen Sie vorsichtig an, diesen Teil des Gesichts langsam mit Ihren Fingerspitzen zu streicheln. (5 Minuten)

*Dritter Schritt:* Berühren Sie mit Ihren Fingerspitzen die Gesichtszüge zart und intensiv zugleich. Wenn Sie das getan haben, ziehen Sie Ihre Hand langsam zurück und geben Sie dem Partner/der Partnerin Zeit, dieses Erlebnis noch etwas zu genießen, ehe er/sie die Augen öffnet. (5 Minuten)

*Vierter Schritt:* Tauschen Sie die Rollen, ohne zu sprechen, und wiederholen Sie den Vorgang. (15 Minuten)

*Fünfter Schritt:* Sprechen Sie miteinander über Ihre Erfahrungen: Sprechen Sie darüber, was Sie über den anderen erfahren haben, während Sie ihn/sie ansahen, zeichneten und berührten. Sagen Sie Ihrem Partner/Ihrer Partnerin, was Sie sehen, wenn Sie sein/ihr Gesicht anschauen. Beschreiben Sie, was dazu beiträgt, dass Ihnen die eine Seite weniger dominant zu sein scheint. Sagen Sie, was Sie bewegte, als Sie mit geschlossenen Augen vor dem Partner/der Partnerin saßen. (10 Minuten)

### *Fußmassage*

Die Füße als empfindsame Zone des Körpers werden oft unaufmerksam behandelt. Mit dieser Übung (Vopel/Vopel 1975, S. 141) können Sie Ihrem Partner/Ihrer Partnerin eine angenehme, dreifache Fußmassage schenken und diese Fußmassage selber genießen.

**Zeitrahmen:** 40 Minuten.

**Material:** zwei Kissen, eine Schüssel, Seife, zwei Handtücher, ein halbes Pfund Salz, warmes Wasser und Hautöl.

**Anmerkung:** Es ist wichtig, dass Sie von Zeit zu Zeit auch passiv sein können, ohne etwas direkt zurückgeben zu müssen. Entscheiden Sie, ob einer von beiden Partnern die Fußmassage als Geschenk möchte oder ob Sie sich gegenseitig etwas Gutes tun wollen.

**Durchführung**
*Erster Schritt:* Fordern Sie Ihren Partner/Ihre Partnerin auf, sich auf den Boden zu legen und die Augen zu schließen. Legen Sie ihm/ihr ein Kissen unter den Kopf und ein Kissen unter die Unterschenkel, so dass die Füße etwas oberhalb des Schüsselrandes sind. Waschen Sie nun zunächst behutsam die Füße des Partners/der Partnerin mit Seife und warmem Wasser. (5 Minuten)

*Zweiter Schritt:* Trocknen Sie die Füße sorgsam ab. Nehmen Sie jetzt eine Hand voll Salz und massieren Sie damit nacheinander die Füße. Lassen Sie sich dabei Zeit und reiben Sie das Salz mit kreisenden Bewegungen und leichtem Druck über die Haut. Dann streichen Sie das Salz mit dem Handtuch von der Haut. (5 Minuten)

*Dritter Schritt:* Beginnen Sie nun die Füße mit Öl einzureiben. Massieren Sie dabei das Öl in die Haut. Massieren Sie jeden Zeh. Greifen Sie die Zehen sanft mit der Hand und ziehen Sie sie in einer langsamen, korkenzieherartigen Bewegung weg. Benutzen Sie sanftes Kneten und Streicheln für die übrigen Partien der Füße. Fragen Sie den Partner/die Partnerin gelegentlich, ob er/sie eine kräftigere oder sanftere Massage wünscht. (5 Minuten)

*Vierter Schritt:* Tauschen Sie die Rollen und lassen Sie Ihrem Partner/Ihrer Partnerin die Massage zukommen. (15 Minuten)

*Fünfter Schritt:* Setzen Sie sich zu einem kurzen Auswertungsgespräch zusammen.

## *Tanz der Rücken*

Tanzen Sie gelegentlich? Dies ist eine Gelegenheit, auf eine ungewöhnliche Art und Weise miteinander in einen sinnlichen Kontakt zu kommen, indem Sie Rücken an Rücken zu einer Lieblingsmusik tanzen.

**Zeitrahmen:** 10 Minuten oder solange Sie möchten.

**Durchführung**
Legen Sie eine schöne Musik auf. Stellen Sie sich Rücken an Rücken und schließen Sie die Augen. Konzentrieren Sie sich auf den Rücken Ihres Partners/Ihrer Partnerin und beginnen Sie Ihren Rücken zu bewegen. Beginnen Sie eine wortlose Unterhaltung.

Erforschen Sie verschiedene Arten, sich mit Ihrem Partner/Ihrer Partnerin zu unterhalten. Drücken Sie aus, was immer in Ihnen an Gefühlen und Wünschen wach wird. Am Ende der Musik sagen Sie dann mit Ihrem Rücken Adieu und rücken etwas vom Partner/der Partnerin ab.

Bleiben Sie mit geschlossenen Augen noch eine Weile stehen, um sich Ihrer Gefühle bewusst zu werden.

Tauschen Sie sich über Ihre Erfahrungen aus.

## Gaumenfreuden

Wann sind Sie zuletzt gefüttert worden? Wann haben Sie zuletzt jemanden gefüttert? – Sie können sich nicht mehr erinnern? Dann ist es Zeit für diese Übung.

**Zeitrahmen:** solange es Spaß macht.

**Anmerkung:** Sie sollten leckere Lebensmittel einkaufen und mundgerecht vorbereiten: etwa verschiedene Sorten von Früchten und Gemüsen, frisches Brot, verschiedene Käse- und Wurstsorten, Pralinen, Eis – einfach alles, was gut schmeckt. Sie können auch Weine, Fruchtsäfte oder Liköre verwenden.

**Durchführung**
*Erster Schritt:* Entscheiden Sie, wer zuerst füttert und wer gefüttert werden möchte. Dem, der gefüttert wird, werden die Augen verbunden. Füttern Sie Ihren Partner/Ihre Partnerin mit der Hand. Der, der isst, soll mit Lauten und Worten Rückmeldung geben, wie es ihm/ihr schmeckt. Kauen Sie langsam und genüsslich.

*Zweiter Schritt:* Tauschen Sie die Rollen.

*Dritter Schritt:* Füttern Sie sich gegenseitig mit verbundenen Augen.

## Badefreuden

Genießen Sie miteinander ein Duftbad, waschen Sie sich gegenseitig die Haare und den Körper. Vereinbaren Sie zuvor, ob Sie sich gegenseitig den ganzen Körper waschen wollen oder aber bestimmte Körperregionen auslassen. Ziel dieser Übung ist es nicht, sich gegenseitig zu erregen.

**Zeitrahmen:** solange Sie mögen.
**Material:** Badeschaum oder Badeöl, Shampoo, Seife, Waschlappen oder Schwamm und Handtücher sowie eine Kerze und Musik, eventuell zwei Gläser Sekt.

**Durchführung**

*Erster Schritt:* Bereiten Sie das Badezimmer vor, indem Sie es erwärmen, eine Kerze entzünden, das Badewasser einlaufen lassen, es mit Öl oder Badeschaum mischen und – wenn Sie mögen – Sekt bereitstellen und eine Hintergrundmusik laufen lassen.

*Zweiter Schritt:* Entkleiden Sie sich gegenseitig. Wenn Sie in der Badewanne sitzen, geben Sie Shampoo in Ihre Handflächen, lassen Sie es ein wenig aufschäumen und massieren Sie es einander in die Haare. Spüren Sie die Haare Ihres Partners/Ihrer Partnerin zwischen Ihren Fingern. Lassen Sie sich Zeit zu massieren und massiert zu werden.

*Dritter Schritt:* Einer beginnt den anderen am ganzen Körper zu waschen. Fangen Sie mit dem Gesicht an und enden Sie mit den Füßen. Tun Sie das so, als ob Sie einen kostbaren Schatz waschen. Benutzen Sie dazu den Schwamm, den Waschlappen oder auch Ihre Hände. Machen Sie zwischendurch immer mal wieder kurze Pausen, atmen Sie tief durch und spüren Sie sich. Tauschen Sie anschließend die Rollen.

*Vierter Schritt:* Trocknen Sie sich gegenseitig ab.

# Erregende Berührungen

## *Romantischer Abend*

Lang andauernde Beziehungen brauchen Ausnahmesituationen, die sich manchmal spontan ergeben, die aber durchaus auch herstellbar sind. Der romantische Abend soll von einem Partner gestaltet werden, während der andere der Gast ist. Ihren Ideen sind dabei keine Grenzen gesetzt.

**Zeitrahmen:** eine bis drei Stunden.

**Anmerkung:** Der Abend besteht aus zwei Teilen: Zunächst wird der Gast auf eine zärtliche Art und Weise verwöhnt, danach auf eine erotische, indem die Wünsche und Grenzen des Gastes respektiert werden.

Günstig ist eine Vereinbarung, etwa einmal im Monat einen solchen Abend zu veranstalten.

**Durchführung**
*Erster Schritt:* Der Gastgeber/die Gastgeberin arrangiert den Abend entsprechend seiner/ihrer Ideen: essen gehen, zusammen kochen, gemeinsam baden oder duschen, sich gegenseitig massieren, sich gegenseitig füttern etc. Greifen Sie gegebenenfalls auf die Übungen des vorangehenden Kapitels »Zärtliche Berührungen« zurück.

*Zweiter Schritt:* Der Gastgeber/die Gastgeberin verwöhnt den Gast erotisch, wobei dessen Bedürfnisse im Vordergrund stehen und nicht die des Gastgebers oder der Gastgeberin.

## *Verführung*

Ihre Partnerin oder Ihren Partner auf eine besondere Art zu verführen, vielleicht so, wie in der ersten gemeinsamen Zeit, ist zunächst ein Spiel mit der Phantasie. Die Verführung selber, in der Sie Vorfreude bei sich und Ihrem Partner/Ihrer Partnerin wecken, ist genauso wichtig wie die anschließende sexuelle Begegnung.

**Zeitrahmen:** ein Tag und ein Abend.

**Anmerkung:** Paare mit Kindern müssen abends gut die Zeit organisieren, was nicht unmöglich ist. Wenn die Kinder im Bett sind, brauchen Sie ca. eine Stunde Zeit.

**Durchführung**

Flüstern Sie ihr/ihm schon morgens ins Ohr, was Sie gerne mal wieder mit ihr/ihm tun möchten: »Ich möchte an dir lutschen, bis du ganz wild bist. Ich möchte dich streicheln und erregen, bis du von Sinnen bist« etc. Erinnern Sie sich an vergangene, schöne Erlebnisse.

Lassen Sie bereits tagsüber die Spannung steigen, indem Sie sich verschiedene Möglichkeiten überlegen, sie oder ihn zu betören. Telefonieren Sie beispielsweise tagsüber, flüstern Sie ihm/ihr zu, was Sie gerne mit ihm/ihr tun würden, was Sie an ihm/ihr verrückt macht. Tragen Sie ihm/ihr auf, zu einem bestimmten Zeitpunkt an einem bestimmten Ort nachzusehen und verstecken Sie dort etwas Erotisches (verführerische Unterwäsche, Massageöl, eine Haarlocke, einen Brief etc.).

Bringen Sie ihr abends Blumen mit, ihm ein Rasierwasser. Bereiten Sie zusammen das Abendessen vor, berühren Sie sie/ihn wie zufällig, füttern Sie sie/ihn, lesen Sie eine erotische Geschichte als Dessert vor, gehen Sie zusammen duschen, bereiten Sie eine schöne Atmosphäre im Schlafzimmer oder an einem ungewohnten Ort mit Kerzen, Musik, Düften etc. vor.

Sorgen Sie zunächst dafür, dass Ihr Partner oder Ihre Partnerin sich entspannt fühlt. Streicheln Sie ihn/sie von Kopf bis Fuß, lassen Sie aber zunächst die Brust (Ihrer Partnerin) und den Genitalbereich aus. Sagen Sie ihr/ihm, was Ihnen beim Anblick ihres/seines Körpers besonders gefällt und Sie besonders erregt. Fragen Sie sie/ihn, ob Sie jetzt einen Schritt weitergehen dürfen und auch Brust und Genitalien erregen dürfen. Fragen Sie zwischendurch, ob es Ihrem Partner/Ihrer Partnerin gefällt. Erregen Sie in unterschiedlicher Art und Weise: mit der Hand, der Zunge, pusten Sie zart auf die Haut, probieren Sie, wenn Sie mögen, Federn, zarte Stoffe etc. Wenn Sie mögen, schlafen Sie miteinander – das kann, muss aber nicht der Höhepunkt sein.

## *Erotisches Beschnuppern*

Die Bedeutung des Körpergeruchs für die Sexualität (und die Fortpflanzung) wird oftmals unterschätzt. Im limbischen System, einem stammesgeschichtlich sehr alten Teil des Gehirns, dem Sitz von Emotionen und Trieben, werden auch die Geruchsreize verarbeitet. Gerüche lösen unmittelbar Emotionen aus, wobei allerdings nicht alle Geruchsreize bewusst wahrgenommen werden. Interessanterweise riechen wir nicht nur über die Nase, sondern auch – selbst geruchlose Substanzen – über das Vomeronasalorgan, das sich auf beiden Seiten der Nasenscheidewand befindet. Inwieweit Körpergerüche und der Geruchssinn selbst die Sexualität beeinflussen, kann beim derzeitigen Stand der Wissenschaft noch nicht schlüssig beantwortet werden. Jedoch gibt es viele Hinweise auf die erotische Wirkung von Körperdüften. So gaben beispielsweise gut drei Viertel der Befragten einer Stichprobe an, durch Körperdüfte erotisierbar zu sein. Davon bevorzugte rund die eine Hälfte Körperduft mit Parfüm, die andere Körpergeruch ohne Parfüm. (Ebberfeld 1998) Erotische Schnupperübungen sind also als »Appetizer« für mehr Lust durchaus sinnvoll.

**Zeitrahmen:** mindestens 30 Minuten.

**Anmerkung:** Vor dieser Übung dürfen Sie sich mehrere Stunden nicht waschen.

**Durchführung**

*Erster Schritt:* Suchen Sie sich einen angenehmen Ort, an dem Sie ungestört sind und sich entkleiden können. Bestimmen Sie, wer mit dem Beschnuppern des Körpers beginnt. Partner A legt sich zunächst auf den Rücken und schließt die Augen. Partner B geht in Kontakt mit A, indem er seine Hände auf die Brust von A legt und dessen Atmen erspürt. Der Aktive beschnuppert nun A, beginnend mit Haaren und Kopfhaut. In einem Ihnen angenehmen Tempo wandern Sie mit der Nase von Kopf bis Fuß und entscheiden selbst, wie lange Sie sich wo aufhalten. Machen Sie zwischendurch immer mal wieder eine Pause, um die verschiedenen Gerüche auf sich wirken zu lassen. (10 Minuten)

*Zweiter Schritt:* Tauschen Sie die Rollen. (10 Minuten)

*Dritter Schritt:* Wenn Sie mögen, fahren Sie fort mit erregendem Streicheln.

*Vierter Schritt:* Sprechen Sie miteinander über die Empfindungen und Gedanken als »Schnupperer« und »Beschnupperter«. (10 Minuten)

## *Dionysisches Festmahl*

Diese Übung unterscheidet sich insofern von »Gaumenfreuden« (s. S. 223), als Sie mit Ihren Leckerbissen den nackten Körper Ihres Partners/Ihrer Partnerin appetitlich dekorieren und die Leckerbissen hinterher ohne Zuhilfenahme der Hände verspeisen.

**Zeitrahmen:** maximal eine Stunde.

**Material:** leckere Speisen, ein Leintuch.

**Anmerkung:** Mit verbundenen Augen können Sie in der passiven Rolle mehr genießen, allerdings erfordert dies viel Vertrauen.

Im Anschluss können Sie diese Übung gut mit »Badefreuden« (S. 223 f.) kombinieren.

**Durchführung**
*Erster Schritt:* Besorgen Sie Leckerbissen. Bereiten Sie diese gemeinsam als mundgerechte Happen zu. (15 Minuten)

*Zweiter Schritt:* Entscheiden Sie, wer als Erster aktiv, wer passiv bleibt. Wer passiv bleibt, entscheidet, ob er die Übung mit verbundenen Augen macht oder nicht. Letztere/r legt sich nun mit dem Rücken auf das Leintuch. Der Aktive dekoriert sorgsam den Körper des Partners/der Partnerin. (10 Minuten)

*Dritter Schritt:* Wer in der aktiven Rolle ist, darf beschreiben, was und wie er es gleich essen wird. Kosten Sie dann langsam und genüsslich – nicht nur die Speisen, sondern auch den Körper Ihres Liebsten/Ihrer Liebsten. Lassen Sie hören, wie es Ihnen mundet, hier handelt es sich schließlich um ein Festmahl! Wer passiv ist, darf gerne verbal, aber auch mit Lauten kommentieren, aber Vorsicht, bewegen Sie sich nicht! (15 Minuten)

*Vierter Schritt:* Rollentausch. (25 Minuten)

## *Wagnis sexuelle Phantasie*

Eine günstige Voraussetzung sind die Übungen »Phantasiespiel« (S. 236 f.) und »Sexuelle Phantasien austauschen« (S. 218 f.), in denen Sie sich über Ihre sexuellen Phantasien klarer werden können. In einem weiteren Schritt möchte ich Sie ermutigen, den Inhalt einer sexuellen Phantasie, auf die Sie sich gemeinsam einigen, umzusetzen. Wichtig ist, dass Sie sich beide vorstellen können, sich in der Rolle und in der Szene, die Sie darstellen wollen, wohl zu fühlen.

**Zeitrahmen:** ca. 90 Minuten.

**Anmerkung:** Wenn Sie die Übung »Sexuelle Phantasien austauschen« noch nicht ausprobiert haben, so sollten Sie diese Übung voranstellen. Ferner sollten Sie sich im Vorfeld darauf einigen, welche sexuelle Phantasie Sie umsetzen wollen. Möglicherweise müssen Sie einige Vorbereitungen treffen.

**Durchführung**

*Erster Schritt:* Setzen Sie sich einander gegenüber und schauen Sie sich an. Werden Sie sich Ihrer Gefühle für den Partner/die Partnerin bewusst. Konzentrieren Sie sich dann auf die Erwartungen – positive wie negative –, die Sie im Hinblick auf die Übung haben.

Sagen Sie einander abwechselnd einen Satz, der mit den Worten beginnt: »Ich fürchte im Augenblick, dass du ...« Vervollständigen Sie diesen Satz, geben Sie aber keine Kommentare dazu und nehmen Sie aufmerksam auf, was der Partner/die Partnerin Ihnen sagt. (5 Minuten)

*Zweiter Schritt:* Fahren Sie nun damit fort, dass jeder folgenden Satz komplettiert: »Ich vertraue dir, dass du ...« Nehmen Sie die Antwort des Partners/der Partnerin bewusst in sich auf. (5 Minuten)

*Dritter Schritt:* Der Partner, der seine sexuelle Phantasie verwirklicht haben möchte, beginnt nun das »Drehbuch« zu beschreiben. Als ErzählerIn sollten Sie Ich- und Du-Sätze bilden und möglichst viele Details benennen. (10 Minuten)

*Vierter Schritt:* Wenn erforderlich, arrangieren Sie die äußere Situation. Versetzen Sie sich in die Rollen und machen Sie einen »Probedurchlauf«. Korrigieren Sie gegebenenfalls das »Drehbuch« bzw. Ihr Rollenverhalten. (10 Minuten)

*Fünfter Schritt:* Setzen Sie die sexuelle Phantasie drehbuchgemäß um.

*Sechster Schritt:* Teilen Sie einander mit, was Sie in Ihrer Rolle empfunden haben, wie Sie Ihren Partner/Ihre Partnerin erlebt haben und was aus Ihren anfänglichen Befürchtungen und Ihrem Vertrauen geworden ist. (20 Minuten)

## *Auf den Schwingen der Lust*

Im Tantrismus, einer mehrere tausend Jahre alten philosophisch-religiösen Strömung, geht es darum, einen spirituellen Pfad als Weg zum seelisch-geistigen Wachstum zu beschreiten, der letztlich zu einer Befreiung von Leiden und zu anhaltendem Glück führen soll, schließlich sogar zur vollen Erleuchtung. In tantrischen Texten, buddhistischen wie hinduistischen, gibt es Instruktionen, wie Männer sich Frauen in sexueller Absicht nähern sollen, um ihnen zu dienen und zu gefallen. Entsprechende Regeln für Frauen gibt es jedoch nicht. In der westlichen Kultur suchen wir vergleichbares traditionelles Wissen vergeblich. Da Sexualität nie als Selbstzweck, sondern immer unter einem spirituellen Dach gesehen wird, ist das Verständnis von sexueller Vereinigung ein vollkommen anderes. Ein sehr wertvoller Aspekt, der dem westlichen Verständnis fremd ist, ja entgegensteht, liegt in der rituellen Annäherung über mehrere Tage, die das Paar in eine emotionale, geistige, erotische und letztlich spirituelle Verdichtung führt. Diese Übung folgt der Grundidee, der erotischen Annäherung und dem Akt der Vereinigung Raum und Zeit zu lassen.

**Zeitrahmen:** über fünf Tage hinweg.

**Anmerkung:** Kreieren Sie Ihr eigenes Ritual in gegenseitiger Absprache. Überlegen Sie, in welchem Zeitraum Sie dieses Ritual am besten durchführen können, an einem (verlängerten) Wochenende oder im Urlaub? Reservieren Sie allerdings täglich Zeit dafür, um eine emotionale und erotische Dichte zu ermöglichen.

**Durchführung**

*Erster Tag:* Suchen Sie sich eine Übung aus, die Ihre Liebe stärkt. Geeignet sind »Magischer Funke« (S. 193 ff.), »Erstes Rendezvous« (S. 195 f.), »Anerkennung« (S. 200 f.), »Vertrauensspaziergang«

(S. 202 f.). Führen Sie ein »Zwiegespräch« (S. 213 ff.) oder schreiben Sie sich gegenseitig einen Liebesbrief, den Sie sich vorlesen und verschenken.

*Zweiter Tag:* Führen Sie eine Übung durch, welche die sexuelle Lust entfacht: »Erotische Zwiegespräche« (S. 215 f.), »Adam und Eva« unter Auslassung des sechsten Schritts (S. 216 ff.) oder »Sexuelle Phantasien austauschen« (S. 218 f.).

*Dritter Tag:* Experimentieren Sie mit einer Übung, die zärtliche, aber nicht erregende Berührungen beinhaltet: »Das Gesicht des anderen« (S. 219 f.), »Fußmassage« (S. 221 f.), »Tanz der Rücken« (S. 222), »Gaumenfreuden« (S. 223), »Badefreuden« (S. 223 f.).

*Vierter Tag:* Jetzt können Sie Übungen mit erregenden Berührungen machen, ohne allerdings miteinander zu schlafen: »Romantischer Abend« (S. 225), »Verführung« (S. 225 ff.), »Erotisches Beschnuppern« (S. 227 f.), »Dionysisches Festmahl« (S. 228 f.), »Wagnis sexuelle Phantasie« (S. 229 f.).

*Fünfter Tag:* Alle Übungen, die Sie zu einer genussvollen Vereinigung führen.

## Für mich allein

### *Ein Tag für mich*

Nehmen Sie sich für diese Übung (Louden 1995, S. 87) einen Tag, an dem Sie es sich richtig gut gehen lassen. Ihre Aufmerksamkeit, die Sie ansonsten anderen zukommen lassen, soll Ihnen an diesem Tag ganz allein gehören. Überlegen Sie, wie Sie diesen Tag gerne gestalten wollen, ob Sie lieber Ruhe und Abgeschiedenheit wünschen oder lieber eine besondere Aktivität. Selbst wenn Sie sich entscheiden, Ihren Tag in Gesellschaft zu verbringen, so soll es *Ihr*

Tag bleiben, der nach Ihren Wünschen und Bedürfnissen ausgerichtet ist.

Einige Beispiele: Ein Tag ohne Worte. Für einen Tag Tourist. Ein Tag der Phantasie. Ein Tag im Bett ...

**Zeitrahmen:** unterschiedlich.

**Material:** Tagebuch, Stift und Papier.

**Anmerkung:** Paare mit wenig Zeit, zum Beispiel Eltern mit kleinen Kindern, können auch die Kurzversion »Ein Morgen ...«, »Ein Nachmittag ...« oder »Ein Abend für mich« ausprobieren.

**Durchführung**

Planen und bereiten Sie diesen Tag sorgfältig vor. Ziehen Sie sich an einen ruhigen Ort zurück, an dem Sie sich eine Zeit lang mit folgenden Fragen beschäftigen können: Wo würde ich gerne diese Zeit verbringen? Was würde ich gerne bei mir haben? Was würde ich tun? Würde ich jemanden mitnehmen? Was macht mir Angst? Usw.

Schreiben Sie alle Ihre Gedanken auf – auch die »verrückten« und »unmöglichen«. Lesen Sie hinterher nochmals Ihre Aufzeichnungen durch und lassen Sie diese auf sich wirken. Wenn Sie Veränderungen vornehmen möchten, dann können Sie das jetzt tun.

Beginnen Sie mit den praktischen Vorbereitungen.

Setzen Sie Ihre Idee um.

## *Den eigenen Körper entdecken*

Auch wenn das Tabu der Nacktheit in unserer Kultur mittlerweile geschmälert ist, so ist das Vertrautwerden mit dem eigenen Körper eine Aufgabe, die jeder für sich selbst bewältigen muss. Oftmals hemmt eine Vielzahl von Normen diesen Prozess. Zum Kennenlernen und Vertrautwerden sei Ihnen eine Übung (Ecker 2000, S. 83) vorgeschlagen, die Sie nackt (oder leicht bekleidet) und alleine durchführen können.

**Zeitrahmen:** 20 Minuten.

**Material:** Stift und Papier.

**Anmerkung:** Wiederholen Sie gelegentlich diese Übung und vergleichen Sie Ihre Aufzeichnungen.

**Durchführung**
*Erster Schritt:* Wählen Sie einen Zeitraum, in dem Sie ungestört sein können. Suchen Sie sich einen Platz aus, eventuell das Bett, einen Sessel oder ein Sofa, wo Sie bequem nackt sitzen oder liegen können. Wenn Sie möchten, schließen Sie Ihre Augen.

Richten Sie nun Ihre Aufmerksamkeit ganz auf sich und Ihren Körper. Achten Sie dabei auch immer wieder auf Ihren Atem. Atmen Sie langsam tief über die Nase bis in Bauch und Becken ein und atmen Sie langsam über den nur leicht geöffneten Mund aus.

*Zweiter Schritt:* Erforschen Sie nun Ihren Körper mit der Hand daraufhin, welche Körperstellen sich wie anfühlen: weich, hart, warm, kalt, entspannt, angespannt, sanft, rau, angenehm, unangenehm etc. Beginnen Sie mit dem Gesicht, den Haaren und den Ohren und wandern Sie dann in einem für Sie angenehmen Tempo den Körper hinab bis zu Ihren Zehen. Halten Sie zwischendurch immer einmal wieder inne. Lassen Sie Ihre Gedanken kreisen, die Ihnen beim Berühren in den Sinn kommen. Lassen Sie diese aber auch wieder ziehen. Machen Sie sich von Zeit zu Zeit bewusst: »Das ist mein Körper, das bin ich«.

*Dritter Schritt:* Schreiben Sie Ihre Erfahrungen auf. Vergleichen Sie diese mit früheren Aufzeichnungen.

## *Erogene Zonen erforschen*

Je besser Sie die leicht erregbaren Körperstellen und die bevorzugten Berührungsvarianten kennen, desto genussvoller die eigenen Berührungen. Diese Übung ist durchaus nicht nur für »AnfängerInnen« gedacht, sie hilft die erotischen Spielarten zu erweitern und die Aufmerksamkeit auf das unberechtigterweise so genannte Vorspiel zu konzentrieren. Der Orgasmus – wenn Sie das so mögen – ist dann ein zusätzliches Sahnehäubchen.

**Zeitrahmen:** 30 Minuten.

**Anmerkung:** Eine günstige Voraussetzung für diese Übung ist es, wenn Sie bereits Erfahrung mit »Den eigenen Körper entdecken« gesammelt haben. Dann sind Ihnen die Körperstellen, die beim Berühren am meisten erregend sind, noch frisch in Erinnerung.

**Durchführung**

*Erster Schritt:* Suchen Sie sich einen Platz, an dem Sie ungestört sein können, und ziehen Sie sich nackt aus. Wenn Sie wollen, schaffen Sie sich eine angenehme, erotische Atmosphäre, zum Beispiel mit Kerzen und Musik. Setzen oder legen Sie sich bequem hin und schließen Sie die Augen.

Richten Sie Ihre Aufmerksamkeit auf sich und Ihren Körper und atmen Sie tief in Ihren Bauch ein, wenn möglich sogar ins Becken. Wandern Sie nun mit der Hand, mit der Sie sich am liebsten berühren, mit einer Ihnen angenehmen Geschwindigkeit von Kopf bis Fuß.

*Zweiter Schritt:* Legen Sie Ihre Hand auf eine berührungsempfindliche Stelle und beginnen Sie diese Stelle besonders zu streicheln – auch indem Sie verschiedene, erregende Berührungsarten ausprobieren. Spielen Sie mit der Intensität der Erregung, steigern Sie diese und lassen Sie die Erregung wieder abklingen. Lassen Sie sich Zeit damit, mehr als Sie das sonst tun, und stellen Sie sich vor, wie es wäre, es bei diesen Erfahrungen zu belassen.

Entscheiden Sie erst dann, ob Sie Ihre Erregung bis zum Orgasmus steigern oder vielleicht bewusst die Erfahrung machen wollen, ohne Orgasmus abzuschließen.

## *Phantasiespiel*

Phantasien kommen häufig »angeflogen«, manchmal ist die Quelle deutlich, manchmal nicht. Manche Menschen haben keine Phantasien und vermissen sie auch nicht. In dieser Übung können Sie jedoch die Erfahrung machen, wie Sie Ihre eigene Person entweder in den Mittelpunkt einer positiven sexuellen Phantasie rücken oder wie Sie als BeobachterIn eine sexuelle Szene, die Sie bewusst gestalten können, verfolgen.

**Zeitrahmen:** 45 Minuten.

**Durchführung**

*Erster Schritt:* Suchen Sie sich einen ruhigen Platz, an dem Sie ungestört Ihren Gedanken nachhängen können. Stellen Sie sich schöne erotische Erlebnisse (tatsächlich erlebte oder erdachte) allein und mit einem Partner bzw. einer Partnerin vor. Malen Sie sich Einzelheiten aus: Wo sind Sie? Sind Sie allein oder mit jemandem zusammen? Sind Sie BeobachterIn oder Akteur/Aktrice? Wie fühlen Sie sich? Was tun Sie? Was macht diese Situation so besonders erregend? Fehlt noch etwas? Usw.

*Zweiter Schritt:* Stellen Sie sich nun vor, wie Sie die für Sie wichtigsten inneren Bilder noch erregender gestalten können: Wo könnte der Ort Ihrer sexuellen Phantasie sein, der Sie besonders erregt? Malen Sie ihn sich in Einzelheiten aus. Wie sehen Sie aus (Kleidung, Frisur, Alter etc.)? Wenn in Ihrer Phantasie jemand anwesend ist, wie soll er oder sie auf Sie reagieren und was soll er oder sie tun? Malen Sie sich diesen Jemand genau in seiner Reaktion auf Sie aus. Was tun Sie? (Seien Sie dabei mutig!) Wie fühlen Sie sich dabei? Denken Sie daran, dass Sie sich in Ihrer Phantasie erlauben dürfen, alles zu denken, zu fühlen und zu tun.

*Dritter Schritt:* Kombinieren Sie die vorhergehende Übung »Erogene Zonen erforschen« mit Ihrer sexuellen Phantasie.

## *Mein Penis schreibt mir einen Brief bzw. Meine Klitoris oder meine Vagina schreibt mir einen Brief*

Wie sollen denn der Penis, die Vagina oder die Klitoris einen Brief schreiben können? Möglicherweise kommt Ihnen diese Idee völlig »abstrus« vor, eine Rückmeldung, die ich häufiger erhalte, wenn ich diese Übung (Zilbergeld 1983, S. 61) in Therapien vorschlage. Allerdings ist hinterher das Erstaunen groß, dass dies durchaus möglich ist – und dazu meist sehr fruchtbar, denn von »unten« betrachtet sehen die Welt und Ihre Sexualität um einiges anders aus ...

**Zeitrahmen:** 30 Minuten.

**Material:** Stift und Papier.

**Durchführung**
*Erster Schritt:* Begeben Sie sich an einen Platz, an dem Sie ungestört sein können. Beginnen Sie den Brief folgendermaßen: »Lieber X, was ich (dein Penis) dir schon immer mal sagen wollte ...« bzw. »Liebe Y, was ich dir (deine Klitoris oder deine Vagina) schon immer mal sagen wollte ...« (10 Minuten)

*Zweiter Schritt:* Lesen Sie sich den Brief möglichst laut vor und lassen Sie ihn auf sich wirken. Beschäftigen Sie sich dabei mit folgenden Fragen: Wie erging es mir mit dem Schreiben? Was habe ich Neues erfahren, indem ich mich mit meinem Geschlechtsteil identifiziert habe? Wie finde ich das? Was kann ich daraus lernen?

# Sexualtherapie für Paare

Für Laien ist es noch immer schwierig, sich im weiten Feld der Psychotherapie zu orientieren, insbesondere wenn sie einen auf ein bestimmtes Fachgebiet spezialisierten Psychotherapeuten suchen. Ihnen werden verschiedene Probleme begegnen. Zunächst stellt sich die Frage, ob in Ihrer Umgebung überhaupt SexualtherapeutInnen arbeiten. Es kann sich um ärztliche oder psychologische PsychotherapeutInnen handeln, aber auch um entsprechend ausgebildete SozialarbeiterInnen oder SozialpädagogInnen. Sie arbeiten in (wenigen) spezialisierten Abteilungen von (Uni-)Kliniken, denen in der Regel eine Ambulanz angeschlossen ist, in Beratungsstellen oder in psychotherapeutischen Praxen kassenzugelassener ärztlicher und psychologischer Psychotherapeuten, die sich entsprechend weiterqualifiziert haben. Kassenzugelassene Psychotherapeuten sind befugt, eine sexuelle Störung zu behandeln und abzurechnen, wenn es sich bei dieser laut Psychotherapie-Richtlinien um eine »krankhafte Störung der Wahrnehmung, des Verhaltens, der Erlebnisverarbeitung, der sozialen Beziehungen und der Körperfunktionen« handelt. Beziehungsstörungen allein sind noch keine Krankheit im Sinne der

Richtlinien. Sie können nur dann »als seelische Krankheit gelten, wenn ihre ursächliche Verknüpfung mit einer krankhaften Veränderung des seelischen oder körperlichen Zustands eines Menschen nachgewiesen wurde«. (Psychotherapie-Richtlinien 1998, S. 2 f.)

Haben Sie einen Psychotherapeuten oder eine Psychotherapeutin mit Kassenzulassung gefunden, der/die mit Ihnen die sexuellen Probleme bearbeitet, so wird Ihnen in der Regel eine Einzeltherapie, gegebenenfalls mit einigen begleitenden Paargesprächen, angeboten. Paartherapie selbst ist keine krankenkassenfinanzierte Leistung. Nach meiner Erfahrung bieten überhaupt nur wenige Therapeuten Paar- oder auch Gruppentherapie bei sexuellen Problemen an, die Sie dann privat zahlen müssen.

In Beratungsstellen sieht die Situation nur bedingt günstiger aus. Pro familia etwa bietet Sexualberatung – auch für Paare – an, wobei hier Zuzahlungen zu leisten sind. Da es sich um eine Beratung handelt, ist die Anzahl der Sitzungen begrenzt und es wird keine Therapie durchgeführt. In Erziehungs-, Ehe- und Lebensberatungsstellen wird mitunter Sexualberatung angeboten, wobei man sich konkret vor Ort erkundigen muss.

Zur besseren Orientierung habe ich vor der abschließenden Literaturliste einen entsprechenden Fachverband und ein Institut angegeben, in denen SexualtherapeutInnen ausgebildet werden und über die Sie Adressen von SexualtherapeutInnen beziehen können. Günstig ist es aber auch, sich bei PsychotherapeutInnen vor Ort nach sexualtherapeutisch arbeitenden KollegInnen zu erkundigen.

## Sexualberatung oder Sexualtherapie?

Zunächst ist es hilfreich, zu klären, was die Begriffe »Sexualberatung« und »Sexualtherapie« genau meinen, denn wer ein sexuelles Problem hat, gehört nicht per se in eine Sexualtherapie. Zunächst einmal beruhen viele Schwierigkeiten auf einem Mangel an Informationen bzw. auf Fehlinformationen. Der erste Schritt ist deshalb die Selbsthilfe, indem Sie

1. sich anhand von Literatur, wie Sie es ja gerade tun, eingehend informieren;
2. mit Ihrem Partner oder Ihrer Partnerin das Gespräch suchen, sich auch mit Freunden und Freundinnen austauschen;
3. in Eigenregie mit sexualtherapeutischen Übungen (siehe vorhergehendes Kapitel) experimentieren.

Lösen diese Versuche Ihre Probleme nicht zufrieden stellend, so liegt der Gedanke an eine Beratung nahe. Eine Sexualberatung ist eine auf ein spezifisches Problem fokussierende, zeitlich begrenzte Maßnahme. Sie wäre dann angezeigt, wenn Ihr Problem relativ »einfach gestrickt« ist, es sich beispielsweise um Kommunikationsprobleme oder um eher »organisatorische« Unstimmigkeiten wie zu wenig oder die »falsche« Zeit für Sex handelt. Auch manche Symptome, etwa Erektions- oder Ejakulationsstörungen, sind dann, wenn es nur wenig komplizierende Begleitproblematiken gibt, gut mit konkreten Interventionen behandelbar.

Ist ein Symptom in einen komplexeren Problemhintergrund eingebettet, so empfiehlt sich die Inanspruchnahme einer Sexualtherapie. Beispielsweise in einer Paardynamik, die das Symptom »braucht«, zum Beispiel Vaginismus (= nicht kontrollierbare Verkrampfung der Muskulatur, die ein Eindringen in die Vagina erschwert oder unmöglich macht) einer Frau in einer Paarbeziehung mit einem sexuell für sie wenig attraktiven »Ersatzmann«, der sie über den Verlust des vorherigen, auch sexuell stark begehrten Partners hinwegtröstet. Oder bei einer so genannten primären, also bereits vor oder unabhängig von der Partnersituation existierenden Problematik. Oder wenn Sie sich in einem seit längerem andauernden sexuell frustrierenden »Teufelskreis« mit bereits eingetretenen seelischen oder körperlichen Folgeerscheinungen (zum Beispiel Depressionen oder psychosomatische Störungen) befinden.

Lange Zeit war der Begriff Sexualtherapie äußerst umstritten, suggeriert er doch, dass eine ganz besondere Form der Therapie, eine Sexualtherapie eben, angebracht sei. Sexuelle Störungen sind aber analog zu anderen psychischen Problemen aufzufassen, sie bedürfen lediglich spezieller Techniken und Interventionen, wie zum Beispiel eine Angst-, Zwangs- oder Schmerzsymptomatik auch.

Wie es nicht nur *eine* Psychotherapie gibt, sondern Psychotherapien unterschiedlicher theoretischer Ausrichtung, so gibt es auch in der Sexualtherapie Unterschiede. Zu nennen sind verhaltenstherapeutisch und systemisch orientierte Ansätze. In der Psychoanalyse können sexuelle Probleme zum Gegenstand der Therapie werden, eine eigene psychoanalytisch orientierte Sexualtherapie gibt es in diesem Sinne jedoch nicht. Die allgemeine Entwicklung der Psychotherapie hin zu einer Integration verschiedener psychotherapeutischer Methoden schlägt sich auch in der Sexualtherapie nieder. So werden etwa verhaltenstherapeutische mit systemischen Methoden verbunden. Grundsätzlich kann man nicht sagen, dass nun »die« Sexualtherapie mit einer bestimmten Ausrichtung die optimale Behandlungsform ist. Hier spielen stets die spezifische Qualifikation und Ausrichtung eines Therapeuten/einer Therapeutin, die therapeutische Beziehung und die Art der Problematik zusammen.

Auf eine lange sexualtherapeutische Tradition kann sich die Verhaltenstherapie berufen, auch wenn sie andere, beispielsweise körpertherapeutische Verfahren integriert. Der systemische Ansatz wird im Hinblick auf sexualtherapeutische Fragestellungen in den letzten Jahren ausgearbeitet und zeigt interessante Perspektiven. Empirisch abgesichert und erfolgreich in der Behandlung aller sexuellen Funktionsstörungen ist das »Hamburger Modell«, das verhaltenstherapeutische, systemische und tiefenpsychologische Elemente zu einem integrativen Ansatz verbindet.

Sind Sie nun hinsichtlich eines Sexualtherapeuten oder einer Sexualtherapeutin »fündig« geworden und haben Sie ein Erstgespräch vereinbart, so dürfen Sie getrost danach fragen, ob aufgrund des Ersteindrucks eine Beratung ausreichend oder eher eine Sexualtherapie angezeigt ist. Fragen Sie auch danach, was konkret auf Sie zukommen wird – das sollte Ihr Therapeut oder Ihre Therapeutin grob skizzieren können. Eine vertrauensvolle Beziehung, eine Grundvoraussetzung einer gelingenden Therapie, soll nicht nur auf Ihrem »Bauchgefühl« basieren, sie beinhaltet auch Vertrauen in die fachliche Kompetenz. Fragen Sie deshalb, wenn Sie das Bedürfnis danach haben, welche speziellen Qualifikationen der Sexualtherapeut bzw. die Sexualtherapeutin mitbringt.

# Verhaltenstherapeutisch orientierte Sexualtherapie

VerhaltenstherapeutInnen werden sich zunächst ihrem diagnostisch-therapeutischen Gerüst entsprechend an fünf Prozessphasen orientieren (Fliegel 1998/2001):

- Informationsgewinnung;
- Verhaltens- und Problemanalyse;
- Zielanalyse und -vereinbarung;
- Planung und Durchführung von Veränderungsmaßnahmen;
- Evaluation und Stabilisierung.

In der ersten Phase der Informationsgewinnung, im Erstgespräch, geht es zunächst darum, das Paar kennen zu lernen und seine Problemsicht zu explorieren: »Was ist der Anlass Ihres Kommens? Beschreiben Sie bitte möglichst genau Ihr Problem. Wann ist es erstmals aufgetaucht? Welche Umstände gingen dem voraus? Wie hat es Ihr Leben/Ihre Beziehung verändert? Was glauben Sie selbst, sind die Gründe dafür? Was möchten Sie gerne verändern?«

Die Fragen sollen helfen, den Inhalt zu strukturieren, gleichzeitig aber auch genügend Raum lassen, sich mit seinem Anliegen darzustellen. Gegen Ende der Stunde fasst der/die TherapeutIn das Problem aus eigener Sicht zusammen:

»Ich habe gehört, Frau S., dass Sie am meisten unter Ihrer sexuellen Unlust leiden, genauer gesagt, unter den Folgen, die sie hat. Ihr Partner möchte nämlich öfter mit Ihnen Sex haben, als Sie dies möchten, so dass Sie unter Druck geraten. Sie haben sogar gesagt, Sie könnten ganz darauf verzichten. Ich habe bei Ihnen aber auch gehört, das könne doch nicht die Lösung sein, ganz auf Sex zu verzichten. Bei Ihnen, Herr S., höre ich Ihre Enttäuschung darüber heraus, dass fast alle Ihre Bemühungen ins Leere laufen, Ihre Frau zu verführen. Und dass Sie nur noch selten Versuche unternehmen, weil Sie sich einen Korb ersparen wollen. Ich höre aber auch, dass Sie nicht möchten, dass Ihre Frau nur Ihnen zuliebe mit Ihnen schläft. Sie sind ja zu mir gekommen, weil Sie beide unzufrieden mit diesem Zustand sind. Das ist zunächst eine wichtige Gemeinsamkeit, bei all den Unterschieden, die Sie angesprochen haben. Herauszufinden gilt es nun, wie das gehen kann, dass Sie zu einer Lösung kommen, die für Sie beide annehmbar ist.«

Die zweite Phase des therapeutischen Prozesses zielt darauf ab, Informationen zu sammeln, die eine Verhaltens- und Problemanalyse ermöglichen. VerhaltenstherapeutInnen erachten es in der Regel nicht als notwendig, eine ausführliche Sexualanamnese über die gesamte Sexualentwicklung zu erheben. Vielmehr werden gerade so viele Daten erhoben, dass die aktuelle Problematik, ihre Entstehungs- und aufrechterhaltenden Bedingungen verständlich werden. Explorationen zur Lebensgeschichte finden also nicht einmalig statt, sondern immer dann, wenn es für den therapeutischen Prozess notwendig erscheint.

Neben der Exploration gibt es noch eine Reihe anderer Methoden, die der Informationsgewinnung dienen, zum Beispiel das Ausfüllen von Fragebögen, hier speziell natürlich Fragebögen zur sexuellen Problematik, das Führen von Tagebüchern oder Selbstbeobachtungsbögen.

Auf dem Hintergrund der Daten erstellt der/die TherapeutIn gemeinsam mit dem Paar eine Problemanalyse, zunächst für jeden einzeln. Dabei wird eine typische Konfliktsituation konkret im Hinblick auf die Gedanken, Gefühle, körperlichen Reaktionen und Verhaltensweisen der Partner analysiert. Ebenso werden die Auslöser und die nachfolgenden Konsequenzen besprochen.

Frau S. etwa beantwortet sexuelle Annäherungsversuche wie Streicheln mit Gedanken wie »Nicht schon wieder. Ich habe keine Lust auf Sex. Das ist mir lästig. Ich möchte lieber ein Buch lesen«. Sie ist ärgerlich und gereizt, spürt, wie sie die Zähne zusammenbeißt, und reagiert entweder mit einem »Nein« oder lässt sich »rumkriegen«. Wenn es nicht zum Geschlechtsverkehr kommt, fühlt sie sich kurzfristig entlastet, hat aber auch Schuldgefühle. Auf Dauer jedoch leidet die Qualität der Beziehung, sie fürchtet eine Trennung und fragt sich auch, ob mit ihr möglicherweise was nicht stimmt.

Herr S. zieht sich immer mehr von seiner Frau zurück, er entfremdet sich ihr und hält dies derzeit für sein eigentliches Problem. Ausgelöst wird dieses Verhalten, wenn er Abweisung und Ablehnung befürchtet, besonders wenn er sich in zärtlicher oder sexueller Absicht annähert. Er denkt: »Sie will mich als Mann nicht mehr. Vielleicht bin ich ihr zu langweilig oder sie empfindet nichts mehr für mich. Ich verstehe nicht, wie es so weit mit uns kommen konnte. Merkt sie nicht, wie mich das verletzt?« Herr S. fühlt sich frustriert und ärgerlich, wendet sich von seiner Frau ab, liest, macht Sport oder schaut fern. Kurzfristig ist er abgelenkt, er spricht ja auch nicht mit seiner Frau und kann dem Konflikt aus dem Wege gehen. Längerfristig wird er jedoch immer gereizter und fühlt sich zusehends hoffnungslos, was ihn an eine Trennung denken lässt, die er im Grunde genommen nicht will.

Die Problemanalysen werden auch schriftlich in übersichtlicher Form auf zwei großen Papierbögen skizziert. Sie veranschaulichen Herrn und Frau S. nochmals die typischen, frustrierenden Abläufe und lösen große Betroffenheit aus.

Was die sexuelle Störung zwischen beiden Partnern aufrechterhält, lässt sich in folgende Kategorien unterteilen:

- *Erwartungsängste:* Herr S. unternimmt im Laufe der Zeit immer seltener zärtliche und sexuelle Annäherungsversuche, weil er eine Ablehnung vorwegnimmt. Wenn er sich einmal intensiv bemüht, seine Frau zu verführen, fühlt sie sich besonders unter Druck gesetzt, was er spürt und was ihn erst recht frustriert. Frau S. wiederum interpretiert alle Formen der Annäherung, auch die nicht sexuellen, als sexuell und geht sofort auf Abstand. Je seltener sie Sex haben, desto stärker lastet der Druck auf ihr, wieder einmal zu »müssen«, wodurch sie von vornherein negativ auf zarte Signale ihres Mannes reagiert.

- *Informations- und Erfahrungsdefizite:* Frau S. hat nahezu keine Erfahrungen mit Selbstbefriedigung. Was sie von ihrem Mann möchte, sowohl in der aktiven als auch in der passiven Rolle, ist ihr selbst nicht so recht klar. Diese Information ist auch für Herrn S. wichtig, denn ein »Nein« versteht er als Ablehnung seiner Person, statt zu erkennen, dass sich seine Frau in einem inneren Konflikt befindet.
- *Problematische Normen, Mythen und Werte:* Bei der Vertiefung der Analyse wird deutlich, dass hinter den Aussagen von Frau S. bestimmte Normen stehen, die ihr auf Anhieb nicht bewusst sind. Im Grunde findet sie diese »lächerlich« und »peinlich«, dennoch kann sie den Gedanken nicht einfach »wegwischen«, sie wirke sicherlich »hurenhaft«, wenn sie ihren Mann verführe, oder sexuelle Lust »entstelle« ihre Gesichtszüge auf »groteske« und »peinliche« Weise. Sie möchte auch nicht von ihrem Mann zu »animalischen« Stellungen »veranlasst« werden, weil sie das »entwürdigend« findet. Diese auffällig markanten Ausdrücke kann sie schließlich als von ihrer Mutter stammend identifizieren, was eine Auseinandersetzung mit den mütterlichen Wertvorstellungen ermöglicht.

  Auch bei Herrn S. werden bestimmte biographisch geprägte Denkmuster offensichtlich. Er will unter allen Bedingungen den Verdacht vermeiden, seine Frau zum Sex zu »nötigen«. Väterliche Botschaften, auf das »schwache Geschlecht«, die Mutter und die Schwester, Rücksicht zu nehmen, sitzen tief und werden bei der eigenen Frau in einem übertriebenen Maße wirksam.

- *Persönliche Ängste und Konflikte:* Die sexuelle Unlust Frau S.s stabilisiert in gewisser Weise ihr psychisches Gleichgewicht. Würde sie sich sexuell lustvoll zeigen, käme sie mit ihren erlernten Normen in Konflikt, die ihr sagen, wie sich eine anständige Frau zu verhalten hat. Analoges gilt für Herrn S.: Nur Männer, die Frauen schonen und rücksichtsvoll sind, sind anständig.
- *Partnerschaftskonflikte:* Die Funktion des sexuellen Symptoms, das im Grunde genommen für eine partnerschaftliche Balance sorgt, besteht in einer Art heimlichen Übereinkunft: »Ich will lieber anständig sein als sexuell interessiert und es lieber meiner Mutter recht machen als dir.« Und: »Ich bin ein anständiger, rücksichtsvoller Mann und verzichte lieber auf Sex, statt mich dem Verdacht auszusetzen, egoistisch und rücksichtslos zu sein.«
- *Organische Ursachen:* liegen nicht vor.

In der dritten Phase, der Zielanalyse und -vereinbarung, werden vorläufig anzustrebende Ziele erarbeitet. Diese Phase offenbart häufig die unterschiedlichen sexuellen Wünsche der Partner an eine gemeinsame Sexualität. Bei Herrn und Frau S. etwa ist der minimale gemeinsame Nenner, dass sie weiterhin zusammen Sexualität leben wollen, eine unbedingte Voraussetzung. In welcher Form jedoch und wie oft, bleibt weiterhin zu klären. Hieraus ergeben sich nicht selten weitere therapeutische Ansatzpunkte, etwa die Kommunikation eines Paares über sexuelle Wünsche, Bedürfnisse und Abneigungen, so dass zunächst ein vorläufiger Konsens erzielt werden kann. In dieser Phase muss außerdem unbedingt die andere Seite von Frau S.s Ambivalenz aufgegriffen werden: Sexualität gänzlich aus ihrem Leben zu streichen – eine im Grunde völlig legitime, wenn auch in ihrem Fall partnerschaftsschädliche Option. Sie äußert jedoch eine gewisse Offenheit, sich der Frage zuzuwenden, wie und warum es in ihrem Lebensverlauf zu dieser Einstellung gekommen ist.

Die vierte Phase, die Planung und Durchführung verhaltenstherapeutischer Interventionen, beschäftigt sich mit entsprechenden Veränderungsmaßnahmen, ihrer Auswahl und Reihenfolge. Bei Herrn und Frau S. bietet sich die Kombination einer Paartherapie mit einzeltherapeutischen Sitzungen für Frau S. an. Paartherapeutische Interventionen zielen zunächst auf eine allmähliche Wiederannäherung ab. Es geht um die Verbesserung der sexuellen Kommunikation, sodann um die Ermutigung zur Wiederaufnahme zärtlichen Körperkontakts und schließlich um die Initiierung sexueller Aktivitäten. Herr und Frau S. machen einen Anfang mit Kommunikationsübungen zu Hause, zunächst ohne, später mit sexuellen Inhalten (s. Kapitel »Die Glut in der Asche schüren«, zum Beispiel »Mit deinen Augen«, S. 207 f., »Zwiegespräche«, S. 213 ff., und »Adam und Eva«, S. 216 ff.). Durch diese Übungen erfährt Frau S., wie sehr sie eigentlich zärtlichen Körperkontakt vermisst. Auf der Basis einer wiedergewonnenen vertrauensvollen Nähe kann schließlich zu den sexuellen Experimenten, wie sie im »Hamburger Modell« (S. 250 ff.) beschrieben sind, übergegangen werden.

Zusätzliche einzeltherapeutische Sitzungen helfen Frau S. bei der Klärung ihrer sexuellen Ambivalenz und dem Aufbau sexuellen Genusses. Hierbei wird die Rolle hemmender Sexualmythen aus der Herkunftsfamilie untersucht, darüber hinaus kommen imaginative Übungen zur Entwicklung sexueller Phantasien, Genusstraining und körperorientierte Verfahren zur körperlichen Selbsterfahrung zum Einsatz, wie sie in den Kapiteln »Zärtliche Berührungen« (S. 219 ff.), »Erregende Berührungen« (S. 225 ff.) und »Für mich allein« (S. 232 ff.) vorgestellt sind.

In der fünften und letzten Phase, der Evaluation und Stabilisierung von Fortschritten, können beispielsweise die Fragebögen aus den ersten Sitzungen wiederholt und erneut ausgewertet werden, um Veränderungen zu verdeutlichen. Die Therapie ist nicht erst beendet, wenn sämtliche Probleme gelöst sind. Vielmehr soll das Paar »auf den Weg« gebracht werden, seine weiteren Probleme selbstständig durch neu erworbene Strategien zu lösen. Hilfreich ist es deshalb häufig, diese Bewältigungsstrategien am Ende einer Therapie nochmals gesammelt in Erinnerung zu rufen, um Rückfällen vorzubeugen bzw. um in einem solchen Fall gerüstet zu sein.

## Das »Hamburger Modell«

In Fortentwicklung des ursprünglich von Masters und Johnson in den 60er-Jahren publizierten Paartherapiemodells zur Behandlung sexueller Funktionsstörungen konzipierten SexualforscherInnen und SexualtherapeutInnen in der Abteilung für Sexualforschung der Hamburger Universität das so genannte Hamburger Modell. Empirisch in seiner Wirksamkeit überprüft, kann es bei allen sexuellen Funktionsstörungen helfen. (Arentewicz/Schmidt 1980)

Für eine Symptombildung gibt es nach der Sexualforscherin Margret Hauch vielfältige Gründe, zum Beispiel biographisch bedingte Erfahrungen, etwa Konflikte, die aus verinnerlichten elterlichen Verboten resultieren. (Hauch 2000, S. 310 ff.) Auch Lern- und Erfahrungsdefizite hinsichtlich des eigenen Körpers (beispielsweise mangelnde Masturbationserfahrungen) können zur Entstehung eines sexuellen Problems beitragen. Überdies geraten Paare leicht in einen »Teufelskreis«: Negative Erwartungen, etwa die Angst vor einem Erektionsverlust, erzeugen genau das Symptom, eben das Ausbleiben der Erektion, auf welches sich die Angst bezieht, und werden zu einer sich selbst erfüllenden Prophezeiung.

Im Mittelpunkt der Therapie stehen bestimmte Sexualübungen, die das Paar zu Hause ausprobiert, die aber gemeinsam mit den Therapeuten vor- und nachbereitet werden. Das Paar wird also angeleitet, wie es einen günstigen Umgang mit der gemeinsamen Sexualität erlernen kann. (Alle Übungen werden übrigens zu Hause und nicht im Therapieraum unter Aufsicht der Sexualtherapeuten – wie manchmal irrtümlicherweise angenommen – durchgeführt.) Je nach Problemkonstellation kann die Paartherapie auch unterbrochen werden, um in einer Einzeltherapie spezielle, den Einzelnen fördernde Übungen einzusetzen. Für die Paarübungen aber gelten bestimmte Regeln, die zunächst vielleicht bevormundend klingen, den Umgang miteinander jedoch auf Dauer positiv beeinflussen:

1. Jeder ist für sich selbst verantwortlich. Keiner soll nur dem Partner oder der Partnerin zuliebe etwas tun.
2. Jeder soll den Partner/die Partnerin so streicheln, wie er gerade Lust hat. Keiner soll versuchen, es dem anderen recht zu machen.
3. In der passiven Rolle soll jeder versuchen, die Wirkung unterschiedlicher Streichelarten wahrzunehmen und sich dabei zu entspannen.
4. Wenn etwas unangenehm ist, so soll man es dem Partner/der Partnerin rückmelden. Dieses »Veto« muss auf jeden Fall respektiert werden.

Entschließt sich ein Paar, eine Sexualtherapie durchzuführen, so kommen folgende Übungen auf beide Partner zu:

1. Erkundendes Streicheln unter Ausschluss von Genitalien, Brüsten und individuellen Tabuzonen.
2. Erkundendes Streicheln unter Einschluss der Genitalien, ohne zu erregen.
3. Erkundendes Streicheln mit Erregung.
4. Experimentieren mit Lust und Erregung, Erleben von Erregung und Entspannung.
5. Einführen des Penis in die Vagina (»Stille Vagina«).
6. Koitales Experimentieren mit Lust und Erregung.
7. Koitus in anderen Stellungen.

Der Ablauf der Sexualtherapie orientiert sich an diesem »Leitfaden«, wobei der Eindruck, hier handle es sich um ein »Trainingsprogramm«, weder der Intention noch der Praxis entspricht. Paare, die sich darauf einlassen, merken sehr schnell, dass tatsächlich die Beziehung zueinander im Vordergrund steht und die Übungen selbst eher das Vehikel sind, um Veränderungen einzuleiten.

Zu Therapiebeginn finden zunächst ausführliche Einzelexplorationen statt, in denen eine weibliche Therapeutin die Frau, ein männlicher Therapeut den Mann befragt. Verschiedene Themen wie die aktuelle Lebenssituation, die sexuelle Problematik, die individuelle Biographie mit Schwerpunkt psychosexuelle Entwicklung und die Entwicklung der Partnerschaft kommen dabei zur Sprache. Diese Gespräche dienen der Hypothesenbildung über die individuelle und partnerschaftliche Funktion der sexuellen Symptomatik, ebenso sollen Stärken und konstruktive Bewältigungsmuster eruiert werden. In einem »Round-Table-Gespräch« wird das von den Therapeuten entwickelte Verständnis des Problems diskutiert und gemeinsam mit dem Paar wird die weitere Vorgehensweise besprochen, die sich an den bereits beschriebenen Übungen orientiert und nun individuell auf die Belange des Paares zugeschnitten wird.

Grundsätzlich soll das Paar zweimal wöchentlich ca. eine Dreiviertelstunde üben. Die erste Übung, das der Entspannung dienende Streicheln des Rückens, bleibt in allen Übungen als Anfangs- und Endphase vorhanden. Nach den ersten Sitzungen wird die Grundregel insofern erweitert, dass der Partner/die Partnerin in der passiven Rolle konkrete Verhaltenswünsche an den Streichelnden – sofern welche bestehen – ansprechen soll. Dem/der aktiv Streichelnden ist es jedoch freigestellt, auf diese Wünsche einzugehen oder aber ihre Erfüllung im Sinne der Grundregel abzulehnen, wenn er/sie sich dadurch gestört oder überfordert fühlt. Die vorhergehenden Übungen werden grundsätzlich beibehalten, das heißt, bevor das Paar mit einer neuen Übung experimentiert, führt es die zuvor erlernten aus.

Um Ihnen einen konkreten Eindruck zu verschaffen, wie die Übungen ablaufen, habe ich die Instruktionen so »übersetzt«, dass Sie sich direkt angesprochen fühlen können.

*Übung 1: Erkundendes Streicheln unter Ausschluss von Genitalien, Brüsten und individuellen Tabuzonen*

Nehmen Sie sich bis zur nächsten Sitzung zweimal Zeit, um miteinander neue körperliche Erfahrungen zu machen. Ziehen Sie sich dafür an einen bequemen Ort zurück. Sorgen Sie dafür, dass Sie ungestört bleiben, und sorgen Sie auch für gute Lichtverhältnisse, damit Sie sich gut sehen können. Entkleiden Sie sich und beginnen Sie dann mit dem Streicheln:

Derjenige (A), der sonst aktiver ist, wird aufgefordert, sich in möglichst bequemer Haltung auf den Bauch zu legen. Der andere Partner (B) soll dann anfangen, A zu streicheln. Dabei soll der ganze Körper von den Haaren bis zu den Zehen (unter Aussparung von Genitalien und Brüsten) einbezogen werden. Es kann sanft und fest, schnell und langsam usw. gestreichelt werden. Nach 5 Minuten – dabei sollte ruhig eine Uhr zu Hilfe genommen werden – gibt B das Zeichen zu wechseln und die Rollen werden getauscht. A streichelt nun, B lässt sich streicheln. Nach weiteren 5 Minuten wieder ein Rollentausch: A legt sich auf den Rücken und wird von B auf der Vorderseite gestreichelt. (10 Minuten) Anschließend tauschen Sie bitte die Rollen, A streichelt B auf der Vorderseite. (10 Minuten) Zum Abschluss streichelt B nochmals A, der wie zu Beginn auf dem Bauch liegt, am Rücken, (5 Minuten), schließlich Rollentausch und A streichelt B entsprechend (5 Minuten).

*Übung 2: Erkundendes Streicheln unter Einschluss der Genitalien, ohne zu erregen*

Beginnen Sie mit Übung 1, dem Streicheln der Rücken. (Jeweils 5 Minuten)

Erweitern Sie nun das Grundprinzip, beziehen Sie in das Streicheln der Körpervorderseite auch Genitalien und Brüste, gegebenenfalls andere Tabuzonen mit ein, ohne dass Sie jedoch Erregung erzeugen. Geschieht dies dennoch, dann verändern Sie bitte die Berührung so, dass Entspannung wieder möglich ist, etwa indem Sie die Hand liegen lassen oder zu einer anderen Körperregion überwechseln. Ergänzen Sie außerdem die Grundregel derart, dass der Partner/die Partnerin in der passiven Rolle seine/ihre Wünsche bezüglich des Gestreicheltwerdens äußern darf, wobei der aktiv Streichelnde diese Wünsche aber auch ablehnen darf, wenn er/sie sich gestört oder überfordert fühlt. (10 Minuten) Tauschen Sie bitte die Rollen. (10 Minuten)

Beenden Sie die Übung mit dem Streicheln der Rücken. (Je 5 Minuten)

*Übung 3: Erkundendes Streicheln mit Erregung*

Beginnen Sie mit Übung 1, dem Streicheln der Rücken, jeweils 5 Minuten lang.

Führen Sie Übung 2 durch, nehmen Sie aber in der Rolle als Streichelnder/Streichelnde wahr, wodurch Ihr Partner/Ihre Partnerin erregt wird. Experimentieren Sie mit verschiedenen Worten, Berührungen und Blicken, ohne dass Sie aber Erregung provozieren. Analog sollten Sie in der passiven Rolle ebenso aufmerksam wahrnehmen, welche Berührungen, Blicke und Worte Sie erregen. Wenn Sie durch die Berührungen sehr erregt werden, können Sie sich selbst befriedigen. Sprechen Sie jedoch ab, ob im oder ohne Beisein des Partners/der Partnerin. Wie in Übung 2 dürfen Sie Ihre Wünsche anmelden, die Ihnen aber nicht erfüllt werden müssen. (10 Minuten) Tauschen Sie bitte die Rollen. (10 Minuten)

Streicheln Sie sich zum Abschluss noch die Rücken. (Je 5 Minuten)

*Übung 4: Experimentieren mit Lust und Erregung, Erleben von Erregung und Entspannung*

Beginnen Sie mit Übung 1, streicheln Sie sich abwechselnd die Rücken, jeweils 5 Minuten lang.

Im Gegensatz zur Übung 3 sollen Sie sich nun spielerisch und experimentierend mit dem Körper Ihres Partners/Ihrer Partnerin beschäftigen, indem Sie ihn/sie erregen, ohne aber einen Orgasmus zu erzielen. Probieren Sie verschiedene Erregungsarten aus (fest, sanft, schnell, langsam etc.). Tritt Erregung ein, so soll durch beruhigendes Streicheln die Erregung wieder abklingen, um sie anschließend erneut herzustellen. Mit diesem Wechsel können Sie mehrere Male spielen. Die Erregung kann im Anschluss entweder durch eigene oder gegenseitige Selbstbefriedigung beendet werden. (10 Minuten) Anschließend Rollentausch. (10 Minuten)

Anmerkung: Eine besondere Sitzhaltung ermöglicht entspanntes Streicheln, ohne dass Sie sich als Frau beobachtet fühlen müssen: Setzen Sie sich mit dem Rücken in den Schoß Ihres Partners und schlagen Sie Ihre Beine über die ausgestreckten Beine Ihres Partners. Der Partner kann sich bequem in Sitzhaltung anlehnen. Sie können, wenn Sie mögen, Gleitcreme verwenden. Sind Sie als Frau in der aktiven Rolle, so können Sie sich zu Füßen Ihres auf dem Rücken liegenden Partners setzen. Er soll dabei die Knie aufstellen und die Beine auseinander breiten, so dass Sie beim Streicheln die Genitalien mit einbeziehen können.

Schließen Sie bitte mit dem abwechselnden Streicheln der Rücken ab. (Je jeweils 5 Minuten)

*Übung 5: Einführen des Penis in die Vagina (»Stille Vagina«)*

Beginnen Sie mit Übung 1, streicheln Sie sich abwechselnd die Rücken, jeweils 5 Minuten lang.

Gehen Sie dann dazu über, Übung 4 durchzuführen, am besten dieses Mal so, dass Sie als Partner zunächst Ihre Partnerin streicheln und wechseln Sie dann die Rollen. (Jeweils 10 Minuten) Im Anschluss können Sie jetzt erstmals mit dem Einführen des Penis beginnen. Als Partnerin sollten Sie sich am besten auf Ihren auf dem Rücken liegenden Partner hocken und den Penis in die Vagina einführen. Sie als Frau steuern zunächst diesen Prozess. Bewegen Sie sich jedoch beide nicht, sondern warten Sie ab, bis die Erektion abgeklungen ist. Diesen Ablauf können Sie mehrere Male wiederholen. (5 bis 10 Minuten)

Verständigen Sie sich schließlich darauf, ob Sie Lust haben, sich gegenseitig manuell (mit der Hand) oder oral (mit dem Mund) zu befriedigen, ob Sie sich selbst befriedigen oder die Erregung abklingen lassen.

Beenden Sie die Übung mit dem abwechselnden Streicheln des Rückens. (Je 5 Minuten)

*Übung 6: Koitales Experimentieren mit Lust und Erregung*

Beginnen Sie mit Übung 1, streicheln Sie sich abwechselnd die Rücken. (Je 5 Minuten)

Führen Sie Übung 5 durch. Experimentieren Sie dann mit unterschiedlichen Beckenbewegungen. Ziel für Sie beide ist es, einen sicheren Umgang mit den Beckenbewegungen und der entstehenden Erregung zu erlernen. Deshalb sollten Sie zunächst keinen Orgasmus bekommen, sondern innehalten, um die Stärke der Erregung zurücknehmen zu können. Zunächst sind Sie als Frau in der aktiven Rolle, indem Sie sich bewegen, während Ihr Partner sich an Ihre Bewegungen anpasst. Versuchen Sie genau hinzuspüren, welche Bewegungen in welcher Intensität Sie erregen. Tauschen Sie dann die Rollen, indem Sie als Partner unterschiedliche Bewegungen in verschiedener Intensität ausprobieren und die verschiedenen Berührungsqualitäten wahrnehmen. Wenn Sie wollen, können Sie die Bewegungen so steigern, bis Sie zu einem Orgasmus kommen. Der Orgasmus ist allerdings kein Maßstab für das Gelingen der Übung.

Streicheln Sie sich am Schluss abwechselnd die Rücken. (Je 5 Minuten)

*Übung 7: Koitus in anderen Stellungen*

Beginnen Sie mit dem Streicheln der Rücken. (Je 5 Minuten)

Orientieren Sie sich bitte an Übung 6. Experimentieren Sie mit angenehmen und lustvollen Stellungen, zum Beispiel Seiten- oder Bauchlage der Frau. Sie als Partner können dabei Ihre Partnerin mit der Hand an der Klitoris stimulieren, wenn sie das mag.

## Systemische Sexualtherapie

Systemische Therapie, früher Familientherapie genannt, fokussiert nicht auf die Störung an sich, »sondern die Störung in Bezug auf wen, auf was, auf wie«. (Brandenburg/Kersting 2001, S. 261) Zu unterscheiden sind zwei Ansätze, die sich mit den Namen Ulrike Brandenburg und Ulrich Clement verbinden. Während der Ansatz Brandenburgs sich eng an die Systemtheorie anlehnt und sie ihren Ansatz als Ergänzung zu verhaltenstherapeutischen Konzepten der Sexualtherapie sieht, geht Clement darüber hinaus. Er entwickelte im Sinne der Systemtheorie eine »Sexualtherapie des Begehrens« (Clement 1998) bzw. eine »Systemische Sexualtherapie« (Clement 2002).

Brandenburg bezieht sich in ihrem systemischen Ansatz auf folgende Prämissen (Brandenburg 1998, S. 102 ff.):

- Symptome werden als Ausdruck spezifischer Interaktionen gesehen. Sexuelle Probleme sind nichts anderes als Beziehungsprobleme, denn niemand, so die Grundidee, würde beispielsweise wegen Masturbationsproblemen in Therapie gehen. Eine Therapiebedürftigkeit entwickelt sich erst dann, wenn ein Sexualpartner oder eine Sexualpartnerin die Bühne betritt.

- Die systemische Therapie richtet weiterhin ihr Augenmerk auf die Kommunikation zwischen Menschen. Aber nicht nur das Gesagte, die direkte Kommunikation, ist wichtig, sondern auch die Bedeutung, die jeder Einzelne dem Gesagten gibt, rückt in den Fokus der Aufmerksamkeit. Die Technik des zirkulären Fragens etwa (»Was glauben Sie, was Ihr Partner oder Ihre Partnerin meint, worunter Sie am meisten leiden?«) trägt diesem Gedanken Rechnung: Indem versteckte Bedeutungen wahrgenommen und ausgesprochen werden, entstehen neue, vertiefte Sinnzusammenhänge, die die sexuelle Problematik aus einer weiteren Perspektive ausleuchten.
- Während die KlientInnen als Experten für ihre eigene Beziehung angesehen werden, besteht die Rolle der TherapeutInnen lediglich darin, das wahrgenommene Beziehungsmuster zu »irritieren«, um es in Bewegung zu bringen.
- Da das Symptom nicht auf ein Individuum bezogen wird, den Symptomträger also nicht stigmatisiert, wird dieser von persönlicher Schuld, Scham und Verantwortung entlastet. Die Arbeit mit dem Genogramm (Familienstammbaum) bzw. der Familienrekonstruktion eröffnet den Blickwinkel über das Individuum hinaus auf vorangegangene wie auch nachfolgende Generationen. Oft erkennen die KlientInnen, dass sie mit dem Symptom nicht alleine dastehen, sondern Glied einer generationsübergreifenden Kette sind, mit dem Wunsch und der Hoffnung auf eine Unterbrechung dieser Tradition.

Brandenburg beschreibt die Durchführung einer Paargruppe zur Behandlung von Vaginismus (Brandenburg 1998, S. 103 ff.): Die erste Phase ist systemisch orientiert. Genogrammarbeit und Familienrekonstruktion bilden die zentralen Interventionen, wobei der Erarbeitung der Funktion des sexuellen Symptoms besondere Aufmerksamkeit gewidmet wird. Anschließend, in der zweiten Phase der Gruppentherapie, werden konkrete Verhaltensanleitungen für Hausaufgaben erteilt, wie es auch in verhaltenstherapeutischen Konzepten üblich ist. Bei der anschließenden Auswertung im Gruppengespräch liegt der Fokus auf der Integration der in der ersten Phase erarbeiteten lebensgeschichtlichen Informationen.

Die systemische Sexualtherapie nach Clement will in Abgrenzung von Masters und Johnson, den Pionieren der Sexualtherapie, kein Modell des sexuellen »Funktionierens« entlang des sexuellen Reaktionszyklus Lust, Erregung, Orgasmus, nachorgastische Phase zugrunde legen. Nach Clement lege dieses Modell fest, was gestört bzw. ungestört ist, und enge so den sexuellen Handlungsspielraum stark ein. (Clement 2002, S. 236) Zwar könne das halbstandardisierte Programm, wie es auch im »Hamburger Modell« verwirklicht sei, gut sexuelle Probleme behandeln, die mit Versagensängsten verbunden seien. Weniger geeignet sei es jedoch für die Behandlung sexueller Luststörungen, deren Variationen größer, unvorhersehbarer und flüchtiger seien.

Die Paartherapie des Begehrens lässt sich in drei zentralen Punkten zusammenfassen:

1. Nicht die sexuelle Funktion beider Partner ist das Zentrum, sondern das erotische Potenzial. Entdecken die Beziehungspartner einen erweiterten Zugang zu ihrem erotischen Potenzial, so kann diese Entdeckung eine bereichernde persönliche Entwicklung anstoßen. Nicht die sexuellen Defizite werden also »erarbeitet«, sondern der Fokus wird auf die ungelebte Sexualität als Ressource verlagert.
2. Die partnerschaftliche Sexualität ist nur ein Teilbereich der individuellen Sexualität. Das sexuelle Begehren einer Person ist breiter und umfasst neben den sexuellen Bedürfnissen, die sich

auf den Partner oder die Partnerin beziehen, Bedürfnisse, die über ihn oder sie hinausgehen.

3. Die therapeutischen Interventionen zielen folgerichtig auf das Spannungsfeld zwischen ungelebten Phantasien und gelebtem Verhalten ab und wollen eingeschliffene sexuelle Interaktionsmuster unterbrechen.

Zielführend in diesem Zusammenhang sind Fragen wie: »Was ist mein Begehren, wenn ich mich nicht hinter den Wünschen meines Partners bzw. meiner Partnerin verstecke?« Oft ist Einsicht in die Unterschiedlichkeit des sexuellen Begehrens schwerer auszuhalten als ständige Konflikte um eine gemeinsame Sexualität. Denn der sexuelle Abstimmungsprozess, dessen Ergebnis ja die unterschiedlich polarisierten sexuellen Wünsche sind, wirkt, wenn nur zugelassen und gelebt wird, was beide wünschen, auf Dauer »wie eine Schlaftablette«, Sex wird dann langweilig. Umgekehrt gilt, dass erotische Entwicklungen durch Irritationen angestoßen werden. Sie stellen die Sicherheit der Beziehung in Frage, denn Beziehung will Berechenbarkeit und Sicherheit, während sexuelles Begehren kurzlebiger, unzuverlässiger und uneindeutiger, auch ambivalent ist und von der Spannung zwischen Fremdem und Vertrautem, Ängstigendem und Sicherem lebt. Dementsprechend ist der Therapieauftrag von Paaren oft: »Wir wollen wieder eine spannende Sexualität haben, aber die Beziehung soll so bleiben, wie sie ist.« »Die produktive therapeutische Perspektive besteht darin, vom Kompromiss der sexuellen Lustlosigkeit zur Neugier auf die unentdeckten erotischen eigenen Seiten und die des Partners zu kommen und zur Eröffnung eines gemeinsamen Möglichkeitsspielraumes.« (Clement 2002, S. 242)

Die Thematisierung der ängstigenden Seite in der Therapie, dass der Partner ein sexuelles Individuum ist und nicht nur Teil eines Paares, ist nach Clement unbedingte Voraussetzung für einen weiteren positiven Verlauf. Auf weitere, spezifische Interventionen dieses Ansatzes, zum Beispiel »Das ideale sexuelle Szenario«, hypothetisches Fragen, Zwischenbilanz-Aufgaben etc., kann an dieser Stelle nicht weiter eingegangen werden.

## Sexualtherapie aus psychoanalytischer Sicht

Gleich zwei Psychoanalytiker sprechen in neueren Veröffentlichungen davon, dass nur selten Patienten mit sexuellen Problemen in eine psychoanalytische Behandlung kommen. (Becker 1996; Rust 2001) Laut Becker hat das Interesse der Psychoanalyse an diesen Patienten nachgelassen und er weist auf die verschwindend geringe Anzahl von Veröffentlichungen in den letzten Jahren hin. Richter-Appelt kritisiert ferner, wie wenig die Erkenntnisse der Sexualforschung und die gesellschaftlichen Veränderungen von psychoanalytischen Autoren zur Kenntnis genommen werden, auch wenn die feministisch orientierte Psychoanalyse einen wichtigen Beitrag zur Revision überholter Vorstellungen über die weibliche Sexualität geliefert hat. (Richter-Appelt 2001, S. 261)

Dabei, so Becker, bietet die Psychoanalyse eine ausgefeilte klinische Theorie zum Verständnis sexueller Störungen an. Diese soll im Folgenden kurz zusammengefasst werden, auch wenn die Sprache der Psychoanalyse für den Laien sicherlich etwas gewöhnungsbedürftig ist:

Die Triebtheorie Freuds sieht die Anfänge der Sexualität in der oralen Triebhaftigkeit des Säuglings und erkennt im phallisch-ödipalen Stadium des vierten und fünften Lebensjahres eine Frühblüte genitaler Sexualität. Die Erwachsenensexualität befindet sich somit am Ende eines Entwicklungsprozesses, dessen Züge durch das Ich geprägt sind, als Instanz zwischen Innen und Außen, Trieb und Umwelt, wobei die frühen Objektbeziehungen (also Beziehungen zu bedeutsamen frühen Bezugspersonen) prägend wirken. Die Libido als Sexualenergie wird als Motor der gesamten psychischen Entwicklung betrachtet und bestimmt somit auch die psychosexuelle Entwicklung. Die individuelle Gestalt der Sexualität, wie sie sich in der kindlichen Entwicklung ausformt, ist schließlich von vier Aspekten geprägt: der Triebentwicklung, der Entwicklung des Ich, der Entwicklung der Objektbeziehungen und der narzisstischen Entwicklung. Das Zusammenwirken dieser Entwicklungslinien, die sich gegenseitig unter dem Dach familiärer Verhältnisse fördern oder hemmen können, schafft komplexe Konflikte, Abwehr- und Anpassungsleistungen, aufgrund derer der Analytiker bzw. die Analytikerin die Ursachen der sexuellen Störung herauszufinden versucht. Er oder sie wird das Augenmerk insbesondere auf die störanfälligen Entwicklungsabschnitte richten, auf ödipale Konflikte in der phallisch-genitalen Phase, auf die Trennung von der Mutter am Ende der dyadischen Entwicklungsperiode und auf Traumatisierungen in der Zeit absoluter Abhängigkeit von der Mutter. Überdies müssen die spezifischen Entwicklungsbedingungen für Jungen und Mädchen beachtet werden.

Was nun die Psychodynamik zwischen Mann und Frau anbelangt, die unter bestimmten sexuellen Problemen leiden, bietet die Psychoanalyse vor dem Hintergrund ihrer soeben kurz skizzierten klinischen Theorie bestimmte neurotische Konflikte als Entstehungshypothesen an. Beispielsweise können Erektionsstörungen dann auftreten, wenn erstens die dyadische Beziehung zur Mutter fixiert geblieben ist und frühere Aggressionen und Ängste in eine gegenwärtige Partnerschaft mit einfließen. Festes Zustoßen im Sexualverkehr wird unbewusst als aggressiver Akt erlebt, in dem der Penis wie eine Waffe eingesetzt wird. Eine Erektionsstörung bietet sich hier als »Lösung« an. Eine Erektionsstörung kann zweitens aber auch eine Verweigerung ausdrücken: Wenigstens in der Sexualität kann ein Mann dann die Erwartungen der »allmächtigen«

Mutter frustrieren. Möglicherweise besteht aber auch eine Rivalität zum Vater um die Liebe der Mutter und die Angst, von ihm besiegt zu werden oder ihn zu besiegen. Eine Erektionsstörung wäre in diesem dritten Fall hilfreich, dem früheren und jetzt aktualisierten Konkurrenzkampf auszuweichen.

Für die Durchführung einer analytischen Behandlung – bei ausreichender Eignung des Patienten, die im Erstinterview festgestellt wird – wird Selbstverantwortlichkeit und ein aktiver Part in der Behandlung erwartet. Der Analytiker/die Analytikerin vermeidet eine Beratung im Sinne einer aktiven Hilfe, er/sie bleibt »abstinent«. Die sexuelle Problematik wird somit im Rahmen einer allgemeinen analytischen Behandlung mitbearbeitet, das heißt, in der zunehmend vertraut werdenden Beziehung zwischen KlientIn und AnalytikerIn werden die früheren Beziehungen zu den Eltern wiederholt, erkannt und reflektiert. Allerdings, so merkt Richter-Appelt (2001, S. 264) kritisch an, wurden die Hoffnungen, eine sexuelle Funktionsstörung durch die Bearbeitung unbewusster Konflikte heilen zu können, oft enttäuscht. Eine Weitervermittlung an einen Sexualtherapeuten bzw. eine Sexualtherapeutin ist dann angezeigt.

Der verhaltenstherapeutische Ansatz sowie das »Hamburger Modell« sind sicherlich die am weitesten ausgereiften sexualtherapeutischen Ansätze. Dennoch muss man festhalten, dass die Entwicklung der Sexualtherapie gegenwärtig wenig neue, innovative theoretische wie auch empirisch überprüfte Behandlungskonzeptionen vorzuweisen hat. Gespannt darf man allerdings darauf sein, wie sich der systemische Ansatz weiterentwickeln wird.

# Anhang

## Adressen

Allgemeine Fragen zur Sexualtherapie für Paare können Sie über pro familia klären. Die Adresse des Bundesverbandes lautet:

PRO FAMILIA-Bundesverband
Stresemannallee 3
60596 Frankfurt/Main
Tel.: 0 69 / 63 90 02
www.profamilia.de

Auf Anfrage erhalten Sie Adressen für SexualtherapeutInnen in der Umgebung Ihres Wohnortes über folgende Anschrift:

Dr. Andreas Hill
Geschäftsführer der Deutschen Gesellschaft für Sexualforschung
Universitätsklinikum Hamburg-Eppendorf
Institut für Sexualforschung und Forensische Psychiatrie
Martinistr. 52
20246 Hamburg
Tel.: 0 40 / 4 28 03-32 14
Fax: 0 40 / 4 28 03-79 21
E-Mail: hill@uke.uni-hamburg.de
www.dgfs.info

Im folgenden Institut werden SexualtherapeutInnen ausgebildet, deren Anschriften Sie über diese Adresse erfragen können:

Bayerische Gesellschaft für Verhaltenstherapie, Verhaltensmedizin und Sexuologie e.V.
Nettelbeckstr. 14
90491 Nürnberg
Tel./Fax: 09 11 / 59 95 36
www.ivs-nuernberg.de

# Literatur


Angier, N. (2002): *Frau. Eine intime Geographie des weiblichen Körpers,* München: Goldmann

Arentewicz, G., Schmidt, G. (1980): *Sexuell gestörte Beziehungen. Konzepte und Technik der Paartherapie,* Berlin: Springer

Barbach, L. G. (1977): *For yourself. Die Erfüllung weiblicher Sexualität*, Berlin: Ullstein

Bartens, W. (2002): »Freundschaft mit Nebenwirkungen«, in: *DIE ZEIT*, Nr. 41/2002

Bartens, W. (2003): »Gift im Jungbrunnen«, in: *DIE ZEIT*, Nr. 41/2003

Becker, N. (1996): »Psychogenese und psychoanalytische Therapie sexueller Störungen«, in: Sigusch, V. (Hrsg.): *Sexuelle Störungen und ihre Behandlung,* Stuttgart: Thieme, S. 166–179

Blech, J. (2003): »Neue Leiden alter Männer«, in: *DER SPIEGEL*, H. 16/2003

Brähler, E., Unger, U. (1994): »Sexuelle Aktivität im höheren Lebensalter«, in: *Zeitschrift für Gerontologie*, H. 27, S. 110–115

Brandenburg, U. (1998): »Systemisch-verhaltenstherapeutisch orientiertes Paargruppenkonzept zur Behandlung des Vaginismus«, in: Strauß, B. (Hrsg.): *Psychotherapie bei Sexualstörungen. Krankheitsmodelle und Therapiepraxis – störungsspezifisch und schulenüberprüfend,* Stuttgart: Thieme, S. 100–110

Brandenburg, U., Kersting, H.-J. (2001): »Ein systemischer Zugang bei der Behandlung sexueller Störungen«, in: *Psychotherapie im Dialog*, H. 3, 2. Jg., S. 261–269

Bucher, T. u.a. (2003): »Sexualität in der zweiten Lebenshälfte«, in: *Zeitschrift für Sexualforschung*, H. 3, 16. Jg., S. 249–270

Büsing, S. u.a. (2001): »Sexuelle Zufriedenheit von Frauen – Entwicklung und Ergebnisse eines Fragebogens«, in: *Psychotherapie, Psychosomatik, Medizinische Psychologie*. Stuttgart: Thieme, S. 68–75

Butler, R. N., Lewis, M. L. (1996): *Alte Liebe rostet nicht. Über den Umgang mit Sexualität im Alter*. Bern: Hans Huber

Clement, U. (1998): »Sexualität in der systemischen Therapie«, in: *Familiendynamik*, H. 4, 23. Jg., S. 366–376

Clement, U. (2002): »Systemische Sexualtherapie«, in: Wirsching, M., Scheib, P. (Hrsg.): *Paar- und Familientherapie*, Berlin: Springer, S. 235–246

Cutler, W. (1994): *Rhythmus der Liebe*, München: Heyne

Daimler, R. (1991): *Verschwiegene Lust. Frauen über 60 erzählen von Liebe und Sexualität*, Köln: Kiepenheuer und Witsch

Dekker, A., Matthiesen, S. (2000): »Bedeutungen der Sexualität«, in: Schmidt, G. (Hrsg.): *Kinder der sexuellen Revolution. Kontinuität und Wandel studentischer Sexualität 1966–1996*, Gießen: Psychosozial-Verlag, S. 97–110

Ebberfeld, I. (1998): *Botenstoffe der Liebe. Über das innige Verhältnis von Geruch und Sexualität*, Frankfurt/M.: Campus

Ecker, D. (2000): *Aphrodites Töchter. Wie Frauen zu erfüllter Sexualität finden*, München: Kösel

Ecker, D., Scheidt, B. (1998): *Sexualität und Krankheit. Die Last mit der Lust*, Hamburg: Dr. Kovac

El-Giamal, M. (1999): »Die Fribourger Zeitstichprobenstudie zum Übergang zur Elternschaft. Differentielle Veränderungen der Partnerschaftszufriedenheit«, in: Reichle, B., Werneck, H. (Hrsg.): *Übergang zur Elternschaft. Aktuelle Studien zur Bewältigung eines unterschätzten Lebensereignisses*, Stuttgart: Enke, S. 185–203

Fliegel, S. (1998): »Verhaltenstherapie bei sexuellen Störungen«, in: Strauß, B. (Hrsg.): *Psychotherapie der Sexualstörungen*, a.a.O., S. 81–99

Fliegel, S. (2001): »Verhaltenstherapie bei sexuellen Problemen«, in: *Psychotherapie im Dialog*, H. 3, 2. Jg., S. 252–260

Friedan, B. (1995): *Mythos Alter*, Reinbek: Rowohlt

Fröhlich, H. (1995): »Sexualität im Alter«, in: Starke, K. (Hrsg.): *Sexualität in der 2. Lebenshälfte* (= Leipziger Texte zur Sexualität), H. 4, S. 7–18
Glomp, I. (1996): »Von wegen glückliche Familie!«, in: *Psychologie heute*, H. 4, 23. Jg., S. 28–33
Greer, G. (1991): *Wechseljahre*, Düsseldorf: Econ
Hauch, M. (2000): »Intimität wagen. Paartherapie bei sexuellen Problemen«, in: Kaiser, P. (Hrsg.): *Partnerschaft und Paartherapie*. Göttingen: Hogrefe, S. 305–322
Heiman, J. u.a. (1978): *Gelöst im Orgasmus. Entwicklung des sexuellen Selbst-Bewusstseins für Frauen*, Frankfurt/M.: Verlag für humanistische Psychologie
Hoyndorf, S. u.a. (1995): *Behandlung sexueller Störungen. Ätiologie, Diagnostik, Therapie: Sexuelle Dysfunktionen, Missbrauch, Delinquenz*, Weinheim: Beltz
»Jugendsexualität 1998. Endergebnisse einer Jugendbefragung«, in: *Bundeszentrale für gesundheitliche Aufklärung*, Köln
Jurgan, S. u.a. (1999): »Veränderungen der elterlichen Partnerschaft in den ersten 5 Jahren der Elternschaft«, in: Reichle, B., Werneck, H. (Hrsg.): *Übergang zur Elternschaft*, a.a.O., S. 37–51
Kluge, N. u.a. (2000): *Das Körperkonzept der Deutschen. Die neue Körperlichkeit in ihren Auswirkungen auf Einstellungen und Verhaltensweisen*, Frankfurt/M.: Peter Lang
Klusmann, D., Kurrat, S. (1993): »Unterschiede zwischen Jungen und Mädchen«, in: Schmidt, G. (Hrsg.): *Jugendsexualität. Sozialer Wandel, Gruppenunterschiede, Konfliktfelder*, Stuttgart: Enke, S. 103–117
Kolle, O. (1967): *Deine Frau, das unbekannte Wesen*, München: Heyne
Kolle, O. (1969): *Dein Mann, das unbekannte Wesen*, München: Heyne
Krause, W. (1998): »Klimakterium des Mannes«, in: *Sexualmedizin*, H. 5, 20. Jg., S. 137–142
Kröger, C. u.a. (2001): »Eine geschlechtsspezifische Analyse partnerschaftlicher Konfliktbereiche. Stammen Männer und Frauen doch vom selben Planeten?«, in: *Verhaltenstherapie und Verhaltensmedizin*, H. 2, 22. Jg., S. 123–136
Krumpholz, A. (2002): »Wer geht fremd?«, in: *Psychologie heute*, H. 7, 29. Jg., S. 11
Küchenhoff, J. (1998): »Öffentlichkeit und Körpererfahrung«, in: Schmidt, G., Strauß, B. (Hrsg.): *Sexualität und Spätmoderne. Über den kulturellen Wandel der Sexualität*, Stuttgart: Enke, S. 39–54

Kureishi, H. (1999): *Rastlose Nähe*, München: Kindler
Louden, J. (1995): *Tu dir gut! Das Wohlfühlbuch für Frauen*, Freiburg: Hermann Bauer
Love, S. M. (2000): *Das Hormonbuch. Was Frauen in den Wechseljahren wissen sollten,* Frankfurt/M.: Fischer-TB
Mary, M. (2001): *Fünf Lügen, die Liebe betreffend,* Hamburg: Hoffmann und Campe
Merian, S. (1983): *Der Tod des Märchenprinzen,* Reinbek: Rowohlt-TB
Meywald, E. (2001): »Schönheit hat Konsequenzen«, in: *Psychologie heute.* H. 4, 28. Jg., S. 64 f.
Millhofer, P. (1998): »Geschlechtsrollenübernahme und sexuelle Sozialisation im Übergang zur Pubertät. Theoretische Verständnisse und empirische Ergebnisse«, in: Schmidt, G., Strauß, B. (Hrsg.): *Sexualität und Spätmoderne,* a.a.O., S. 89–102
Moeller, M. L. (1997): *Die Wahrheit beginnt zu zweit. Das Paar im Gespräch,* Reinbek: Rowohlt
Moeller, M. L. (2000): *Worte der Liebe. Erotische Zwiegespräche. Ein Elixier für Paare,* Reinbek: Rowohlt
Moeller, M. L. (2003): *Wie die Liebe anfängt. Die ersten drei Minuten,* Reinbek: Rowohlt
Olbricht, I. (2002): *Was Frauen krank macht. Zur Psychosomatik der Frau,* München: Kösel
Onken, J. (2003): *Feuerzeichenfrau. Ein Bericht über die Wechseljahre,* München: C.H. Beck
Plies, K. u.a. (1999): *Zwischen Lust und Frust. Jugendsexualität in den 90er Jahren. Ergebnisse einer repräsentativen Studie in Ost- und Westdeutschland*, Opladen: Leske + Budrich
Rathsmann-Sponsel, I., Sponsel, R. (2004): »Midlife crisis – Gibt es diese Krise in der Lebensmitte des Mannes?«, in: *Internet Publikation für Allgemeine und Integrative Psychotherapie*
Reiche, R. (1972): *Sexualität und Klassenkampf,* Frankfurt/M.: S. Fischer
Reichle, B., Werneck, H. (1999): »Übergang zur Elternschaft und Partnerschaftsentwicklung: Ein Überblick«, in: Reichle, B., Werneck, H. (Hrsg.): *Übergang zur Elternschaft*, a.a.O., S. 1–16
Richter-Appelt, H. (2001): »Psychoanalyse und sexuelle Funktionsstörungen«, in: Sigusch, V. (Hrsg.): *Sexuelle Störungen und ihre Behandlung,* Stuttgart: Thieme, S. 261–279
*Richtlinien des Bundesausschusses der Ärzte und Krankenkassen über die*

*Durchführung von Psychotherapie* (= Psychotherapie-Richtlinien) vom 11. Dezember 1998

Rush, A. K. (1984): *Getting Clear. Ein Therapie-Handbuch für Frauen,* München: Frauenoffensive

Rust, M. (2001): »Psychoanalytische Therapie sexueller Störungen«, in: *Psychotherapie im Dialog*, H. 3, 2. Jg., S. 270–276

Sanders, R. (2000): *Partnerschule ... damit Beziehungen gelingen. Grundlagen – Handlungsmodelle – Bausteine – Übungen,* Paderborn: Junfermann

Schmauch, U. (1995): »Was geschieht mit kleinen Jungen? Der weibliche Blick auf Männlichkeit und das Konzept der ›sicheren männlichen Identität‹«, in: Düring, S., Hauch, M. (Hrsg.): *Heterosexuelle Verhältnisse,* Stuttgart: Enke, S. 27–38

Schmidt, G. (1988): *Das GroßeDieDerDas. Über das Sexuelle,* Reinbek: Rowohlt-TB

Schmidt, G. (1993): »Jugendsexualität in den Neunziger Jahren: Eine Synopse in zwölf Thesen«, in: Schmidt, G. (Hrsg.): *Jugendsexualität,* a.a.O., S. 1–11

Schmidt, G. (1995): »Emanzipation und Wandel heterosexueller Beziehungen«, in: Düring, S., Hauch, M. (Hrsg.): *Heterosexuelle Verhältnisse,* a.a.O., S. 1–13

Schmidt, G. (1996): *Sexuelle Verhältnisse. Über das Verschwinden der Sexualmoral,* Reinbek: Rowohlt-TB

Schmidt, G. (1998a): »Spätmoderne Verhältnisse. Zum sozialpsychologischen Hintergrund sexualtherapeutischer Arbeit«, in: Strauß, B. (Hrsg.): *Psychotherapie der Sexualstörungen,* a.a.O., S. 6–15

Schmidt, G. (1998b): »Wir sehen immer mehr Lustlose«, in: *Familiendynamik*, H. 4, 23. Jg., S. 348–365

Schmidt, G. (2000): »Das Hamburger Projekt zum sozialen Wandel studentischer Sexualität«, in: Schmidt, G. (Hrsg.): *Kinder der sexuellen Revolution. Kontinuität und Wandel studentischer Sexualität 1966–1996,* Gießen: Psychosozial-Verlag, S. 17–37

Schmidt, G. (2002): »Kultureller Wandel von Sexualität und Familie in unterschiedlichen Gesellschaften«, in: *Zeitschrift für Sexualforschung,* H. 1, 15. Jg., S. 43–57

Schmidt, G., Dekker, A. (2000): »Seriell, monogam, seriell allein. Beziehungsbiographien im dritten Lebensjahrzehnt«, in: Schmidt, G. (Hrsg.): *Kinder der sexuellen Revolution,* a.a.O., S. 111–136

Schmidt, G. u.a. (1993): »Veränderungen 1970–1990 (BRD)«, in: Schmidt, G. (Hrsg.): *Jugendsexualität*, a.a.O., S. 27–35

Schmidt, G. u.a. (1998): »Veränderungen des Sexualverhaltens von Studentinnen und Studenten«, in: Schmidt, G., Strauß, B. (Hrsg.): *Sexualität und Spätmoderne*, a.a.O., S. 118–136

Schmidt, G. u.a. (2000): »Beziehungen«, in: Schmidt, G. (Hrsg.): *Kinder der sexuellen Revolution*, a.a.O., S. 69–79

Schmidt, G. u.a. (2003): »Beziehungsformen und Beziehungsverläufe im sozialen Wandel«, in: *Zeitschrift für Sexualforschung*, H. 3, 16. Jg., S. 195–231

Schnabl, S. (1995): »Tötet die Ehe die Lust?«, in: Starke, K. (Hrsg.): *Sexualität in der 2. Lebenshälfte* (= Leipziger Hefte zur Sexualität), H. 4, S. 19–22

Schneider, S. (1999): *Brave Frauen kommen in die Wechseljahre – böse kommen weiter. Der andere Ratgeber*, Wien: Überreuter

Schröder, B. u.a. (1994): »Sexuelle Unzufriedenheit und Qualität der Partnerschaft (befriedigende Partnerschaft gleich gute Partnerschaft?)«, in: *Zeitschrift für Klinische Psychologie*, H. 3, 23. Jg., S. 178–187

Schulz von Thun, F. (1983): *Miteinander reden: Störungen und Klärungen*, Reinbek: Rowohlt-TB

Schwarzer, A. (1977): *Der kleine Unterschied und seine großen Folgen. Frauen über sich – Beginn einer Befreiung*, Frankfurt/M.: S. Fischer

Sigusch, V. (2001a): »Kultureller Wandel der Sexualität«, in: Sigusch, V. (Hrsg.): *Sexuelle Störungen und ihre Behandlung*, a.a.O., S. 16–52

Sigusch, V. (2001b): »Symptomatologie, Klassifikation und Epidemiologie sexueller Störungen«, in: Sigusch, V. (Hrsg.): *Sexuelle Störungen und ihre Behandlung*, a.a.O., S. 190–223

Sonnenmoser, M. (2004): »Die Lust der Lebensmitte«, in: *Psychologie heute*, H. 6, 31. Jg., S. 18

Stefan, V. (1975): *Häutungen*, München: Frauenoffensive

Stevens, J. O. (1983): *Die Kunst der Wahrnehmung*, München: Kaiser

Sydow, K. v. (1994): *Die Lust auf Liebe bei älteren Menschen*, München: Ernst Reinhardt

Sydow, K. v. (1998): »Sexualität und/oder Bindung«, in: *Familiendynamik*, H. 4, 23. Jg., S. 377–404

Sydow, K. v. (2000): »Sexuelle Entwicklungen in Ehen und anderen Dauerbeziehungen«, in: Kruse, G., Gunkel, S. (Hrsg.): *Wenn Lust und*

*Liebe Leiden schaffen. Herausforderungen in der Psychotherapie*, Hannover: Hannoversche Ärzte-Verlags-Union, S. 165–187
Sydow, K. v. u.a. (2001): »Sexual activity during pregnancy and after childbirth: results from the Sexual Preferences Questionnaire«, in: *Journal of Psychosomatic Obstetrics & Gynecology*, H. 22, S. 29–40
Thiele, A. (2004): »Testosteronstatus und individuelle Bedeutung der Sexualität« (Ergänzung zum Artikel »Das Klimakterium Virile – oder die besten Jahre des Mannes. Über die Wechselwirkungen von hormonellen Veränderungen und psychischer Befindlichkeit«, in: *Forschung Frankfurt*, 1997, 4. Sammelband »Medizin«, S. 98–108)
Vopel, K., Vopel, R. (1975): *Ich und Du. Ein Kommunikationstraining für Paare*, Hamburg: Iskopress
Walder, P. (1998): »Körperkult und Sexualität in den neuen Jugendkulturen«, in: Schmidt, G., Strauß, B. (Hrsg.): *Sexualität und Spätmoderne*, a.a.O., S. 103–117
Welter-Enderlin, R. (2000): »Paare – Leidenschaft und lange Weile«, in: Kruse, G., Gunkel, S. (Hrsg.): *Wenn Lust und Liebe leiden schaffen*, a.a.O., S. 39–57
Zilbergeld, B. (1983): *Männliche Sexualität. Was (nicht) alle schon immer über Männer wussten ...*, Tübingen: DGVT